临床医学专业"十三五"规划教材/多媒体融合创新教材

供临床医学类、护理学类、相关医学技术类等专业使用

医护心理学

YIHU XINLIXUE

主编 ⊙ 郭茂华

郑州大学出版社

郑州

图书在版编目(CIP)数据

医护心理学/郭茂华主编. —郑州:郑州大学出版社,2019.1
ISBN 978-7-5645-5695-2

Ⅰ.①医… Ⅱ.①郭… Ⅲ.①护理学–医学心理学–高等职业教育–教材
Ⅳ.①R471

中国版本图书馆 CIP 数据核字(2018)第 173417 号

郑州大学出版社出版发行

郑州市大学路 40 号　　　　　　　　邮政编码:450052
出版人:张功员　　　　　　　　　　发行电话:0371–66966070
全国新华书店经销
河南龙华印务有限公司印制
开本:850 mm×1 168 mm　1/16
印张:16
字数:389 千字
版次:2019 年 1 月第 1 版　　　　　印次:2019 年 1 月第 1 次印刷

书号:ISBN 978–7–5645–5695–2　　　定价:43.00 元

作者名单

主　编　郭茂华
副主编　骆焕丽　蔡春燕　贺　斌
编　委　（按姓氏笔画排序）
　　　　孙俊娟　开封大学
　　　　汪玉兰　河南护理职业学院
　　　　贺　斌　漯河医学高等专科学校
　　　　骆焕丽　河南护理职业学院
　　　　顾红霞　南阳医学高等专科学校
　　　　郭茂华　河南护理职业学院
　　　　蔡春燕　信阳职业技术学院
　　　　潘　博　漯河医学高等专科学校

临床医学专业"十三五"规划教材/ 多媒体融合创新教材

建设单位

（以单位名称首字拼音排序）

安徽医学高等专科学校

安徽中医药高等专科学校

安阳职业技术学院

达州职业技术学院

汉中职业技术学院

河南大学

河南护理职业学院

河南医学高等专科学校

河南科技大学

湖南医药学院

黄河科技学院

嘉应学院

金华职业技术学院

开封大学

临汾职业技术学院

洛阳职业技术学院

漯河医学高等专科学校

南阳医学高等专科学校

平顶山学院

濮阳医学高等专科学校

商丘医学高等专科学校

三门峡职业技术学院

山东医学高等专科学校

邵阳学院

襄阳职业技术学院

新乡医学院

新乡医学院三全学院

信阳职业技术学院

邢台医学高等专科学校

永州职业技术学院

郑州澍青医学高等专科学校

郑州大学

前言

　　为积极响应《"健康中国2030"规划纲要》和《国务院办公厅关于深化医教协同进一步推进医学教育改革与发展的意见》关于医疗体制改革对专科医护教育的全方位要求,实现医学的"预防、保健、诊断、治疗、康复、健康教育"六大职能,遵循医学教育和医学人才成长的规律,建立健全适应行业特点的医学人才培养模式,以提高医护人才培养质量为核心,医教协同推进医学教育的发展与医学人才的培养,为基层培养应用型、技能型医疗卫生人才,为建设健康中国提供坚实的人才保障,我们组织编写了这本具有案例特色的《医护心理学》教材。

　　本教材在编写过程中,以医护人才基本能力培养为本位,依据学习者的认知结构,结合医护工作岗位任务和医护工作过程对医护生在"认知、情感、态度和技能"方面的实际需要,理论要素的选取以"必需、够用"为度,重在培养医护生的专业"岗位技能",并通过内容创新与医教协同,多角度渗透精准医学、人文素养和创新思维等理念。

　　本教材以心理学基础、心理发展与健康、异常心理、心理评估、心理干预与护理为主线,遵循"三基六性"的编写原则,以高等教育大众化背景下专科医学生的认知结构为教材设计基线,以"岗位需求和执业资格考试"为原则遴选教材的组成元素,寓心理学相关理论于心理干预技术之中,旨在突出心理干预的医护临床特色和岗位胜任能力的形成过程。全书分为绪论、认识过程、人格、心理发展与心理健康、心理应激、心身疾病、心理障碍、心理评估、心理咨询、心理治疗、心理护理共十一章。本教材与国内同类教材相比具有以下特点。①框架设计贴近实际:框架设计以贴近医护工作任务和职业环境过程为依据,科学整合与序化教材内容及其架构,充分体现任务驱动与目标导向,重在提升医学生解决临床实际问题的能力;②要素遴选体现新进展:力促教学内容与临床技术同步更新,及时将精准医学研究新进展引入教材,体现医护前沿新知识与新技术,培育医学生的科学素养与创新精神;③呈现形式注重立体化:利用现代科技手段,增加声像图文等传播载体,为教学者灵活开放组织教学和学习者课内外无缝对接学习提供便捷路径,最大化发挥学科优质资源在"教与学"过程中的共享功能;④知识拓展扩大学习空间:为适应医疗卫生教育大众化的新要求,适度增加相关知识拓展,给学习者自主学习和独立思考预留足够空间,强化他们的自主探究意识;⑤配套练习增强资格考试实战性:聚焦医护执业资格考试考点,每章后有精心设计的针对考点的适配练习,检验学生的学习效果和应试技能,提高其执业资格考试通过率。

本书的编者均具有"双师型"教师资质,但由于编写时间仓促和编者知识的限制,虽然编写组前期也做了大量卓有成效的努力,但书中难免会有不尽如人意之处,真诚希望广大读者对此提出宝贵意见,以便再版时加以修订,使之日臻完善。

在教材的编写过程中,我们参考了一些医护心理学研究专家与学者的相关著作,同时也得到了郑州大学出版社相关领导和编辑的大力支持与帮助,在此一并表示最诚挚的感谢。

本教材既可供高职高专临床医学、护理等相关专业学习者使用,对临床医护工作者也具有较为重要的参考价值。

编　者

2018 年 8 月

目 录

第一章

绪　论

🌀 **学习目标**

掌握　心理学和医护心理学的概念、医护心理学的任务与基本观点。
熟悉　医学模式的转变、医护心理学的研究方法及学习医护心理学的意义。
了解　医护心理学的发展简史。

　　柳永在《蝶恋花·伫倚危楼风细细》中写道:"伫倚危楼风细细,望极春愁,黯黯生天际。草色烟光残照里,无言谁会凭阑意。拟把疏狂图一醉,对酒当歌,强乐还无味。衣带渐宽终不悔,为伊消得人憔悴。"词人把漂泊异乡的落魄感受同怀想意中人的缠绵情思融为一体,于影影绰绰、扑朔迷离、千回百折之中激情回荡。苏轼在《江城子·乙卯正月二十日夜记梦》写道:"十年生死两茫茫,不思量,自难忘。千里孤坟,无处话凄凉。纵使相逢应不识,尘满面,鬓如霜。夜来幽梦忽还乡,小轩窗,正梳妆。相顾无言,惟有泪千行。料得年年肠断处,明月夜,短松冈。"作者怀想爱妻华年早逝,远隔千里,"纵使相逢应不识,尘满面,鬓如霜",无处可话凄凉,通过词句把现实与梦幻混同了起来,暗想长眠地下爱侣的孤寂,自己柔肠寸断。诗人席慕蓉在《一棵开花的树》中写道:"如何让你遇见我,在我最美丽的时刻。为这,我已在佛前求了五百年,求佛让我们结一段尘缘,佛于是把我化作一棵树,长在你必经的路旁,阳光下慎重地开满了花,朵朵都是我前世的盼望。当你走近,请你细听,颤抖的叶是我等待的热情,而你终于无视地走过,在你身后落了一地的,朋友啊,那不是花瓣,那是我凋零的心。"作者把一位少女的怀春之心表现得情真意切,震撼人心。以上诗词描摹的人之常情通过艺术手段得以升华,可现实生活中的一些人在悲喜之中就没能像诗人般进退自如了,部分人因此而罹患心身疾病。

　　世界卫生组织(World Health Organization, WHO)调查发现,随着传染性疾病被人类医疗所控制,人类死亡的疾病谱发生了巨大变化,与心理、社会因素相关的心血管疾病、脑血管疾病、恶性肿瘤等的死亡率已上升到目前的前三位。据不完全统计,全球抑郁症发病率为3.1%,目前我国抑郁症发病率高达5%~6%,且呈逐年上升趋势,抑郁症主要靠药物治疗和心理治疗,其中,药物治疗的复发率高达60%以上,如果辅以心理治疗,会使复发率降到30%以下,除了药物治疗和心理治疗外,抑郁症患者的康复还需要有效的社会支持。一些轻到中度的抑郁症患者到医院也开了药,有的家属一看

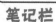

这个药的副作用大就不让吃了,这时断药往往易引起患者症状的恶化。上述疾病的发生、发展均与患者所受到的心理社会因素的消极影响有关,为预防上述疾病的发生与恶化,必须增强公众心理层面的积极应对能力。

那么人的心理的主要内容是什么?与医疗护理工作密切相关的医护心理学又是什么?医护心理学研究的主要对象是什么?医学生学习医护心理学有什么意义?

第一节　心理学概述

一、心理学的概念

(一)心理学

心理学是一门介于自然学科与社会学科之间并与其他学科相互交叉的一门学科,它是研究人的心理现象及其发生发展和变化规律的科学。其中的心理现象又是什么呢?

(二)心理现象

心理现象是心理活动的表现形式,它是人脑对客观现实的反映,反映的内容来源于客观世界,是客观物质世界的主观映像。心理现象是一个复杂、统一的系统,是生命活动过程中的高级运动形式,它可分为心理过程和个体心理两个方面。心理过程是指人心理活动的发生发展过程,即人在认识和改造客观世界的过程中人脑对客观现实的反映过程。个体心理是指一个人具有一定倾向性的、比较稳定的心理特征的总和。

二、心理学的研究对象和任务

(一)心理学的研究对象

心理学的主要研究对象是心理过程、个性心理和群体心理。

1.心理过程　人的心理过程是指人的心理活动发生、发展的过程,是一个动态的活动过程。它们从不同的角度能动地反映着客观世界的事物及其关系。包括认识过程、情感过程和意志过程。

在客观事物的作用下,在一定的时间内大脑反映客观现实的过程中,人的认识过程是个体获取知识和运用知识的过程,包括感觉、知觉、记忆、想象和思维等,是为了弄清楚事物的性质和规律而产生的心理活动。感觉是个体认识事物的起源。感觉、知觉、记忆是对客观事物表面特性与外部联系的反映,思维则是对客观事物内在关系与本质属性的深层反映。

人们在认识客观世界的基础上,会对事物产生一定的态度,引起肯定、否定、满意、不满意、喜欢、爱慕、厌恶、憎恨等主观体验,上述体验就是情绪或情感。情绪是个体对生理需要是否得到满足而产生的态度体验,是人和动物共有的心理现象。情感是人类所特有的、对自身社会需要是否得到满足而产生的态度体验。凡是符合个体需要的客观事物,往往会使其产生积极、肯定的情绪或情感体验,反之则产生消极、否定的情绪或情感体验。

人们在认识客观世界时,能根据对客观事物的认识,在活动中自觉、有目的、有计划地克服种种困难进而实现预定的目标,心理学上把这种按照预先确定的目的、有意识地支配和调节行为进而克服困难、实现预定目标的心理过程称为意志过程。意志活动常常与克服困难相联系,并对人的行为具有发动和制止作用。正是由于意志的这种调控功能,才使得人的预定目标得以实现。

人的认识过程、情绪情感过程和意志过程是相互影响、紧密联系在一起的。认识过程是最基本的心理过程,是情绪情感过程和意志过程的前提和基础,而情绪情感过程和意志过程对认识过程产生影响。上述3个方面相互联系、相互作用共同构成个体完整有机的心理过程。

2. 个性心理　个性又称人格,是一个人在社会生活过程中形成的相对稳定的、带有一定倾向的各种心理特征的总和。它包括个性倾向性、个性心理特征和自我意识三部分。个性倾向性是推动人进行活动的根本动力系统,它包括需要、动机、兴趣、信念和世界观。个性心理特征是个人经常、稳定地表现出来的心理特征,能集中体现一个人的独特精神面貌,主要包括能力、气质和性格。自我意识是人在同他人互动过程中产生的,是其人格中的内在自控系统,包括自我认识、自我体验、自我控制。自我意识通过对人格成分的内在调控保证人格的完整、统一与和谐。

个性心理可以分为心理动力、心理过程、心理状态和心理特征4个方面。人的心理是一个完整统一的有机整体,将人的心理分为4个方面,只是为了科学研究的方便,上述4个方面是密切联系的。首先,心理动力与心理过程是相互作用的。人的认识、情感和意志等过程都是在某种心理动力的推动下进行的。人的需要的产生和发展也依赖于认识、情感、意志等心理过程。其次,心理状态和心理特征是在心理过程中形成和表现出来的。第三,心理状态和心理特征是紧密联系的。心理状态既具有稳定性,又具有可变性,是介于动态的心理过程与稳固的心理特征之间的一种相对稳定的状态。

个性倾向性为主的心理动力系统决定着个体对客观现实的认知态度和对活动对象的选择与定向。它主要包括动机、需要、兴趣和世界观等心理要素。

在某种内部动力驱动下,使得个体产生某种行为,并使行为指向一定的目标对象,并不断根据需要与活动状态,适时调节行为的强度、持续时间和方向,使个体通过具体精准的行动实现预定的目标。这种内部驱动力量的基础是人因生理或心理层面处于某种缺失状态而产生的需要,需要是个体进行活动的基本动力,是个体积极性的源泉,它包括多种多样的生理需要和各种层面的社会需要。

心理状态是指心理活动在一定阶段表现出来的相对稳定而持久的状态,其持续的时间根据情境和需要状态的变化可长可短。它既不像心理过程那样变化不定,也不像心理特征那样稳定持久。人的心理活动总是处在睡眠状态、觉醒状态或注意状态下,不同的心理状态体现着人的心理激活程度和脑功能的活动水平。

心理特征是人们在认识、情绪和意志活动中形成的那些稳定而持久的意识特征。其中能力作为人顺利完成某种活动所必须具备的心理特征,体现着个体活动效率的潜在可能性与现实性。气质表现为人心理活动和行为动力方面的反应特征。性格表现为人对现实稳定的态度和习惯化的行为方式。正是上述三方面的表现,才使一个人的

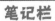

心理活动与其他人的心理活动得以区别开来。

心理过程和个性心理是个体心理现象的两个方面。心理过程是心理现象的动态表现形式,个性心理是心理现象的静态表现形式,二者相互依存、相互统一于人的整体心理活动过程之中。个性心理是通过心理过程表现出来,又反过来制约和调节心理过程的进行方式。没有对客观事物的认识、没有情绪情感的体验、没有变革现实的一致行动,个性心理就无法形成和发展。相反,个性心理影响着人对客观事物的认识程度、情感体验的态度、意志水平的表现。因此人的心理是一个相互联系的有机整体。

3. 群体心理　群体心理是指群体成员在群体的活动中共有的、有别于其他群体的价值、态度和行为方式的总和。群体心理首先是群体成员共有的价值、态度和行为方式的总和,它具有群体界限性,应群体需要而生,因群体结构而别,通过群体成员在群体活动中形成。根据群体规模和组织化程度把群体分为有组织群体和无组织群体,正式的有组织群体又称团体。从这种意义上讲,群体心理就包括团体心理和大众心理。团体心理对个体的作用主要表现在团体归属感、团体认同感、团体的促进和干扰作用3个方面。大众心理是指利用传播媒介所提供的信息,人们之间相互沟通、相互影响而形成的群体心理。

(二)心理学的基本任务

心理学的基本任务就是研究心理现象发生、发展的客观规律。

心理学的首要任务是从理论上研究人的心理发生、发展规律。具体包括:研究客观事物如何引起人的心理活动;研究人的心理活动如何在主体的作用下发生、发展;研究心理活动的生理机制,特别是脑的机制。心理现象是客观现实的反映,研究心理现象的规律首先就要确定心理现象对于人的生活和活动的客观条件的依存性。人的任何一种心理活动不仅依存于当时的客观情况,也受人的主观因素的制约,人的知识经验、个性心理特征和当时的态度都会影响心理活动。同时,人的态度和心理特征也是由过去心理活动的影响累积形成的,并通过心理活动表现出来。所以研究心理现象的规律性就必须探明心理活动和心理特征的相互关系及心理活动和心理特征形成与发展的规律。心理现象是脑的功能,所以在研究心理现象发生、发展规律的时候,还要探明客观事物如何引起脑的活动而产生心理现象,外界刺激如何引起感觉器官内的神经过程,感觉器官内的神经冲动如何传导到脑,脑内又如何发生各种状态,形成各种联系,脑内的状态和联系的形成跟过去脑的状态和已形成的联系具有什么样的关系及如何相互影响等。只有探明了引起和形成心理活动与心理特征的外部条件和生理机制,才能彻底了解心理现象发生和发展的规律。

心理学的次要任务是在各种实践领域中探讨心理发生、发展的规律,为人们的实践活动提供服务。心理学研究心理过程和心理特征形成和发展的规律,根据研究成果可以促进一些心理活动和心理特征的形成和发展,也可以控制、改进这些活动或特征。这样,心理学就可以为生活实践的许多方面提供服务,提高这些实践活动的效率。例如,活动的指导者可以根据注意的规律组织活动,使参与者集中注意力参加到活动中;根据思维的规律促使参与者理解活动中比较抽象的内容;根据记忆的规律指导学习者进行有效的复习,巩固所学的知识和技能。教育者还可以根据心理特征形成和发展的规律进行品德教育,促进未成年人优良性格特征的形成,改造不良的性格品质等。

三、心理学的发展简史

德国心理学家艾宾浩斯说过这样一句名言:心理学有一个漫长的过去,却只有一个短暂的历史。的确,心理学是一门既古老又年轻的新兴科学。

（一）古代心理学思想

1.西方古代的心理学思想　西方心理学思想源远流长。古代巴比伦的阿尔科美恩(公元前500年)据说是西方第一个从事解剖动物工作的人,他曾提出"人体是小宇宙"的观点。古希腊希波克拉底(前460—前370年)总结前人的医学成就,长于外科手术,并且善于诊断和治疗,被称为西方医学之父。他在《论人的本性》中提出了"脑是心理的器官""人体含四液"之说。对西方心理学发展影响很大的古希腊哲学家亚里士多德(Aristotle,前384—前322年),对哲学、政治、伦理、逻辑、修辞、美学、心理学及各项自然科学都有论述。亚里士多德的《灵魂论》被认为是历史上第一部论述心理的专著,但这里所谓的灵魂是指生活的动力,而不单指主观心理的过程。他把心理功能分为认知功能和动求功能:认知功能包括感觉、意向、记忆、概念等过程;动求功能包括感情、欲望、意志、动作等过程。他认为感觉给予人知识,记忆包括保持和被动的再生,回想是主动的再生,回想可以利用相似、相反和相近的关系联想。他还把理性分为被动理性和主动理性:被动理性是身体的功能,身体死亡则被动理性消灭;主动理性是人体外来的,人死时它不会死,仍归到世界的理性中去。亚里士多德的学说流行很久,直至近代科学兴起才被动摇。17世纪至19世纪中叶,西欧的心理学说一个是英法两国的经验论,其主要的代表人物是哈特莱;另一个是德国唯理论的心理思想,莱布尼菲和黑格尔是其中重要的代表人物。19世纪30年代以来,奠定心理学、生理学及心理物理学基础的重要事件有:贝尔的感觉神经和运动神经差异论、缪勒的感官神经特殊能力学说、赫尔姆霍茨的视觉三色说和听觉共鸣说。

2.中国古代的心理学思想　中国具有悠久的历史和灿烂的文化,世界上第一部医学著作《黄帝内经》中包含了大量的心理学思想。早在公元前5世纪,孔子等先秦诸子已有关于性之善恶的争论、性与习染的关系的论述,以致心理学史家墨菲认为"世界心理学的第一故乡是中国"。陶渊明(365—427年)的诗:"养色含精气,粲然有心理"。由此看来,在中外心理学思想史中,"心理学"一词的使用,中国要早于西方近千年。中国古代思想家也早就有过许多关于心理问题的论述。在他们有关哲学、伦理、教育、医学、文明、军事等问题的论述中,蕴含有丰富的心理学思想。其中比较有影响的有以下几种。

(1)人贵论　该观点认为万物以人为贵,这意味着"人为万物之灵""人定胜天"。孟子就认为人生来就具有认识事物、辨别是非的"良知良能",人所具备的上述特点决定了人可以认识世界并可以改造世界。荀子明确提出了"人贵论":"水火有气而无生,草木有生而无知,禽兽有知而无义,人有气、有生、有知亦且有义,故最为天下贵也。"

(2)形神论　这里的"形"指的是形体,这里的"神"指的是精神现象。二者主要说明心理与生理的关系。荀子提出了"形具而神生"的唯物心理观,即有了身体才会产生心理活动,神依赖于形,形是神的物质本体。王充第一次提出了"形朽神亡"的著名论断。哲学家范缜指出:"形者,神之质;神者,形之用。形之与神,不得相异也。"

（3）性习论　该观点是关于个性以及个性与习染关系问题的理论。孔子所说"性相近也,习相远也",意思是每个人的秉性(素质)是差不多的,由于环境、教育的习染作用而使个性心理差别很大。孟子认为,教育对人性的改变具有重要的影响。荀子认为只有通过长期的学习和长时间磨炼,才能形成人良好的品行。

（4）知行论　该观点着重说明认知与行为的相互关系。关于"是知先行后,还是行先知后"的问题,在中国古代的心理学思想中曾有过长期争论。清初王夫之提出了"知行相资以互用",比较接近辩证法。朱熹认为"见闻之知"是"知之端"。陆游在诗中指出"绝知此事要躬行"。

（5）情欲论　这是关于情感和欲望、需要的理论。中国古代关于情的基本形式有不少说法,常见的有七情说,即"喜、怒、忧、思、悲、恐、惊";还有四情说、六情说等。《淮南子》中主张"无私无欲""纯朴无邪"的人性论。王充看到了情感与需要的关系,他指出"凡人之有喜怒也,有求得与不得。得则喜,不得则怒"。王夫之把人的欲望分为"声色、货利、权势、高功"四种。朱熹将情与欲既联系又区别来看待,他所谓的"情",即现在所说的感情,他所谓的"欲",相当于现在所说的欲望或需要。他阐发了"明天理,灭人欲"的主张。

此外,在中国古代历史中,还有许多关于心理的脑机制论述及心理实验与测验思想的萌芽,如明朝李时珍提出的"脑为元神之府";清初刘智提出的"大脑功能定位";清朝的王清任在解剖生理的基础上提出"脑髓说"。南朝的刘勰设计了一个注意分配的实验,即让同时完成左手画方、右手画圆的任务,证实了"心不两用",则手不并用。我国非文字智力测验,如七巧板、九连环比世界各国的机巧板都要早。

（二）近现代心理学的产生

1.西方心理学的发展　心理学一直孕育在哲学的母体中,它作为一门独立的学科,实际上只有一百多年的历史。19 世纪中期,随着近代自然科学特别是生理学、生物学、心理物理学的发展,1879 年冯特在德国的莱比锡大学建立了世界上第一个心理实验室,心理学从此由哲学的母体中脱胎换骨,开始用实验的方法取代思辨的方式研究心理现象,研究方法的变革使心理学开始成为一门独立的现代科学。有人比喻,科学心理学的产生,哲学是父亲,生理学是母亲,生物学为媒人。经生物进化论的媒介,经验主义和理性主义哲学与生理学结合,生育的新生儿就是从哲学中分化出来的心理学。在此后一百多年的实践中,大批哲学家、生理学家、医学家和教育家以各自的理论与方法积极投身到心理研究中,在心理学领域形成了百家争鸣的局面,当代心理学也因此形成了如下几个主要派别。

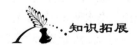

知识拓展

弗洛伊德恋父情结和抽烟相关趣闻

弗洛伊德提出了恋父情结的概念,认为由于女孩子的异性爱本能倾向,使得女孩子要求恋父而妒母,即"女儿是父亲上辈子的情人"。结果,在这辈子,弗洛伊德也干掉了所有的情敌,他最宠爱的小女儿安娜弗洛伊德终身未嫁,始终陪伴在父亲身边,并继承了父亲的学术衣钵。

弗洛伊德是个老烟民,酷爱雪茄,一天要抽20多支,直到最后得了口腔癌不得不戒烟。我们现在看到弗洛伊德的许多照片也是叼着烟斗酷酷的样子,不过,依据他自己的理论,爱抽烟的人都是可怜的人。因为这些人在婴儿时期,未能充分地吸吮母亲的奶,所以长大之后,为了弥补这方面的不足,就以吸烟的方式来满足欲望。

（1）构造主义　构造主义心理学派是19世纪末产生于德国而发展于美国的一个心理学流派。该学派的创始人冯特认为,心理现象可分解为感觉和情感两个主要元素,同时坚信心理过程与大脑的生理过程是两个完全独立的系统。因此构造主义心理学派的心身平行论属于典型的唯心主义二元论。构造主义心理学研究意识的元素及其结构,它对心理学的主要贡献在于方法论上的科学态度和严格的科学倾向。

（2）功能主义　功能主义心理学是19世纪90年代产生于美国的一个心理学流派。该学派的主要创始人是詹姆士,他主张心理学的研究对象是具有适应性的心理活动,反对构造主义的观点,主张意识是一个连续的整体。功能心理学指的是所有研究心理过程、活动或功能的心理学,着重探讨有机体适应环境的心理或功能。

（3）行为主义　行为主义心理学派是由美国心理学家华生于1913年创立并由斯金纳等人加以发展的一个心理学流派。该学派主张心理学研究的对象应该是看得见、摸得着的行为,而不是看不见、摸不着的意识。通过对外显行为的实验研究,不仅导致了刺激——反应的公式解释行为的理论,同时也促成了许多以后关于外部奖励和惩罚对人类行为形成的重要发现,成为行为治疗的重要理论起点。华生提出心理学研究的对象应是人和动物的行为或对现实的顺应。他把S(刺激)–R(反应)作为解释行为的公式,否认遗传和本能,导致了他的环境决定论。

（4）格式塔心理学　又叫完形心理学,格式塔心理学是1912年产生于德国的一个流派,后来在美国得到进一步发展。该学派的创始人是德国心理学家韦特海默,代表人物还有柯勒和考夫卡。该学派既反对美国构造主义心理学的元素主义,也反对行为主义心理学的刺激–反应公式,主张研究直接经验(即意识)和行为,强调经验和行为的整体性,认为整体不等于并且大于部分之和,主张以整体的动力结构观来研究心理现象。

（5）精神分析心理学　精神分析学派又称心理动力学派,是19世纪末20世纪初由奥地利精神内科医生弗洛伊德创立的一个影响非常广泛的学派。在心理学理论方面,弗洛伊德提出了自我、本我、超我的三重人格理论;他把人的心理活动分为3个层次:意识、前意识和潜意识;在精神疾病的病因学方面,他认为成人的心理障碍与儿童期的性心理挫折有关;在心理治疗方面,弗洛伊德创立了自由联想和梦的解析等精神分析疗法。弗洛伊德主张将人的无意识作为精神分析心理学的主要研究对象。

（6）皮亚杰理论　著名的瑞士心理学家皮亚杰(Piaget)致力于儿童思维发展的研究,是儿童心理学、发生认识论的开创者。20世纪50年代后,他提出了一系列认识发展的理论。皮亚杰给发生认识论下的定义是"发生认识论就是企图根据认识的历史、它的社会根源以及认识所依据的概念与运算的心理起源,借以解释知识,尤其是科学知识"。他认为,儿童认知发展的过程可以划分为4个主要阶段:感知运动阶段、前运算阶段、具体运算阶段和形式运算阶段。

(7)人本主义心理学　20世纪50年代末至20世纪60年代初,美国心理学家罗杰斯(Rogers)和马斯洛(Maslow)创立了人本主义心理学,自称为心理学"第三阵营"。该学派反对行为主义只注重行为而忽视意识的观点,同时也反对精神分析只注重患者心理而忽视正常心理的主张,他们认为心理学研究对象应该注重人的价值、尊严、创造力与自我实现等。在心理治疗方面,他们创立的来访者中心疗法(以人为中心疗法)对医学心理学的发展影响很大。

(8)认知心理学　20世纪50年代后期,随着计算机的发明和理论研究的深入,产生于美国的一个心理学派。该学派的创始人奈塞尔主张以信息加工理论、综合整体的观点研究人的复杂的认知过程,并于1967年出版了第一部《认知心理学》,正式将认知心理学推上了心理学的历史舞台。他主张用信息加工、综合整体的观点研究人的复杂认知过程,博得了"认知心理学之父"的尊称。认知心理学用信息加工的观点和术语,通过与计算机相类比、模拟、验证等方法来研究人的认知过程,认为人的认知过程就是信息的接收、编码、贮存、交换、操作、检索、提取和使用的过程,并将这一过程归纳为4种系统模式,即感知系统、记忆系统、控制系统和反应系统。强调人已有的知识和知识结构对他的行为和当前的认知活动起决定作用。

2.中国心理学的发展　西方心理学在19世纪末传入中国。1907年,王国维重新翻译了丹麦霍夫丁所著的《心理学概论》。1917年,北京大学哲学系开设了心理学课,并首次建立了我国的心理学实验室,标志着我国的心理学研究进入了科学的时代。1918年,陈大齐所著《心理学大纲》出版,这是中国最早以心理学命名的书籍。江苏省于同年成立了"中华职业教育社"。1920年,南京高等师范学校筹建了中国第一个心理学系。1921年成立了中华心理学会。1922年创办了中国第一个心理学杂志《心理》。1936年4月,在南京成立了中国心理卫生协会,次年因抗日战争暴发,工作被迫停顿。1951年成立了中国科学院心理研究所,在几所大学和各师范院校都开设了心理学专业和成立了心理学教研室,但很快就停止了。

(三)医护心理学的发展

1.西方医护心理学的发展　医护心理学是19世纪50年代逐步形成的一门新兴学科,1852年洛采教授出版了第一部《医学心理学》著作。把护理作为科学,倡导护理教育,并最早提出心理护理科学的先驱南丁格尔,她于1860年在英国创办了世界上第一所护士学校。她在强调改善物理环境的同时,指出"患者应被看成是他们整体环境中的一部分"。她认为消极的环境会影响患者的情绪状态,所以要求护理的重点应是为患者提供丰富多样的活动。

在生物医学模式的统治下,护理工作实行的是功能性护理,即按照人体的不同功能,由护理人员各负其责。这种分工操作是效法工厂流水作业制造机器的方法,人的整体性、社会性就被忽略了。1896年冯特的学生魏特曼在美国宾夕法尼亚大学建立世界上第一个临床心理诊所,首次提出和使用临床心理学概念,在宾夕法尼亚州建立了第一个临床心理诊所。此后医护心理学发展经历了以下3个主要阶段。

第一阶段是初创阶段(19世纪80年代—20世纪20年代):这个时期的重要事件

有以下几件:1883年魏特曼在美国建立第一个儿童心理学实验室;1889年创办美国《临床心理学杂志》;1890年卡特尔首先提出了"心理测验"这一术语;1905年,比奈(A. Binet)与西蒙(T. Simon)合作发表了世界上第一个儿童智力量表——比奈–西蒙量表。美国人比尔斯于1908年5月成立了世界上第一个心理卫生组织——康奈狄克州心理卫生协会,1909年成立了"美国全国心理卫生委员会"。

第二阶段是应用阶段(20世纪20年代—20世纪50年代):这一阶段正值第二次世界大战,美国的临床心理学发展迅猛,从事临床心理学的专业人员即便到了战后也受到欢迎。1938年威廉森创立了"以咨询者为中心"的咨询模式。后来罗杰斯提出了"非指示的方法"。罗杰斯于1942年所著《咨询与心理治疗》一书使心理咨询成熟与完善。第二次世界大战期间,美国为了提高战斗力,发掘特殊人才,开发了一系列心理测量工具,其中包括著名的军队A型和B型智力测验。

第三阶段是发展阶段(20世纪50年代至今):这一阶段发展更为迅猛,1953年,美国心理学会咨询心理学分会规定了正式的心理咨询专家培养标准,并成为现在的教育训练委员会研究生院博士课程培养计划的认定标准。次年,心理咨询的专业刊物《咨询心理学杂志》创办。1955年,美国心理学会开始正式颁发心理咨询专业执照。目前,咨询心理学已经成为应用心理学的第二大学科。如1977年行为医学研究会的成立,心身医学也得到迅速发展。

2. 中国医护心理学的发展　中国1936年在南京成立了中国心理卫生学会。中华人民共和国成立之初,我国仅有少数医护心理学工作者从事心理诊断和心理治疗工作。直到1958年,中国科学院心理学研究所成立了"医学心理学组",心理学工作者联系医学实际,针对当时为数众多、久治不愈的神经衰弱患者开展了以心理治疗为主的综合快速治疗,短期内获得了显著疗效。但在"十年动乱"中,医护心理学都遭到了严重的摧残。随着我国改革开放政策的实施,医护心理学的研究与实践才在全国各地迅速开展起来。中国心理学会在1979年成立医学心理学专业委员会。1980年以来,国内学者比较系统地介绍了西方的许多心理咨询和心理治疗方法,并用于临床实践。同时各地举办了许多心理咨询与心理治疗的短训班,培养了一大批专业的心理工作者。中国心理卫生协会也先后成立了心理咨询与心理治疗、危机干预两个专业委员会。在引进、吸收国外治疗的理论、技术的同时,也对心理治疗进行了有益的探索与创新,如李心天教授的"悟践疗法"、钟友彬教授的"中国认知领悟疗法"等。1985年,中国心理卫生协会成立;1987年,《中国心理卫生杂志》创刊;1992年,《中国行为医学科学》创刊;1990年,建立中华医学会行为医学分会;1993年,中华医学会心身医学分会成立;20世纪80年代初主要由国内《医学与哲学》等几家心理学杂志刊登有关医学心理学论文;1993年,《中国临床心理学杂志》创刊等。近年来,我国精神卫生工作已经初见成效,拥有一定数量的精神卫生专业机构和一支初具规模的专业队伍,一些经济发达地区初步建成三级精神病防治管理网络。目前,我国有各类精神卫生专业机构1 100余所,精神科床位超过14万张,医生2万余名,但还不能满足相应的要求。国家劳动和社会保障部2001年8月颁发实施了《心理咨询师国家职业标准》。2013年5月1日,《精神卫生法》正式施行。《精神卫生法》规定了预防为主的方针,坚持预防、治疗和康复相结合的原则,并设专章规定了政府及有关部门、用人单位、学校、医院、监狱等场所、社区、家庭、新闻媒体、心理咨询人员等在心理健康促进和精神障碍预防方面的责任。同时,《精神卫生法》还坚持服务与管理相结合的原则,提出既要建立健全精神卫生服务体系和医疗保险、社会救助体系,为患者提供有效的救治救助服务,又要建立有序管理的制度,防止严重精神障碍者肇事,努力实现保护个人权利与维护公共利益之间的平衡。

四、心理的实质

在历史上一个相当长的时期,对于心理的产生,不同观点的人有着不同的回答:主观唯心主义者认为心理是一种主观存在;客观唯心主义者认为心理是一种"绝对精神";机械唯物主义者认为心理是由物质派生的;辩证唯物主义者认为心理是脑的功能,是人脑对客观现实的反映。任何心理活动产生于脑,即心理活动是脑的高级功能的表现;心理是脑对客观现实的反映,即所有心理活动的内容都来源于外界环境;心理是外界事物在脑中的主观能动的反映。

(一)脑是心理的物质器官,心理是脑的功能

从进化论来看,只有在动物产生神经结构后才有心理活动。随着脑结构的产生及复杂化程度不同,心理活动也相应发展和复杂化;从个体发育过程来看,人一生心理的发展,是随着脑的发育、复杂、成熟而同步发展的。

1. 脑的进化是动物心理发展的物质前提　一切物质均具有反映特性,所谓反映是指物质相互作用时留下痕迹的过程。物质由低级向高级不断发展,其反映形式也随着物质的发展而发展。无生命物质仅具有物理的、化学的反映形式,而有生命物质的反映形式是感应性,但它还不是心理,心理是物质发展到高级阶段的产物。低级动物的感受性只是心理反映形式的开端。从动物的进化视角来看,有了神经系统才有了心理现象,脑的发达程度与心理的复杂程度成正比。动物的心理发展可以划分为 3 个阶段。

(1)感觉阶段　无脊椎动物的心理发展水平属于感觉阶段。当动物由腔肠动物进化到环节动物或更为高级的节肢动物时,对信号意义的刺激由不稳定的萌芽阶段向稳定的感觉阶段发展。

(2)知觉阶段　从无脊椎动物到脊椎动物,随着生活环境的复杂化,其神经系统日益复杂和完善,形成了脊髓和脑。反映形式也由对单一信号意义的刺激反应发展到对多个信号意义的刺激进行整合反应,随之产生了更为复杂、高级的反映形式——知觉。

(3)思维的萌芽阶段　高等脊椎灵长类动物的大脑在重量、外形和细微结构上都接近人脑,心理活动达到动物心理发展的最高水平——思维的萌芽阶段。它们不仅有多重感知觉,还具有各种情绪反应,能解决一些复杂的问题。大量事实证明,动物心理的发展是以脑的进化作为物质基础的。

从上述阶段可以看出,只有在动物产生神经结构后才有心理活动,随着动物脑结构的产生和日益复杂的程度不同,心理活动也相应精细化和复杂化。

2. 脑的发展为个体的心理发展提供物质基础　复杂化的心理活动是以高度发达的大脑作为物质基础。从个体发育来看,随着脑的发育、复杂,心理活动也日益复杂化。刚出生的婴儿平均脑重 390 g,其心理活动水平较低。随着中枢神经细胞的快速发展,脑的重量也明显增加,出生后 9 个月婴儿平均脑重 700 g,3 岁幼儿平均脑重达到 1 000 g,7 岁儿童的平均脑重达 1 280 g,12 岁儿童平均脑重已经接近成人水平,此时大脑皮质细胞的功能已经发展到相当的水平,儿童的心理水平也随之提高。发育正常的成人平均脑重达到 1 400 g。20 世纪 30 年代,俄国生理学家谢切诺夫在其著作《脑的反射》一书中,把脑的全部活动解释为对事物的反射。著名生理学家巴甫洛夫提出的高级神经活动学说,进一步科学地提示了心理活动的脑机制。脑的生理学研究证明,各种心理活动都和一定的脑部位有关。如视觉在枕叶,听觉在颞叶后部,记忆在海马、颞叶,意志、人格在前额叶,任何一个部位的损伤,其心理的发展将会产生与之相关的障碍。比如,在 1861 年,法国医生布鲁卡通过尸体解剖,在大脑左半球发现了失语症患者的语言中枢。

(二)客观现实构成心理的源泉和内容

脑是心理的物质器官,心理是脑的功能,但脑本身不会自发产生心理,脑的功能只为心理的产生提供了可能性和物质前提,心理现象离不开外界环境的刺激与影响,人的心理是客观现实作用于人脑的结果。心理现象的内容源于客观现实。人脑就好像个"加工厂",客观现实就好比"原材料",如果没有"原材料",大脑这个"加工厂"就不能生产出任何产品。没有客观事物的刺激,再好的大脑结构也不能产生任何心理现象。因此,人的心理现象并不是客观现实本身,而是客观现实在人脑中的映像。人之所以为人,决定因素是人生活在人类的社会现实中,生活在一定的社会风尚、社会文化、社会制度以及各种各样的社会关系之中。具备人类生理解剖特点的个体,如果脱离客观现实,其心理将失去源泉和内容,其心理的发展也就无从谈起。不仅幼年脱离人的社会现实不能形成正常人的心理,即使是成年人长期脱离人类社会也会导致已经发展起来的心理水平下降。

(三)心理是对客观现实主观的、能动的反映

人的心理是由客观现实引起的,是在大脑中形成客观事物映像的过程。任何心理都是属于一定主体并产生于具体人的脑中,具有不可替代性,由于每个人的遗传素质、知识经验、生活阅历、社会地位及价值观等的差异,不同个体对同一个客观事物产生的映像也不完全相同。即使同一个人对同一客观事物的反映也会因时因地有所不同。人对客观现实的反映,不像照镜子或照相机那样简单地、机械地、被动地和刻板地反映对象,这种反映具有主观能动性的特点,是人与客观现实相互作用的、积极的、能动的过程。它的能动性主要表现在以下几个方面:人的心理对外显行为具有支配和调节作用,人能通过有意识的活动不断地认识客观世界,创造性地改造世界,同时,人也能在与外界环境的互动过程中,不断地认识自己、调控自身行为并不断完善自己。

第二节 医护心理学概述

作为医学科学基础理论课程的医护心理学,主要讲述心理社会因素对个体健康和疾病的作用和机制,旨在帮助人类寻求战胜疾病、促进健康的心理途径,为整个医疗卫生事业提出心身相关的辩证思维和科学方法,同时提供恰当的临床技能和合理的保健

措施。

一、医护心理学的概念

医学是研究人的生命活动的本质、疾病的发生发展规律及如何正确地诊断和防治疾病、保持健康和提高健康水平的科学。护理是以恢复或增进护理服务对象的健康为目标所进行的一系列活动,既是医学的一个组成部分,又可以独立作为一门学科来研究。心理学是研究心理现象或者大脑运动规律的科学。

在医学、护理学和心理学基础上产生的医护心理学是心理学与医学、护理学相互结合、相互交叉的一门学科,它是用心理学的理论实验技术来研究和解决心理因素在人体健康和疾病转化过程中有关疾病的预防、发生、诊断、治疗和护理的作用规律的科学。作为交叉学科的医护心理学具有传统学科所不具备的优势,它的发展速度非常快,并且在一个更高的起点上迅速地发展完善,该学科已成为医学与心理学的一个新的增长点,从事该门学科的人员队伍也在不断壮大。

二、医护心理学的研究任务

医护心理学就是运用心理学的理论与技术,从医学的视角,以整体的人为研究对象。它既研究人体健康与疾病相互转化过程中心理因素的作用规律,也研究医护人员应如何帮助患者正确对待和维护健康、保存生命、减轻痛苦等的心理学原则和方法。

(一)研究各类疾病的发生发展和变化过程中心理、社会因素的作用规律

目前,在人类的疾病谱中,疾病大体可以分为躯体疾病、心身疾病、精神疾病 3 类。躯体疾病虽然是由各类生物因素引起,但患者患病后均会出现一定程度的心理问题。心身疾病主要由心理和社会因素引起,患病后存在比较严重的心理问题。精神疾病则完全由心理因素引起,患者存在各种严重的心理问题。在心身疾病和精神疾病中,心理社会因素不仅是致病或诱发因素,也可能表现为疾病的症状。

(二)研究心理因素特别是情绪因素对疾病和健康的影响

美国生理学家爱尔马为了研究心理状态对健康的影响,设计了一个很简单的实验:把一支支玻璃试管插在有冰水的容器中,然后收集人们在不同情绪状态下呼出的"气水"。结果发现,当一个人心平气和时,呼出的气溶于水后是澄清透明的;悲痛时呼出的气溶于水中有白色沉淀;生气时呼出的气溶于水有紫色沉淀。他把人在生气时呼出的"生气水"注射到大白鼠身上,几分钟后大白鼠就死掉了。由此他分析:生气 10 min 会耗费人体大量精力,其程度不亚于参加一次 300 m 的赛跑。生气的生理反应十分强烈,分泌物比任何情绪都复杂,都更具有毒性。因此动不动生气的人很难健康。所以他告诫:人尽量不要生气,母亲切勿在生气时或刚生完气时给孩子喂奶,因为这时母体分泌的乳汁是有毒的。中医也特别重视情绪因素对疾病和健康的影响,中医经常讲"忧伤身,喜伤心"。现代医学也证明,当人的情绪持续超过一定的度,就会引起相应的疾病。

(三)研究个性心理特征尤其是人格因素对疾病和健康的影响

世界上没有人格完全相同的两个人,现代医学研究表明,不同人格特征的人易患

的病种都可能不同。A 型行为类型者争强好胜、追求成功、攻击性强、缺乏耐心,常感到时间紧迫,醉心于工作,时常感到有压力以及急于求成等一组行为特征,其体内胆固醇、三酰甘油、去甲肾上腺素、促肾上腺皮质激素的水平均偏高。弗里德曼、罗森曼于 1959 年发现,A 型行为类型的男性成年人易患冠心病。B 型行为类型者安于现状、缺乏主见、心境平和、随遇而安、不争强好胜、做事不慌不忙,不经常看表,其冠心病发生率显著低于 A 型行为类型者。C 型行为类型者往往过分压抑自己的负性情绪,行为上退缩,屈从于权势,易表现出克制、顺从、合作性,易出现无助、无望的心理状态,被称为"癌症(cancer)性格"。D 型行为类型者往往表现为沉默寡言、消极忧伤,易患心脏病和肿瘤。比如张飞、李逵等个性特征的人易患高血压、冠心病;而林黛玉等类型的人易患抑郁症、肠胃病。即使两种人同时患同样的病临床表现也可能不一样。张飞、李逵患精神疾病往往表现为狂躁症,而林黛玉等则往往表现为抑郁症。

(四)研究如何利用心理评估和心理治疗方法,改进疾病的预防、诊断、治疗与护理

心理评估是医护心理学研究的重要内容,要结合患者的心理状态和心理特征,分清生物功能、心理功能和社会功能在患者身上的相互影响及心理障碍的类型,明确心理治疗与护理的效果及预后。医护心理学逐步发展并建立了一系列改变认知活动与情绪障碍的方法,其中心理治疗是医护心理学研究的核心与精华,并作为一门独立和专门的技术被应用于临床工作中。可运用心理治疗的方法达到治病、防病与养生保健的目的。比如,恰当地运用沟通技术融洽护患关系,通过积极暗示使患者身心处于积极状态,通过激励手段增强患者战胜疾病的信心和意志。

三、医护心理学的基本观点

国内医护心理工作者根据多年的临床实践和科学研究,并结合自然科学的最新研究思路,已对人在健康和疾病的关系问题上建立了成熟的理论体系。大致有 6 种基本观点。

1. 生理和心理相统一　任何一个完整的个体均包括生理和心理两个方面,两者之间相互作用、相互影响。外界环境对个体的刺激,通过个体生理和心理上的整体反应表现出来。

2. 个体对社会产生影响　任何一个健全的人不仅是生物的人,也是社会的人。他生活在特定的社会环境之中,存在于不同层次的人际关系网中,即人生活在不同层次与不同等级的复杂社会系统中,通过各层级之间纵向和横向的相互作用,进而对社会产生不同的影响。

3. 心理社会因素通过认知与自我评价影响着健康　心理社会因素对个体的健康是否产生影响,产生什么样的影响,是否会导致个体患病,这不完全取决于该影响因素的性质和意义,还取决于个体对外在刺激如何进行认知与评价,有时个体对外在刺激因素的主观评价在对其健康影响中占主导地位。

4. 个体能主动地进行适应和调节　在个体成长发育过程中,逐渐会形成对外界事物刺激的特定的反应模式,进而构成个体相对稳定的应对特点。这些反应模式和应对特点能够使个体在与周围人和事的交往中,保持着动态平衡。其中个体心理的主动适

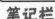

应和调节是使个体行为与外界保持相对和谐一致的主要因素,并构成个体保持健康和抵御疾病的重要力量。

5.情绪因素影响个体健康　情绪是影响个体健康的重要变量,两者之间关系十分密切。良好的情绪有利于健康,不良的情绪往往会导致健康水平的下降,甚至是诱发疾病的原因。

6.个性特征对个体健康产生影响　在同样的社会刺激背景下,有的个体因难以适应患病而痛苦,有的个体则"化险为夷"而健康并快乐着,个性特征这个变量在个体的健康或疾病之间起着重要的调节作用,这取决于不同个性特征的个体在面对同一社会情境时所采取的应付方式的种类。

上述6种观点贯穿于医护心理学各个领域,指导着医护心理学各个方面的工作和研究。

四、医护心理学的研究方法

依据医护心理学研究的手段、对象、实践、场所等,可以大致把医护心理学的研究方法做一些划分和归类。依据所使用的手段,可分为观察法、调查法、测验法和实验法。

(一)观察法

观察法是指研究者直接观察、记录个体或团体的行为活动,从而分析、研究两个或多个变量间存在何种关系的一种方法。这种方法是科学研究史上最原始、应用最广泛的一种方法,从事任何活动都离不开观察法。根据是否预先设置情境,观察法可以分为以下两种。

1.自然观察法　即在不加控制的自然环境中对研究对象的行为进行直接或间接地观察、记录,而后分析解释,从而获得行为变化的规律。

2.控制观察法　即在预先设置的情境中对个体行为做直接或间接观察。

医护心理学研究采用较多的现场观察法,既可以是二者之一,也可以是二者的融合。如对重症监护病房的患者的心理行为观察,所观察患者对病室的心理反应,接近于控制观察法;而所观察患者对医护人员随时走动或发出声响的反应,则接近于自然观察法。

观察法虽非严密的科学研究方法,但经观察所发现的问题,常常是采用其他方法进行深层次研究的先导,所以观察法有其重要的应用价值。观察法使用方便,可随时获得被试不愿或不能报告的行为结果,资料的可靠性比较强,结果有比较大的现实意义,无须人为地对被试施加任何外部影响,就可掌握许多生动活泼的实际资料;观察法的缺点是观察的质量很大程度上依赖于观察者的能力。而且,观察活动本身也可能影响被观察者的行为表现,使观察结果失真。因此,使用观察法时必须考虑如何避免观察者主观因素所导致的误差。

(二)调查法

调查法是对通过晤谈、访问、座谈、问卷等方式获得资料并加以分析的一系列研究方法的总称。

1.晤谈法或访问法　通过与被试晤谈,了解其心理活动,同时观察其晤谈时的行为反应,以其非语言信息补充、验证所获得的语言信息,经记录、分析得到研究成果。晤谈法通常采用一对一的访谈方式,其效果取决于研究者的晤谈技巧。这种方法既可以用于患者,也可以用于健康人群,是开展心理评估、心理咨询、心理治疗及其相关研究的最常用方法之一。

2. 座谈法　是以少数研究者同时面对多个被试的访谈形式。相对于晤谈,座谈范围较大,便于一次获得较多同类资料或信息,满足分析、研究的需要。

3. 问卷法　指采用事先设计的调查问卷,当场或通过函件交由被试填写,然后对回收的问卷分门别类地分析研究。适用于短时间内书面收集大范围人群的相关资料,如了解某特殊人群(老人、学生)的身心健康水平、调查住院患者的需要等,均可采用这种方法。问卷法的研究质量取决于研究者的思路(研究的目的、内容、要求等)、问卷设计的技巧及被试的合作程度等,如问卷所设计的提问能否反映研究者的研究重心、指导语能否让被试一目了然、设问策略是否得当、结果是否便于统计等。又如开放式问卷的题量适中与否、能否引起被试的回答兴趣等;封闭式问卷可否有一致的答卷标准、分级适当与否等。

问卷法简便易行,信息量大,但其结果的真实性、可靠性可受各种因素影响且程度不同。所以必须以科学态度分析、报告问卷法所获研究结果,较好地体现问卷法对其他研究方法的辅佐及参考价值。

(三) 测验法

测验法也称心理测验法,指以心理测验作为个体心理反应、行为特征等变量的定量评估手段,据其测验结果揭示研究对象的心理活动规律。这种方法需要采用标准化、有良好信度和效度的通用量表。如人格量表、智力量表、行为量表、症状量表等。心理测验和量表种类繁多,必须严格按照心理测验规范实施,才能得到正确的结论。心理测验作为一种有效的定量手段在医护心理学工作中得到普遍使用。

(四) 实验法

实验法是指在控制的情境下,研究者有系统地操纵自变量,使之系统地改变,观察因变量随自变量改变所受到的影响,以探究自变量与因变量的因果关系。实验法被公认为科学方法中最严谨的方法,也只有实验法能完整体现陈述、解释、预测、控制这4个层次的科学研究目的。但实验研究的质量很大程度上取决于实验设计。比如,由于实验组与对照组的不匹配,受到许多中间变量(特别是心理变量)的干扰,可影响实验结果的可靠性。实验法在心理学研究领域,除实验室实验外,还常将研究延伸到社会实际生活情境中的实地实验。

实地实验具有更接近真实生活、研究范围更加广泛、结果易于推广等优点,在社会心理学等领域的研究中被广泛采用,也是医护心理学研究的常用方法。此外,还是人为地设计某种模拟真实社会情境的实验场所,间接地探求人们在特定情境下心理活动发生、变化规律的一种研究方法。

五、学习医护心理学的意义

(一) 有利于丰富护理学的知识体系,加强护理学的学科建设

现行的护理学知识体系涵盖护理基础知识和专业知识两大部分。其中护理基础

知识包括自然科学知识、医学基础知识、人文社科知识、其他方面的基础知识(包括计算机应用、数理统计学等)。护理专业知识包括护理学的基础理论知识、临床专科护理知识、预防保健及公共卫生方面的知识、护理管理知识、教育及科研方面的知识。医护心理学是介于医学和心理学之间的一座桥梁,对它的学习和应用,必将有力地推动护理科学的进步和发展。

(二)有利于新型护理观的确立,推动护理工作体制改革

现代整体护理观是与大科学观、大卫生观相适应的新型护理观,它将护理工作定位于以人的健康为中心,将护理对象扩大为患者和健康的人。将护理服务范围从医院拓展到家庭和社区。通过医护心理学知识的学习,可以帮助护理工作者更新护理观念,树立新型的现代护理观。

(三)有利于护理程序的科学优化和护理质量的不断提高

系统化整体护理以整体医学观为指导,以患者为中心,以护理程序为基本框架,将护理临床业务与护理管理的各个环节系统化、精细化,突出护理工作的科学性、系统性和整体性。心理护理作为系统化护理的一个重要组成部分,它兼顾了患者身心方面的需求。护理工作者通过对医护心理学知识的学习,充分掌握心理护理的原则和技巧,可大大提高护理质量,使患者尽快康复。

(四)有利于培养医务工作者优秀的心理品质,塑造良好的自我形象

通过医护心理学的学习,可使医务工作者除掌握专门的医学、护理知识和精湛的技术之外,还可以正确地认识自己、悦纳自己,保持稳定的情绪,拥有良好的性格,培养敏锐的观察力以及提高自身面对现实、主动适应环境的能力,养成良好的心理素养,塑造良好的自我形象,从而有助于自己快乐、健康的工作和生活。

第三节　医学模式及其转变

医学模式是指医学的主导思想,是某一时代的各种医学思想的集中反映,包括疾病观、健康观等。一种医学模式影响着医学工作的思维及行动方式,使之带有一定的倾向性和行为风格,从而也影响医学工作的结果。一般认为,医学模式的转变经历了以下3个阶段:宗教及哲学的医学模式、西方医学与生物医学模式和生物–心理–社会医学模式。

(一)宗教及哲学的医学模式

作为医学最初始阶段的认识,神灵主义医学模式是一种唯心主义的医学观。它认为疾病是鬼神附体,是对人的惩罚,因此,治疗疾病的方法,往往是拜神、驱鬼,求神保佑。那它是不是完全没有效用呢? 它至少有主观感受的效用,实际上是一种心理暗示,这在科学技术不发达的时代对慰藉患者及其亲友有重要的意义。通过祈求,患者可能感觉好些,但恐怕很难从疾病的机制上解决问题。神灵主义的医学模式基本上是一种主观的、臆想的、暗示性的模式。有句话叫"医巫同源",实际上从另一个角度描述了神灵主义的医学模式。

人们的认识并不止于此。随着社会的发展,人们想去探求、揭示疾病的规律,想去认识是什么样的原因使人患病。大自然有风、有水、有热、有冷等因素,这些因素有可能作用于人体,使人体产生平衡或非平衡状态。其中,不平衡导致了疾病。中医很多朴素的哲学思想实际上都源于《易经》。有句话叫"不知易而难为医"。这里的"易"就是自然哲学的思辨方法,是主观对客观的一种揣测与探究。按此思维方法,中医产生了阴阳五行学说、相生相克学说,讲究平衡与和谐,认为疾病源于内伤(七情六欲)和外邪(风、寒、暑、湿、燥、火)。这一模式注重定性的分析,而对量化概念(规定性、实验性)强调得很少。与生物学相比,中医与自然哲学靠得更近。中医的整体观、辨证观在某个角度上是以自然哲学的思维方式来认识疾病规律的。

古代中医在实证的采集上似乎有难以把握的地方,于是以类同哲学的概念与思维方法来认识疾病规律,但每个人对概念的理解是有不同的。于是有这样一种说法,中医是每个人一个师傅,而西医则是一个师傅教出来的。对于一个趋于哲学高度的法则,在面对具体患者和具体疾病的认识上,必然有其不确定性。自然哲学医学模式是由唯心主义向唯物主义的主观迈进。这种迈进代表了人类的思考,有其进步性。

从希波克拉底到文艺复兴,西方医学史上有胆汁说,强调身体自身状态与自然环境的关系,强调饮食、锻炼,并试图找出疾病的原因。但这些对病因的认识往往是与主观上的猜想、揣摩联系起来的,并没有充分的实证材料的支持,因此它还是属于自然哲学的思辨方式。所以,在古代医学中,中医如此,西方医学也是如此。自然哲学医学模式比神灵主义医学模式是有所迈进了,但它仍有明显欠缺,比如在基础理论和临床实践上是相互分离的,缺乏互动,而其中联系常常是用思辨和揣摩的办法去解决。于是,它有其不确定性,在疗效的评价上,很难有相对整齐划一的评价。

有浓厚自然哲学医学模式背景的中医学在今后的发展中应当注意解决科学和哲学不分的问题,注意思维与实证的不同。中医在诊治中的相对不确定性,也助长了文人相轻或者各说各话的情况,容易互相封闭,使好不容易积累起来的经验又失传了。但中医的整体观和辨证观是有其突出的优点的。我们应该看到它的所长和所短,然后去发展它,使它的优势进一步发挥,使它的劣势得到弥补。

(二)西方医学与生物医学模式

现代西方医学是在自然科学冲破中世纪宗教黑暗统治以后迅速发展起来的。随着自然科学各个领域不断取得进展,医学家广泛地采用物理学、化学等学科的先进知识和技术,对人体进行步步深入的研究。医学科学出现诸如哈维的实验生物学和微尔啸的细胞病理学。人们对自己身体的认识水平不断提高,从整体到系统、器官,直至现在的亚细胞和分子水平。在这一时期,自然科学的认识论和方法论在医学界大行其道,医疗活动也往往反映出明显的生物科学属性,所以有人将其称为生物医学模式。

生物医学的发展为人类健康带来了许多历史性的变化。例如当生物病原体的本质被认识时,控制长期危害人类健康的传染病就成为可能。20世纪初世界上大多数国家的人主要死因是传染病,死亡率高达580/10万;而此后的几十年里,由于抗生素的作用,大多数国家的传染病死亡率逐渐下降,直至30/10万以下。目前,随着基因工程等现代最前沿的生物科学技术的出现,医学科学研究正在向更深层次发展,人类对自身健康的生物学认识也在不断深入。并将进一步为提高人类健康水平做出贡献。

不过,生物医学模式也存在某些缺陷。受心身二元论和自然科学的分析还原论的影响,生物医学在认识论上往往倾向于将人看成是生物的人,忽视人的社会属性。在实际工作中,重视躯体因素而不重视心理社会因素;在科学研究中比较多地着眼于躯体生物活动过程,较少注意行为和心理过程,忽视后者对健康的作用。正如恩格尔所指出,经典的西方医学将人体看成一架机器,疾病被看成是机器的故障,医生的工作则是对机器的维修。

(三)生物-心理-社会医学模式

20世纪70年代,国内外医学界曾掀起有关生物医学模式必须转变的大讨论。一种新的生物-心理-社会医学模式因此被提出。

1. 医学模式转变的动因　关于医学模式转变的问题,当时的讨论主要涉及以下几个方面。

(1)与20世纪初比较,随着明显由生物因素引起的疾病如传染病的逐渐被控制,人类死亡谱的结构发生了显著的变化:心脏病、恶性肿瘤、脑血管病、意外死亡等已经取代传染病,相应地成为人类的主要死亡原因。

(2)根据研究,这些疾病直接或间接与包括吸烟、酗酒、滥用药物、过量饮食与肥胖、运动不足和对社会压力的不良反应等现代生活方式有关,这就是所谓的行为危险因子。心理社会因素则是各种行为危险因子的直接或间接原因。

(3)现代社会的发展,导致生活节奏明显加快,职业更容易老化,社会竞争加剧,这些都对人类的适应能力提出了挑战,对个体心理健全的保持和情绪的平衡提出了更高的要求。结果是个体遭受到的心理社会压力呈逐步增加的趋势,并且被证明是近代某些疾病包括心理疾病发病率升高的另一个重要原因。

(4)经过几十年大量生物行为科学研究,人们对心理社会紧张刺激造成躯体疾病的中介机制有了比较深入的了解和认识。诸如生物反馈、自我放松训练、认知行为矫正等行为技术的发展,从实验和临床应用角度证明,心理活动的操作和调节对维持健康具有不可忽视的作用。

(5)随着人类物质文明的发展,人们对心身舒适的要求也不断提高,迫切要求医生在解决其身体疾病造成的直接痛苦的同时,帮助他们减轻精神上的痛苦。就是说,人们追求生活质量的提高,其中也包括要求心理上的舒适和健全,这样就给医学提出了新的研究课题和工作任务。

上述种种,使人们逐步认识到以往的生物医学模式已经不足以阐明人类健康和疾病的全部本质;疾病的治疗也不能单凭药物或手术;人们对于健康的要求已经不再停留在身体上无病的水平,更追求心身的舒适和协调。因此,医学模式的转变已是不可避免。

1977年,恩格尔在《科学》杂志上发表了《需要一种新的医学模式——对生物医学的挑战》一文,对生物-心理-社会医学模式的特点做了全面的分析和说明。与传统的生物医学模式不同,新的生物-心理-社会医学模式是一种系统论和整体观的医学模式,它要求医学把人看作是一个多层次、完整的连续体,在健康和疾病问题上,要同时考虑生物的、心理和行为的以及社会的各种因素的综合作用。

2. 新医学模式对健康与疾病的认识　生物-心理-社会医学模式对健康和疾病的认识论和方法论包含以下一些特点。

(1)人或患者是一个完整的系统,通过神经系统保持全身各个系统、器官、组织、细胞活动的统一。因而任何在健康和疾病上只重视被分解了的各个器官或系统,忽视作为一个整体的人或患者,或者只将各个器官、系统割裂开来看待,忽视它们之间的整体联系,都被看成是医学指导思想上的失误。

(2)人同时有生理活动和心理活动,心、身是互相联系的。心理行为活动通过心身中介机制,影响生理功能的完整,同样生理活动也影响个体的心理功能,因此在健康和疾病问题上,应同时注意心身两方面因素的影响。

(3)人与环境是密切联系的,人不仅是自然的人,而且也是社会的人。社会和环境因素例如成长的文化背景、职业、家庭、人际关系,以及自然环境因素,再比如气候、污染、瘟疫也对人的心身健康产生影响。

(4)心理因素在人类调节和适应的功能活动中有一定的能动作用。人作为一个整体要对包括社会环境、自然环境和个体的内环境随时做出适应性调整,以保持健康水平。在这种适应性调整中,人不能总是被动的,而是可以通过认识和行为操作做出一些主动的适应性努力。例如人对社会环境因素包括人际冲突等的认识和评价,可以改变这些因素对个体的影响的性质和程度;又如,人通过调整自己的行为方式包括回避、改造自然环境而改变自然因素对自身的影响;再如,人也可以通过松弛训练、行为矫正等改变体内的心理生理过程。

上述关于健康和疾病4个方面的认识特点,也就是医护心理学关于健康和疾病的理论观点。应该这样认为,医护心理学等学科的发展促进了生物-心理-社会医学模式的出现,同时新的医学模式也对医护心理学的发展有重要的指导意义。

(四)现代医学模式与医护心理学

1. 医学模式的转变促进了医护心理学的发展 医学模式的转变改变了医务工作者的观念,使医务人员更加关心心理、社会因素对健康与疾病的作用;医学模式的转变也让大家从更高水平上考虑分析所有与健康有关的问题,摆脱了以往单一"生物"或"心理"因素的模式,更加全面地看待和分析问题;医学模式的转变,也拓展了医护心理学的研究范围,不再局限于心身疾病范畴,而是把眼光放在健康与疾病相互转化的全过程,放在全面健康的层面上。

医护心理学被认为是现代医学理论的三大支柱之一,它是集医学理论与临床实践于一身的一门独立学科。目前,世界上许多国家都在完成新旧医学模式的更替中普及了医护心理学。我国原卫生部医学专业基础教材编辑委员会确定医护心理学为医学生的36种必修课之一。开设医护心理学课程,对我国医学模式的转变也具有重要的意义。

2. 医护心理学的发展促进了医学模式的转变 由于医护心理学的发展,人们重视了对心理、社会因素的致病作用,以及对影响疾病康复过程中各种因素的研究,加上疾病与死亡谱的变化,促进人们开始反思生活方式、环境因素等非生物学因素在人类健康问题上发挥的作用,最终促进了医学模式的转化。

医学生和医学工作者系统学习医护心理学等有关知识,是促进医学模式转变的重要步骤。如果我国广大医务工作者都了解医护心理学知识及其他相应学科的知识,并融入到知识结构中且应用于日常工作,我国的总体医疗服务水平就会达到新的水平。这将会促进各种心理行为技术在临床上的广泛应用,改变综合医院中长期缺乏心理行为科学人才的局面,大大拓宽医学科学研究范围,转变我国的医学管理模式。

笔记栏

3.只有医护心理学得到充分发展,才能实现医学模式的根本转变 医护心理学在医学模式的转变中始终扮演着一个重要的角色,但医护心理学尚不可能像生物学那样直观、数据化;此外,医护心理学仍然在相当多的领域内存在空白,或者是解释、治疗乏术,这也在很大程度上影响了新的医学模式实现真正的转变,影响了长期接受生物医学模式教育的医务人员对心理及社会因素致病作用的理解和判断。因此,只有医护心理学充分发展了,并在疾病的预防与治疗上发挥更大的作用,让广大医务工作者普遍接受医护心理学思想,才能实现向生物-心理-社会医学模式的根本转变。

医学模式的转变涉及整个医学体系。我国要尽快实现医学模式的转变,必须使全体医学工作者都具备生物-心理-社会医学思想和技能。医护心理学是实现这一目标必不可少的手段。

(五)我国医学模式的转变

19世纪末,西医作为一门现代科学传入我国。在相当长的一个时期,生物医学模式在我国医学界也逐渐占据了支配地位。目前,国人的死亡原因与发达国家一样也发生了根本性变化,与心理社会因素密切相关的一类疾病即心身疾病的死亡率已跃居首位;我国广大人民对医疗的需要也已开始向高层次发展。为适应形势发展的需要,我国医学模式也必须尽快地向生物-心理-社会医学模式转变。

从20世纪80年代开始,国内一些医学院校开始全面设置医护心理学课程。随着医学模式的进一步转变,各种心理行为技术将会在我国临床上得到更广泛的应用;综合医院中长期缺乏心理行为科学人才的局面将会改变;医学科学研究范围也将大大拓宽;我国的医学管理模式也将随新的医学模式的确立而发生转变;为促进人类心身健康而独立设置的医护心理学专业服务职业也将会出现。

但是,就现状来看,我国的社会经济发展水平、特定的历史和文化背景,决定了我国医学模式的转变需要经历比较长时间甚至是曲折的道路。医学模式的转变需要整个医学体系和全体医学工作者的共同努力,医护心理学课程的全面开设仅仅是为实现这一目标所采用的一种手段。

问题分析与能力提升

2003年10月,布莱尔首相被凯利门事件所困扰,心理压力相当大,以至于在和家人度假时,胸部突然疼痛,透不过气来,被送往一所地方医院接受治疗,医生查明他是心律不齐。1年后布莱尔办公室发表声明表示,首相因为再次出现心律不齐而入住伦敦一家医院,他将接受心脏方面的检查。

英国当地媒体报道认为,布莱尔这次住院也是因为心理压力过大所致。1年多来,他深受伊拉克问题困扰,最近的工党大会和突如其来的人质事件,又令布莱尔身心疲惫。甚至有分析人士指出,凭布莱尔现在的身体状况,他很可能因为吃不消繁重的日常工作,顶不住巨大的心理压力,不得不在最近一段时间内辞职,从而彻底与第二年5月的大选说再见。

此案例说明了什么?

同步练习

（一）选择题

1. 导致医学模式转变的主要原因是 　　　　　　　　　　　　　　　（　　）
　　A. 人们生活水平的提高　　　　　　　　B. 科学技术的发展
　　C. 疾病防治手段的改进　　　　　　　　D. 疾病谱的变化
　　E. 基因编辑技术的作用

2. 首先提出医学模式转变的学者是 　　　　　　　　　　　　　　　（　　）
　　A. 冯特　　　　　　　　　　　　　　　B. 弗洛伊德
　　C. 华生　　　　　　　　　　　　　　　D. 恩格尔
　　E. 期金纳

3. 世界上首创心理学实验室的学者是 　　　　　　　　　　　　　　（　　）
　　A. 斯金纳　　　　　　　　　　　　　　B. 罗杰斯
　　C. 冯特　　　　　　　　　　　　　　　D. 卡特尔
　　E. 马斯洛

4. 所谓医学模式是指 　　　　　　　　　　　　　　　　　　　　　（　　）
　　A. 临床医学、预防医学和康复医学　　　B. 内科、外科、妇产科和儿科
　　C. 人对健康和疾病的基本观点和对策　　D. 祖国传统医学和西方现代医学
　　E. 治疗患者所采用的最直接的方法

5. 功能主义的创始人是 　　　　　　　　　　　　　　　　　　　　（　　）
　　A. 冯特　　　　　　　　　　　　　　　B. 詹姆士
　　C. 华生　　　　　　　　　　　　　　　D. 罗杰斯
　　E. 弗洛伊德

6. 构造主义心理学派的创始人是 　　　　　　　　　　　　　　　　（　　）
　　A. 卡特尔　　　　　　　　　　　　　　B. 詹姆士
　　C. 斯金纳　　　　　　　　　　　　　　D. 皮亚杰
　　E. 勒温

7. 行为主义心理学派的创始人是 　　　　　　　　　　　　　　　　（　　）
　　A. 弗洛伊德　　　　　　　　　　　　　B. 西蒙
　　C. 华生　　　　　　　　　　　　　　　D. 罗杰斯
　　E. 卡特尔

8. 格式塔心理学派的创始人是 　　　　　　　　　　　　　　　　　（　　）
　　A. 艾宾浩斯　　　　　　　　　　　　　B. 卡特尔
　　C. 韦特海默　　　　　　　　　　　　　D. 高尔顿
　　E. 詹姆斯

9. 精神分析学派的创始人是 　　　　　　　　　　　　　　　　　　（　　）
　　A. 托尔曼　　　　　　　　　　　　　　B. 华生
　　C. 班杜拉　　　　　　　　　　　　　　D. 弗洛伊德
　　E. 艾宾浩斯

10. 认知心理学的创始人是 　　　　　　　　　　　　　　　　　　　（　　）
　　A. 勒温　　　　　　　　　　　　　　　B. 奈塞尔
　　C. 韦特海默　　　　　　　　　　　　　D. 埃里克森

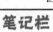

E. 罗杰斯

(二)名词解释

1. 医护心理学　2. 医学模式　3. 心理学

(三)简答题

1. 人心理的实质是什么?

2. 学习医护心理学有何意义?

3. 研究医护心理学的方法主要有哪些?

4. 简述医学模式的种类及其转变过程。

（贺　斌）

第二章

认识过程

　　医护人员为什么要学习心理学？心理的理论、知识与技能对他们有什么意义？这是每一个学习医护心理学的工作者最为关心的问题。我国护理工作的领域主要是医院,以照顾患者和技术性操作为主要任务,为危重症患者提供高质量、高技术的护理乃是护理人员的重要任务。随着医学模式以及护理专业的发展,护理人员将成为初级保健和健康教育的主要力量,将成为医生和其他保健人员的平等合作者。医护工作者越来越重视在临床实践工作中运用心理学理论知识和实用技术,针对患者及其家属进行心理护理已成为现代护理不可缺少的一部分。护理人员需要具备及时发现护理对象身心变化的业务能力,为患者提供心理支持,为患者及家属提供健康教育,并教给患者有效沟通的专业能力。

第一节　认知过程

　　我们的世界之所以丰富多彩,是因为我们在日常生活当中,外界的许多刺激物作用于我们的感觉器官,经过神经系统的信息加工,在人的脑海里产生了各种各样的感觉。比如,我们能感受到一定的温度、闻到某些气味、看到五颜六色、听到悦耳动听的声音等。所以,感觉是我们认识世界的第一步。

一、感觉

(一)感觉的概念

感觉是人脑对直接作用于感觉器官的客观事物个别属性的反映。每一种感觉只能反映事物的某一方面的属性,而不能反映事物的整体及其联系和关系。感觉是认识过程中最简单、最基本的心理现象,是人认识事物的开始。

(二)感觉的分类

根据感觉的对象不同,可将感觉分为外部感觉和内部感觉两大类。

1. 外部感觉　是指接受外界刺激,反映外界事物属性的感觉,如视觉、听觉、嗅觉、味觉、皮肤觉等。

2. 内部感觉　是指接受体内刺激,反映躯体内部活动性质和状态的感觉,如平衡觉、运动觉、内脏感觉等。

(三)感受性与感觉阈限

感觉器官对适宜刺激的感觉能力叫感受性,感觉能力强,感受性就高,反之就低。感受性的高低用感觉阈限的大小来度量。刚刚能引起感觉的最小刺激强度称为绝对感觉阈限。人的感官觉察这种微弱刺激的能力,称为绝对感受性。

(四)感觉的基本特性及在护理中的应用

1. 感觉适应　感觉器官对刺激持续的作用而使感受性发生变化的现象叫适应。这是在同一感受器中,由于在时间上的持续性作用,导致对后续刺激感受性发生变化的现象。适应可以引起感受性的提高,也可以引起感受性的降低。

适应是刺激物持续作用于感觉器官,引起感受性改变的现象。适应的一般规律是持续作用的强烈刺激使感受性降低,而持续的弱刺激使感受性增高。适应现象可反映在所有的感觉中,但表现和速度不同。痛觉很难适应,因此成为伤害性刺激的信号而具有生物学的意义;嗅觉的适应性最快,"入芝兰之室,久而不闻其香;入鲍鱼之肆,久而不闻其臭",就是嗅觉的适应;听觉的适应很不明显;视觉的适应最典型,包括暗适应和明适应。在护理中可培养住院患者对医院环境、诊断检查、疼痛、手术和手术后的不适症状、疾病所造成的残疾等的适应能力。

2. 感觉的相互作用　当几种感觉同时发生或先后发生时,彼此可增强或相互干扰,而影响感觉的程度。在护理诊断中利用感觉的相互作用产生联觉而采用不同的颜色、声音、气味来减轻诊疗中的痛苦。例如,在绿光照射下,听觉感觉性提高;在红光照射下,听觉感受性降低。噪音加剧患者的疼痛,而优雅的音乐使患者减轻疼痛。"音乐疗法"就是用和谐优美的音乐来分散患者的注意力,使患者的感受性下降。

3. 感觉的条件性　感觉经常受到主观和客观条件的影响。有心理准备与无心理准备的感觉是不一样的。在治疗和护理中有时要培养强化条件反射,如大手术后的1周训练,患者在床上翻身、吞咽、咯痰、解大小便。让患者对正常分娩的过程、诊断检查有精神准备。

4. 感觉的个体发展与补偿　感觉补偿是当某种感觉缺失或受损后其他感觉的感受性增强而起到部分弥补作用的现象。如盲人的听觉、触觉、嗅觉特别灵敏,以此来补偿丧失了的视觉功能,但这种补偿作用是由于长期的不懈练习才获得的。感受性的发展是指人的感受性经过生活和劳动实践的长期锻炼可以大大提高和发展,特别是通过实践活动和某些特殊训练,可以提高到常人不可能达到的水平。如音乐家的听音能力、画家的色彩辨别能力及空间知觉之所以比一般人发达,也是长期实践的结果。感受性是在先天遗传素质的基础上,结合后天的生活经验而发展成熟的,因此,人的感受性不仅能在一定条件下发生暂时的变化,而且能在个体实践活动中获得提高和发展。某种感觉能力丧失的人,可以在生活实践中利用其他健全的感受性来弥补。据报道,俄国有一个聋哑妇女利用脊梁感受声波的震动,从而欣赏自己喜欢的乐曲。

人借助感受器的神经系统产生感觉,而获得有关内外环境的信息。感觉对维持大脑皮质处于觉醒状态十分重要,它保证了机体与环境的信息平衡,所以在临床中不能剥夺患者的感觉,可利用感觉的影响改变患者痛觉的耐受性,稳定患者的情绪,转移患者注意和意志的控制,以减轻疼痛,促进身心早日康复。

(五)感觉与临床护理

在临床工作中,感觉是护理活动中发生的最基本、最初级的认知过程,可对医疗、护理信息的感性加工状态及高级认知过程的理性加工产生重要作用。

1. 丰富患者的感性认知　对于患者而言,他们没有医学知识,所以在日常的治疗和护理过程中要少用专业术语,尽量用直观的沟通和交流方法,向患者提供感性材料,加深患者对治疗、护理的理解和配合。例如在做入院宣教时应该陪同患者熟悉病区的环境,在每个病房要张贴责任护士和主治医生的照片;在做术后康复训练的时候,不要一味讲解,而应该给患者示范操作或者配图讲解,这样效果会更好。

2. 根据感觉规律组织宣传材料,提高健康教育质量　我们的感觉器官只对适宜刺激在一定的范围内才会出现良好的感受能力。因此我们在做健康教育和出院指导的时候,应该注意语言的运用,语气柔和亲切,声音适中,抑扬顿挫,主次分明,并辅以一定的肢体语言和表情,这样才能引起患者更好的认知。

对于患者而言,他们的知识水平和理解能力也不尽相同,所以我们在做健康教育的时候,应该从知识的理解性出发,要因人而异。如果我们忽略患者的理解水平,患者会不知所云。

3. 感觉能力下降患者的护理　随着年龄增长,患者的感觉能力会有所下降,研究表明,60 岁以后人的视力和听力都会急剧下降,所以针对此类患者,我们应给予特殊的护理。对于视觉减退的患者,我们应该给予他们耐心细致的讲解,对于患者的疑问,要做详细的解答;还要增加病房的照明度,保证光线充足,另外还要增强房间的色彩,给予患者更多的颜色刺激,利用感觉的相互作用,既可以改善视力,又可以改善心情。对于听觉减退的患者,要有更多的耐心,反复解释或采用其他方法,直到患者完全明白,在和患者的交谈中,要长话短说,重点分明。

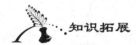

1954 年,加拿大麦吉尔大学的心理学家首次进行了"感觉剥夺"实验:心理学家给受试者戴上半透明的护目镜,使其难以产生视觉;用空气调节器发出的单调声音限制其听觉;将手臂戴上纸筒套袖和手套,腿脚用夹板固定,限制其触觉。受试者单独待在实验室里,几小时后开始感到恐慌,进而产生幻觉……在实验室连续待了三四天后,受试者产生许多病理心理现象:错觉、幻觉、注意力涣散、思维迟钝、紧张、焦虑、恐惧等,实验后数日方恢复正常。

二、知觉

（一）知觉的概念

知觉是人脑对直接作用于感觉器官的客观事物整体属性的反映。知觉是以各种感觉为前提的,感觉是知觉的基础,没有感觉就没有知觉,知觉是比感觉更高级的认识活动。感觉作为知觉的组成部分存在于知觉之中,通常被称为感知觉。

（二）知觉的分类

1. 根据知觉过程中起主导作用的感官,可把知觉分为视知觉、听知觉、嗅知觉、味知觉和触知觉。

2. 根据知觉对象的不同,又可把知觉分为物体知觉和社会知觉。所谓物体知觉就是对事和物的知觉,包括空间知觉、时间知觉和运动知觉等;所谓社会知觉就是对人的知觉,包括对别人的知觉、自我的知觉和人际知觉等。

（三）知觉的基本特征及其在临床护理中的应用

1. 知觉的选择性　指人在知觉过程中能迅速把知觉对象从纷繁复杂的事物中区分出来,使知觉对象清晰而背景模糊的感知现象(图2-1)。如随急救车去事故现场抢救伤员,伤员就成为知觉对象,是清晰的,而周围嘈杂的环境就成为知觉背景,是模糊的。

同一时刻作用于人的客观事物是纷繁复杂的,人不可能在瞬间全部清楚地感知到。选择性的存在,使得知觉的对象能够得到清晰的反映,而知觉的背景只能得到比较模糊的反映,这就保证了人们可以在一定时间内对特定事物知觉得更加鲜明、清晰。从背景中区分出知觉对象,依赖于下列两个条件:一是对象与背景的差别,二者的差别越大,从背景中区分对象就越容易;反之,则越困难。二是注意的选择作用,当注意指向某个事物时,该事物便成为知觉的对象,而其他事物便成为知觉的背景。当注意从一个对象转向另一个对象时,原来的知觉对象就成背景,知觉对象便发生了新的变化。

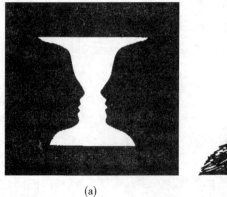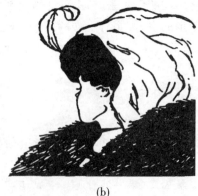

(a)　　　　　　　　　　(b)

图2-1　知觉的选择性

2. 知觉的整体性　当客观事物的个别属性作用于人的感觉器官时,人能够根据已有的知识和经验把它知觉为一个整体,这种把事物知觉为整体的特性被称为知觉的整体性(图2-2)。知觉的整体性取决于知觉对象本身的特性。一般来说,刺激物的关键部分、强的部分在知觉的整体中起着决定作用。那些在时间、空间上接近的客体,物理属性相似的客体和那些具有连续性或共同运动方向等特点的客体容易被知觉为一个整体。知觉的整体性使人们对客观事物的反映更趋于全面、完善,是人们对外界事物形成印象的根本保证,具有重要意义。在临床上,医生根据患者疾病的典型特征做出正确的诊断就是知觉整体性的体现。

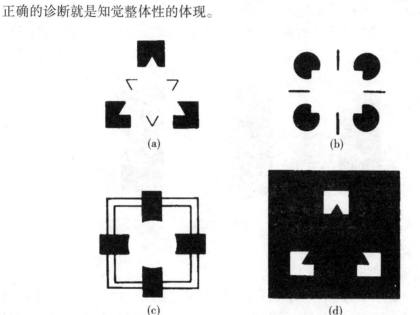

图2-2 知觉的整体性

3.知觉的理解性 人在知觉某一客观事物时,总是根据以往的知识和经验去认识它,并用词语把它标记出来,这种特性就是知觉的理解性。人的知识、经验不同,知觉的理解程度也就不一样。如面对同一张 CT 片,有经验的医生能发现病灶,而外行只能看到一片模糊。知觉的理解性会受到情绪、意向、价值观和定势等的影响,在知觉信息不足或情况复杂时,知觉的理解性需要语言的提示和思维的帮助。一块像小狗的石头,也许开始看不出来,但是如果有人提醒,就会越看越像(图2-3)。知觉的理解性使人的知觉更为深刻、精确和迅速。

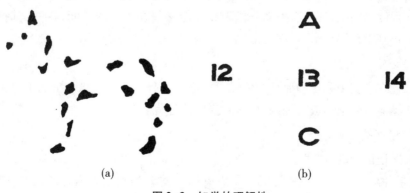

图2-3 知觉的理解性

4.知觉的恒常性 当知觉的条件在一定范围内变动时,知觉的印象保持相对稳定,这种特性被称为知觉的恒常性。

如门在关闭与半开时,它在人们视网膜上的投影形状是不同的,但人们知道门的形状都是长方形,如图2-4所示。一个人站在离我们不同距离的位置上,他在我们视网膜投影的大小是不同的,但是我们总是把他知觉为一个同样大小的人。一个圆盘,无论如何旋转倾斜,而事实上所看到的可能是椭圆甚至线段,但我们都知道它是圆盘。视知觉的恒常性特别明显,有大小、形状、明度、颜色的恒常。知觉的恒常性使得人们在不同条件下能够按照事物的实际面貌反映客观事物,从而正确地认识并精确地适应瞬息万变的外界环境。

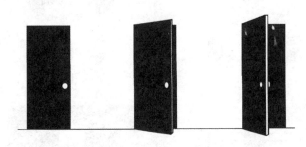

图2-4 知觉的恒常性

(四)知觉与心理护理

在临床工作中,要熟悉不同患者的感知特点,分别给予相应的心理行为学指导;要注意感知与情绪的密切关系,通过改变患者的认识过程以调整其消极情绪是最简便最常用的心理护理、心理治疗的方式;医护人员应为患者提供一个安静、整洁、舒适的良好感知环境。另外,不少精神疾病常有感知觉障碍,如出现各种感觉的减退或消失、出现病态的错觉、幻觉、感知综合障碍等,医护人员在日常的护理工作中,要善于观察这方面的症状,及时进行医护处理,所以要求医务工作者要有敏锐的感觉和知觉,医务工作者感知觉的敏锐性会影响到护理效果,当然医务工作者感知觉的敏锐性与护理专业知识及临床经验有一定关系。

三、记忆

感知过的事情,思考过的问题,体验过的情感和从事过的活动,都会在人们头脑中留下不同程度的印象,其中有一部分作为经验能保留相当长的时间,在一定情境条件的诱发下在脑中再现出来,这就是记忆。

(一)记忆的概念

记忆是在头脑中积累和保存个体经验的心理过程。运用信息加工的术语讲,就是人脑对外界输入的信息进行编码、存储和提取的过程。

(二)记忆的分类

1.根据记忆的内容分类

(1)形象记忆 又称表象记忆。是以感知过的事物形象为内容的记忆。事物形象可以通过视觉、听觉、触觉、味觉和嗅觉而获得,而在大脑中形成记忆反映。例如,对解剖学课堂上老师讲解的挂图、模型标本的记忆,就是形象记忆。

(2)情绪记忆　又称情感记忆。是以情绪和情感体验为内容的记忆。例如,护士第一次参加手术时的紧张心情,使之久久难以忘怀,这就是情绪记忆。

(3)运动记忆　又称动作记忆。是以过去做过的运动或动作为内容的记忆。例如,护士对护理操作动作的记忆,就是运动记忆。运动记忆对形成各种熟练技巧有着重要意义。

(4)逻辑记忆　又称词语记忆。是以概念、判断、推理等抽象思维为内容的记忆。例如,对数理化中的公式、法则、定理的记忆。

2. 根据记忆保持时间的长短分类

(1)瞬时记忆　是指当客观刺激通过感觉器官所获得的感觉信息在 0.25 ~ 2 s 以内的记忆,又称感觉记忆或感觉登记。当客观刺激停止后,感觉信息有一个非常短暂的停留,这是记忆的开始阶段。其特点是:信息保持时间短,形象鲜明,信息存储量大,很容易消失。如果这些感觉信息受到注意就可转入短时记忆。

(2)短时记忆　是瞬时记忆和长时记忆的中间阶段,是保持在 1 min 之内的记忆。其特点是:保持时间 5 ~ 20 s;信息存储量有限,一般为(7±2)个组块。例如,从电话簿查一个需要的号码,能立刻根据记忆拨打电话,但事过之后,就记不清了。

(3)长时记忆　是指保持 1 min 以上甚至终身的记忆。其特点是:信息保持时间长;接受的刺激多种多样,信息存储量很大;其主要功能是备用性。长时记忆中存储着我们过去的所有经验和知识,为所有心理活动提供了必要的知识基础。长时记忆的信息来源大部分是对短时记忆内容的加工,也有由于印象深刻而一次获得的,在心理学上把这种现象称为"闪光灯效应"。以上 3 种记忆类型的形成如图 2-5。

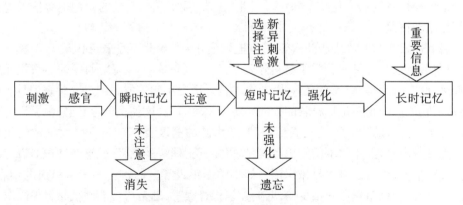

图 2-5　三种记忆类型的形成示意

(三)记忆的基本过程

记忆活动分为识记、保持、再认和回忆 3 个基本过程。

1. 识记　是识别和记住事物的过程,是记忆的初始环节。

(1)根据识记有无目的性,将其分为 2 种。

有意识记:是指有预定目的、经过意志努力而形成的识记。人们掌握系统的科学文化知识主要依靠有意识记。有意识记过程是在识记目的支配下进行的。识记的目

医护心理学

的性决定了识记过程,是对识记内容的一个积极主动的编码过程。这种编码包括"识记什么"和"怎样识记"。"识记什么"确定识记的方向和内容,"怎样识记"是采取什么方法才能更好地记住所要识记的内容。学生在听课过程中的识记就是由这两部分组成的。每节课都有一定的教学目的、任务。教师一般会先交代,使学生产生识记意图,以一种积极的心态识记新知识。为了更好地记住教师所讲的内容,有些同学采取专心致志地听,即用心记的方法,有些同学采取心记与笔记相结合的方法等。

人们的全部知识经验是通过有意识记和无意识记的方式获得的。不过,就识记效果而言,有意识记优于无意识记。作为教师,了解识记的这一规律,有助于在教学过程中加强对学生的学习目的性教育,要合理地给学生布置任务,以达到良好的教与学的效果。

无意识记:是指无预定目的,不需要意志努力而形成的识记。心理学研究表明有意识的识记效果要优于无意识记。

无意识记的内容是构成经验的重要部分,对心理活动及行为也有明显的影响。无意中所经历的事情,在我们有意识地面临某些情境、处理某些问题时,能作为已有经验起到帮助作用。在日常生活中,人们所处的环境、所接触的人、所做的工作,会使人受到潜移默化的影响,在心理、行为上发生变化。如一个民族的文化传统,会在无形中影响整个民族的心理,使其带有本民族文化的特点。

无意识记带有极大的选择性。一般来讲,进入无意识记的内容有两个特点:一是作用于人们感觉器官的刺激具有重大意义或引人注意,如人们对新异的事物会过目不忘;二是符合人的需要、兴趣以及能产生较深刻情绪体验的内容,如参加高考时的情境、护理专业学生第一次独立静脉注射的情境等。无意识记对人们知识经验的获得有积极作用,作为教师应该尽量使学生通过这种方式愉快地学习。但是,无意识记不能保证学生获得系统的文化科学知识。因此,在教学过程中,大量的识记内容应通过有意识记来获得。

(2)根据是否理解识记的内容,又可把识记分为机械识记和意义识记。

机械识记:是一种只着眼于材料外表本身,主要依靠材料前后顺序的多次机械重复而进行的识记。如对无意义音节、地名、人名、历史年代等的识记。这种识记具有被动性,但它能够防止对记忆材料的歪曲。对于学生而言,这种识记也是必要的,因为有一部分学习内容的确是需要精确记忆的,如山脉的高度、河流的长度、大事件的年份等。也有些内容,限于学生的知识经验,不可能真正理解其意义,但这些知识对以后的学习是重要的,也应该进行机械识记。如小学一年级学生的拼音和乘法口诀的学习。实际上,纯粹的机械识记是很少的,人们在识记过程中,总是尽可能地把材料加以意义化,比如小学生的课文背诵,先了解内容,才能更好地背诵。按照信息加工理论的观点,个人对任何输入的信息都要尽可能地按自己的经验体系或心理格局来进行最好的编码。比如记电话号码,并不是单纯重复记忆,而会利用谐音或找规律等方式使之意义化,所以每个人的机械记忆能力也是不一样的。

意义识记:是根据事物的内部联系,反复领会理解,在弄清事物本身意义的基础上进行的识记。日常经验和心理实验都证实,意义识记比机械识记有很大的优越性。在意义识记中,理解是关键。理解是对材料的一种加工,它根据人的已有知识经验,通过分析、比较、综合来反映材料的内涵以及材料各部分之间的关系。由于意义识记需要消耗较多的心理能量,与机械识记相比,它是一种更复杂的心理过程。意义识记应该是学生识记的主要形式,大部分的学习内容都是靠意义识记来实现的。

2. 保持 是指把已经获得的知识和经验在头脑中进行存储和巩固的过程。保持是记忆的中心环节,也是实现再认和回忆的保证。保持是一个动态过程,随着时间推移,保持的内容会发生质和量的变化,质的变化是指保持的内容会被加工改造,量的变化是指保持的内容会逐渐减少。没有保持就无所谓记忆,能否保持以及保持时间的长短,是记忆力强弱和记忆品质优劣的重要标志。

3. 再认和回忆 是记忆要达到的目的,是衡量记忆巩固程度的重要指标,按照提取信息的程度不同分为再认和回忆。

再认:指已经识记过的事物再度呈现时能够认识的心理过程。例如见到熟悉的人,阅读熟悉的字词等都是再认过程。一般来说再认要比回忆简单。

回忆:指过去经历过的事物的形象或概念在人脑中重新出现的过程。例如考试时回答问答题、朋友相见倾诉往事等,皆为回忆过程。

(四)记忆与临床护理

在临床工作中,患者是动态变化的,其病情又是不断变化,护理和治疗计划也在不断地更改,用药品种和数量也在经常改变,医护人员应该严格执行医嘱,打针、发药、查体温、数脉搏等,每项任务都必须数量化,而且数量要求准确,如果一旦相互混淆,就会酿成不良后果。所以,护士必须具备良好的记忆品质:敏捷性、正确性、持久性和备用性,而对护士执业能力而言,更要要求护士具有记忆的准确性,通过识记有关的疾病护理常规和严格正确的护理步骤,为患者提供安全准确的护理服务。所以护士要做到准确安全的护理,必须要有记忆的准确性这个品质。对患者的诊断、治疗内容和病情变化能够正确迅速地提取。

不少神经精神病常有记忆障碍,如记忆增强、记忆减退、逆行性遗忘(即对疾病发生以前一段时间的经历不能做出回忆)、顺行性遗忘(即不能回忆疾病发生以后一段时间的经历)、记忆错误、记忆恍惚等,要注意此类患者在护理时的特殊性。

(五)遗忘及其规律

1. 遗忘的概念 遗忘是指对识记的事物不能再认和回忆,或是错误的再认和回忆。

2. 遗忘的规律与特点 根据遗忘的原因及影响因素,遗忘的规律与特点如下。

(1)不重要的和未经复习的内容容易遗忘。

(2)遗忘的进程不均衡,遗忘在学习之后立即开始,而且最初遗忘得很快,以后逐渐缓慢,揭示了遗忘"先快后慢"的时间规律,这一规律是德国心理学家艾宾浩斯发现的(图2-6)。

(3)抽象材料比形象材料容易忘记,无意义材料比有意义材料容易忘记。

(4)前摄抑制和倒摄抑制对遗忘有重要的影响。前摄抑制是指先学习的材料对后学习的材料的影响,倒摄抑制是指后学习的材料对先学习

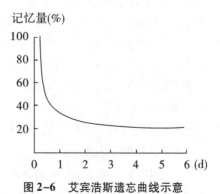

图2-6 艾宾浩斯遗忘曲线示意

的材料影响。

（5）遗忘还受兴趣、情绪和动机等心理因素的影响。

四、思维

想象与思维有着密切的联系,同属于高级的认识过程,都具有间接概括认识事物的特点,思维是指在感知的基础上利用已有的知识进行综合分析获得问题答案的过程,而想象则具有鲜明形象性。在人的整个心理活动中,思维占有核心地位,想象是特殊形式的思维活动。

(一)思维的概念与特征

思维是人脑通过分析、综合、比较、抽象和概括对客观事物间接、概括的反映。思维有以下特征。

1.思维的间接性　思维的间接性表现为人能借助于已有的知识经验或媒介,来理解和认识另一些没有被感官直接或不可能被直接感知的事物。临床上护士对患者的评估过程依靠的就是思维的间接性。例如,护理时观察患者呼吸浅快、呼吸延长、发绀,可间接地评估患者存在呼吸困难。

2.思维的概括性　思维的概括性是指在大量感性材料的基础上,把一类事物共同的特征和规律抽取出来进行加工整理的认识活动。它表现在两个方面:一是对一类事物共同的本质特征的反映,例如,不同组织部位的炎症表现各不相同,但大都有红、肿、热、痛的病理改变,所以,红、肿、热、痛就是对各种化脓性炎症共同本质特征的概括。二是对事物的内在联系与规律的反映。例如,大量腹水的患者一般都有移动性浊音,这是医生对大量腹水和移动性浊音之间规律性联系的认识。

(二)思维的分类

思维的分类根据解决问题的方式分为3种。

1.动作思维　是指通过实际动作来解决具体直观问题的思维,它具有明显的外部特征,以直观的、具体的实际动作表现出来。动作思维是通过实际操作解决具体直观问题时的思维过程,是在人们边做边想时发生的。婴幼儿的思维活动多是通过触摸和摆弄物体产生的;医生做手术、护士静脉注射也都是动作思维的体现。

2.形象思维　是指利用头脑中的表象来解决问题的思维。表象是思维的材料,思维过程往往表现为对对象的概括和加工。形象思维具有形象性、整体性和可操作性等特点。如建筑师在设计时,是通过大脑对各种各样的建筑物或其他事物的表象加以联系、加工和改造完成的;艺术家、设计师等在创作时,多是运用形象思维。

3.抽象思维　是指运用抽象的概念、判断、推理的形式来反映客观事物的规律,达到了解事物本质特征和内在联系的思维。抽象思维需要借助语言符号进行,具有抽象性和程序性的特点。成人的思维活动以抽象思维为主。例如演算习题、推导定理等。

根据探索答案的方向,可分为求同思维(聚合思维)与求异思维(发散思维)。根据创新程度,可分为常规思维(习惯性思维)与创造性思维。

(三)思维的品质

1.敏捷性　是指在思维过程中,发现问题和解决问题的快慢。需要注意的是思维敏捷要与思维草率区别开来。"时间就是生命",临床护理工作需要护士思维敏捷,用最短的时间做出最佳判断。

2.广阔性　是指在思维过程中,看问题的广度。知识经验丰富,是思维广阔的基础。护士在解决临床护理问题时不能思维狭隘,只见病,不见人,应当考虑周全,操作精准。

3.深刻性　是指在思维过程中,深入问题本质的程度。思维肤浅的人,认识停留在事物的表面现象和外部联系上。

4.独立性　是指在思维过程中,分析问题、解决问题的独立程度。在临床中,护理对象是各个不同的患者,而每个患者的疾病又是动态的,护士如果机械地执行医嘱,缺乏思维独立性,就会因盲目执行医嘱而出现差错或事故。因此,有独立性思维品质的护士在执行医嘱的时候,总是先按医生的思路去思考,再从患者病程的动态变化中发现问题,以求异思维独立分析,最后斟酌提出自己的观点,和医生共同参与医嘱的制定。临床上有些常给治疗和操作环节"堵漏洞"的护士,大多具有独立思维的品质。

5.逻辑性　是指在思维过程中,思考问题的逻辑程度。思维混乱、条理不清、无层次是缺乏逻辑的表现。

(四)思维在心理护理中的应用

在临床护理工作中,常常会遇到许多复杂的问题,如何顺利地解决这些问题,这就需要护士运用解决问题的科学的思维方法。在强调系统化整体护理的今天,如何运用科学的思维方法来解决临床护理过程中遇到的实际问题,是每一位医护人员应该学习和探讨的。解决问题的思维过程通常分4个阶段。

1.发现问题　解决问题首先必须发现问题。发现问题是认识到问题的存在或出现,并产生解决问题的需要和动机的过程。而能否发现问题与个人对活动的态度、兴趣爱好和知识经验有关。如护士对新入院的患者进行入院评估就是为了发现问题。

2.分析问题　分析问题就是在正确评估资料的基础上,找出问题的核心与关键,将问题明确或具体化的过程。如在新患者的诸多问题中最常见的是不适应新环境的问题。只有全面系统地分析有关资料,才能发现问题的关键所在。分析问题越透彻,提出的问题越准确。分析问题的能力与人的知识经验有关。

3.提出假设　提出假设就是针对所发现的问题尝试性地设计出解决问题的方案、策略或途径,这是解决问题的关键。如护士可以采取热情接待新患者、向患者介绍医院规章制度、介绍医院环境、介绍负责医生和护士、介绍同室病友等措施来帮助患者解决不适应新环境的问题。

4.检验假设　是验证所提假设是否能够真正解决问题的过程。验证的方法可以是通过实践活动(直接检验),也可以是通过智力活动(间接检验)。如果问题能够成功地解决,证明这个假设是正确的,否则,假设就是错误的,就需要寻找新的方案,重新提出假设。如上述措施能使患者迅速适应医院环境,护士就能证明这些措施是有效的。否则,就需要采取新的措施。

护理程序是一种科学地解决问题的工作方法。评估是为了发现问题,确定护理诊断是找出了需要解决的问题,制订护理计划就是提出假设的过程,最后通过实施计划及评价来检验假设的正确性。

五、想象

想象是对头脑中已有的表象进行加工改造,形成新形象的过程。根据想象活动是否具有目的性,可以分为无意想象和有意想象。

1.无意想象 是一种没有预定目的、不自觉、不由自主地产生的想象。它是当人们的意识减弱时,记忆中的表象随情景而发,浮动结合而产生的。例如,人们看到天上的浮云,想出各种动物的形象;精神病患者头脑中产生的幻觉都是无意想象。

2.有意想象 是按一定目的、自觉进行的想象。根据想象内容的新颖程度和形成方式的不同,又把有意想象分为再造想象、创造想象和幻想。

（1）再造想象 是根据词语的描述或图样的示意,在人脑中形成相应的新形象的过程。例如,建筑工人根据建筑蓝图想象出建筑物的形象;通过阅读《孔乙己》,可在头脑中形成一个穿着长衫、站着喝酒的一个人物形象。

（2）创造想象 是根据一定的目的、任务,在人脑中独立地创造出新形象的过程。它具有首创性、独立性和新颖性等特点。如新仪器的设计、文学艺术作品的创作、科学发明等都是创造想象。

（3）幻想 是指向未来,并与个人愿望相联系的想象。它是创造想象的特殊形式。幻想分为积极的幻想和消极的幻想。积极的幻想是符合事物发展规律,并具有一定的社会价值和实现可能性的幻想,一般称作理想。如古代医者曾经幻想有一天能将人病态的组织或器官置换掉,医疗技术发展到今天,这个技术已经成熟。而消极的幻想违背客观事物发展规律,且没有实现的可能性,一般称作妄想或空想。

六、注意

注意本身不是一个独立的心理过程,它总是在感觉、知觉、记忆、思维、想象、意志等心理过程中表现出来,是各种心理过程共有的特性,它不能离开一定的心理过程而独立存在。如果把心理过程比作一艘航船,那么注意不仅掌管着起航,还负责领航、护航。也就是说,注意贯穿心理过程的始终。一旦注意终止,心理过程将偏离目标,甚至终止。可见,任何一个心理过程自始至终都离不开注意。

（一）注意的概念和特点

注意是心理活动对客观事物的指向与集中。指向性与集中性是注意的两个基本特征,注意的指向是指心理活动有选择地反映一定对象而离开其余的事物,注意的集中性是指贯注于注意所指向的对象和活动,指向与集中密切联系,指向是集中的前提和基础,集中是指向的体现和发展。

（二）注意的分类

根据注意产生和保持有无目的和是否需要意志努力,可把注意分为无意注意、有意注意和有意后注意 3 种。

1.无意注意 是指无预定目的、不需意志努力的注意。无意注意不受人的意识控制,是自然而然发生的。如在安静的病房里,如果患者痛苦地呻吟,其他患者就会都注意到他。

2.有意注意 是指有预定目的、需做一定意志努力的注意。有意注意是在人类社会实践过程中发展起来的。如集中精力进行临床护理操作。

3.有意后注意　是一种特殊形式的注意,它有自觉的目的、任务,但又不需要意志努力的注意。有意后注意是在有意注意的基础上发展起来的,个体从事某种活动时,最初需要保持注意,但经过一段时间后,对活动产生了兴趣,无须意志努力也可保持活动,这时有意注意就转化为有意后注意,具有高度的稳定性,是人类创造性活动的必要条件。如学习静脉输液的护士在操作的时候每一步小心翼翼,这是有意注意,慢慢学会了,熟练了,就不用一直努力去注意它了,只需要在复杂的情况下注意它就行了。

(三)注意的品质

1.注意的稳定性　注意的稳定性是指在同一对象环境或同一活动上的注意持续时间。狭义的注意稳定性是指注意保持在同一对象上的时间。广义的注意稳定性是指注意保持在同一活动上的时间。

2.注意的广度　注意的广度就是注意的范围,是指同一时间内能清楚地把握对象的数量。影响注意广度的因素主要有两个:一是知觉对象的特点,二是个人知觉活动的任务和知识经验。医护人员工作的时候要能同时兼顾几个患者,这是医护人员工作能力的体现,也是医患关系和谐的主要内容。

心理学实验发现,成人的注意范围为 4~6 个孤立的物体,而幼儿只能注意到 2~3 个。现实生活中无论是成人还是幼儿,注意范围都有明显的个体差异,其影响因素一方面与被知觉对象的特点有关,如客体的复杂程度和客体间的关系能影响到注意的范围,颜色相同、大小相同、排列规则及有联系的对象注意范围就广,客体越简单注意范围越广。此外注意的范围还与环境因素、个体的知识经验及情绪状态有关。

3.注意的分配　注意的分配是指同一时间内把注意指向于不同的对象。注意的分配对人的实践活动是必要的,也是可能的。所谓"眼观六路""耳听八方",指的就是注意的分配。事实证明,注意的分配是可行的,人们在生活中可以做到"一心二用",甚至"一心多用"。医生和护士在工作中要合理分配,把更多注意力分配给危重和急症患者。护士在给患者做静脉穿刺时,可以一边与患者交流,一边操作。

4.注意的转移　注意的转移是指注意的中心根据新的任务,主动地从一个对象或活动转移到另一个对象或活动上去。灵活而又正确的转移是提高工作效率的基础,医护人员每天要接触大量不同的患者,这就要求具有灵活转移的能力。

注意的品质包括:注意的范围,即一瞬间意识能把握的事物的数量;注意的稳定性,即注意能否较长时间地集中于某一事物上;注意的转移,即注意能否根据需要较快地从一事物转移到另一事物上;注意的分配,即能否同时把注意分配到两种或几种事物上。

(四)医护人员注意品质的培养

医护人员要培养良好的注意品质:①在护理工作中要保持高度的注意力,提高注意的稳定性。首先要明确自己的工作职责和工作任务,其次要排除干扰,培养自己坚强的意志力。②扩大注意的范围。注意范围的大小和个人知识经验有关。因此要熟悉工作,不断积累知识和经验,在工作中提高自己,扩大注意范围。③提高注意分配能力。临床工作中经常需要同时处理几件工作,这时候就需要注意的合理分配。④处理好注意稳定、分配和转移的关系,在护理工作中,既能够把握大局,对整个科室的患者

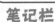

给予关注,又能够把注意的重点转移到病情危重的患者身上,一旦患者出现新的病情变化,又要对注意力进行转移。当然在临床上,分散患者注意力、减轻患者痛苦,是心理护理的重要内容。

(五)注意障碍

注意障碍主要表现在注意的范围、稳定性和强度方面的改变。当个体因躯体疾患、心情压抑或沉溺于某些事件时,都会出现注意范围缩小、注意力涣散、注意力难以集中、意识范围狭窄现象。常见的注意障碍有以下几种。

1.注意增强　注意增强有两种:一种是注意指向外在的某些事物,如具有妄想观念的患者,常围绕着一个有系统的妄想、过分地注意他所怀疑的人的一举一动,甚至某些微小细节都保持高度注意和警惕。另一种是指向患者本身的某些生理活动,如神经症患者的疑病观念,这些患者常过分地注意自身的健康状态或那些使他忧愁的病态思维内容,其他任何事件都不易转移他们的注意力。注意的增强,可加强或促进精神症状的发展。

2.注意减弱　表现为主动注意明显减弱,即注意力不集中,患者不能把注意集中于某一事物并保持相当长的时间,以致注意很容易分散,即使看了很长时间的书,结果仍不知所云,就像没读过一样。多见于神经衰弱和精神分裂症。

3.注意迟钝　患者的注意兴奋性的集中困难和缓慢,但是注意的稳定性障碍较小,患者对第一个问题的回答完全正确,但他对接连不停地提出的第二、第三个问题,回答就显得缓慢,主要是由于注意的兴奋性缓慢和联想过程的缓慢,多见于抑郁症。

4.注意狭窄　患者的注意范围显著缩小,主动注意减弱,当患者集中于某一事物时,而其他一般易于唤起注意的事物并不能引起患者的注意,见于蒙眬状态和痴呆。

5.注意固定　患者的注意稳定性特别增强见于健康人和精神患者,如某些发明家和思想家,固定注意一定的观念,牢固的观念控制了他们整个的意识,特别是这种思考与相当强烈的情绪反应有联系时,抑郁症以及具有顽固妄想观念的患者,将注意总是固定于这些妄想观念上。有强迫观念的患者,也存在这种状态,患者觉察到这种注意的集中与固定性而无法转移,故又称之为强制性注意。其中注意减弱和注意狭窄最为常见。

第二节　情绪过程

情绪、情感是人类最复杂的心理过程之一,也是人类生活中最重要的一个方面。人在认识和改造客观世界的实践活动中,在与人交往的过程中,必然接触到自然界和社会中的各种对象和现象,也一定会遇到得失、顺逆、荣辱、美丑等各种情境,从而产生喜、怒、哀、乐等情绪、情感。在临床护理工作中,护士会因为第一次给患者做静脉穿刺而紧张不安,也会因为患者在自己的精心护理和照顾下康复而充满喜悦和成就感。

一、情绪与情感的概述

(一)情绪与情感的概念

情绪和情感是以人的需要是否得到满足而产生的态度体验。它以个体的需要为中介,反映的是客观外界事物与人主观需要之间的关系。所以客观事物是情绪产生的来源,需要是情绪产生的基础,而主观体验是情绪的心理内容。人在认识世界和改造世界的过程中对客观事物的态度,总是以带有某些特殊色彩的体验和一定的形式表现出来。如拿到奖学金会感到愉悦和欣喜;失去亲人会感到痛苦和悲伤;面对挑衅会感到愤怒和激动。所有这些喜、怒、哀、乐,都是人对客观事物态度的一种独特的反应形式。

(二)情绪和情感的区别与联系

1. 情绪与情感的区别　情绪与情感的区分是相对的,一般认为,情绪是有机体生理需要是否获得满足所产生的一种体验,为人和动物所共有,情感是与精神需要是否满足相联系的一种体验,这种体验为人类所独有;情绪具有情景性、短暂性,情感具有社会性和稳定性;情绪具有较强的冲动性和明显的外部表现,情感则常以内隐的形式存在或以微妙的方式流露;在个体情绪情感发展过程中,情绪反应出现在前,情感体验发生在后(表2-1)。

表 2-1　情绪与情感的区别

情绪	情感
较低级、简单	较高级、复杂
通常由机体生理需要引起	通常由社会、心理需要引起
人与动物共有	人类所特有
有情境性、短暂性和冲动性	有情境性、稳定性和持久性
有明显的外部表现	内在深藏

2. 情绪与情感的联系　情绪与情感虽有区别,但二者又相互依存、不可分离。情绪是情感的外在表现,情感是情绪的本质内容,情感的各种变化一般都受到已经形成的情感及其特点的制约。情感的产生会伴随有情绪反应,情感依赖于情绪,人的情感总是在不断变化的情绪中得到表现。离开具体的情绪表现,人的情感就无从表达,而情绪的变化又往往受情感控制。

因此,从某种意义上说,情绪是情感的外在表现,情感是情绪的本质内容。它们既是在个体生理基础上产生,又是人类社会历史发展的产物。

二、情绪和情感的作用

(一)情绪、情感对工作效率的影响

从情绪、情感的两极性来看,既有积极的一面,也有消极的一面。积极的、正性的

情绪可以使人精力充沛,提高人的工作效能。消极的、负性的情绪能抑制人的能力,降低人的活力,影响工作效率。但是实践表明,并不是所有的不良情绪都会影响工作效率,比如适当的焦虑可以提高工作效能。德国精神病学家 Gebsattel 认为,没有焦虑的生活和没有恐惧的生活一样,并不是我们真正需要的。这就是说,一定程度的焦虑是有用的和可取的,甚至是必要的。确实,焦虑是对生活持冷漠态度的对抗剂,是自我满足停滞不前的预防针,它促进个人的社会化和对文化的认同,推动着人格的发展。

(二)情绪、情感对人际交往的影响

在人际交往中,往往通过表情来传递人的情绪和情感,如微笑表示友好、点头表示同意,可以使得人际间关系和睦;相反,如果皱眉、怒目,会使人际关系变得紧张。良好的人际情感是人交往的需要顺利得到满足时产生的情感体验,同时它也会对人际关系进一步发展起着促进作用;而不良的人际情感对人际交往有很大的阻碍作用。对于护士来说,要处理好护患关系,满足患者合理需要,把患者的健康和需要放在第一位,这样就会形成良好的护患关系。

(三)情绪、情感对心身健康的影响

正性的情绪如乐观、开朗、心情舒畅等能使人从心理与生理两方面保持健康;负性情绪如焦虑、抑郁、悲伤、烦闷等则会损害人正常的生理功能和心理健康。如果负性情绪产生过于频繁或强度过高或持续时间过长,会导致身体疾病或心理疾病。如临床上常见的高血压病、冠心病、癌症、糖尿病、消化性溃疡、哮喘、偏头痛等多种疾病,现代医学认为都与不良情绪有关,并称此类疾病为心身疾病。

总之,正如俄国学者巴甫洛夫曾说:"一切顽固的忧愁和焦虑,足以给疾病打开方便之门。"因此,保持平和、乐观的积极情绪,对身心的健康十分重要。

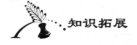知识拓展

关于情绪能力的"软糖实验"

实验人员把一组4岁儿童分别领入空荡荡的大房间,只在一张桌子上放着非常显眼的东西:软糖。这些孩子进来前,实验人员告诉过他们,允许你走出大厅之前吃掉这颗软糖,但如果你能坚持在走出大厅之前不吃这颗软糖,就会有奖励,能再得到一块软糖。结果当然是两种情况都有。专家们把坚持下来得到第二块糖的孩子归为一组,没有坚持下来只吃一块糖的孩子归为另一组,并对这两组孩子进行了14年的追踪研究。结果发现,那些向往未来而能克制眼前诱惑的孩子,在学业、品质、行为、操守方面,与另一组相比有显著优越的表现。这说明,决定人生成功的因素并非只有传统智商理论所认定的那些东西,非智力因素特别是情绪智力对个人的成功也有着极为重要的影响。

三、情绪的分类

(一)根据与需要的关系分类

1. **快乐**　快乐是愿望得以实现,紧张接触后愉快和舒适的情绪体验。快乐的强度与达到目的的难易程度和可能性有关,目标越难达到,快乐体验就越强,意想不到的满足会给人以更大的快乐。

2. **悲哀**　悲哀是个体失去所盼望、重视、追求的事物时产生的情绪体验。悲哀的强度依赖于失去的事物对个体心理价值的大小。有各种程度的悲哀,如遗憾、失望、悲伤、痛苦等。

3. **愤怒**　愤怒是指目的无法达到,实现愿望的行为一再受到挫折,使内心的紧张不断积累而产生的情绪体验。如不满、生气、愤怒、暴怒等。

4. **恐惧**　恐惧是指面临或预感危险而又缺乏应付能力时产生的情绪体验。恐惧最有感染力,一个人的恐惧往往引起他人的恐惧与不安。

(二)根据情绪状态分类

情绪状态是情感在实践活动中不同程度的体现。根据情绪发生的强度、速度、紧张度和持续性,可以把日常生活中人们的情绪状态分为心境、激情与应激。

1. **心境**　是一种微弱而持久的情绪状态。通常被人们称为心情。其特点是:①缓和而又微弱,有时难以察觉;②持续时间长,少则几天,多则数年;③一种非定向的弥散性体验,使个体的所有情绪都受到渲染。当一个人处于某种心境时,就好像戴上了一副有色眼镜,使其对周围一切事物的反映都染上当时的情绪色彩,所谓"感时花溅泪,恨别鸟惊心"就是这种状态。

引起心境变化的原因可以是生活中的一些平常事件,如工作的顺利与否、事业的成败、人际关系的好坏、身体健康与否、睡眠质量的优劣。也可以是人体的生物节律,如体力、智力、情绪的最佳状态的周期性变化。

心境对人的工作、生活和学习有很大的影响。良好的心境可以让个体发挥积极性,克服困难,从而提高工作与学习的效率,并且促进个人良好意志品质的培养。当然消极不良的心境则会妨碍工作和学习,影响身心健康。因此培养和保持良好的心境状态对个体有积极的意义。

2. **激情**　是一种强烈而短暂的情绪状态。激情往往由重大的、突如其来的事件或激烈的意向冲突引起。激情可以是正性的,也可以是负性的。其特点是:①冲动性,激情的出现快而强;②短暂性,持续时间短,冲动一过便迅速淡化或消失;③指向性,常有特定对象,引起激情的原因通常是重大生活事件,如竞赛胜利、重大发现、亲人死亡、信仰破灭等。

引起激情的原因可以是生活中的重大事件和强烈刺激,如亲人死亡或者极端的喜悦;突发的意外;对立的意向和愿望冲突;过度的抑制和兴奋都会导致激情的发生。

3. **应激**　是在出现紧急重大的意外事件和遇到危险情景的情况下所出现的高度紧张的情绪状态,如目瞪口呆、惊慌失措等。应激的特点是:①事件的突发性和重要性;②应激比激情的激动水平更高、更强烈。应激状态可通过机体生理功能的变化和调节进行适应性的防御,以应付外界突如其来的刺激和高度紧张的环境。如果应激状态长期存在,机体的适应能力将会受到损害,结果会导致疾病的产生。

心理应激既有积极作用,也有消极作用。积极作用:心理应激可以增强人的适应能力,可以维持机体的紧张度,使个体精力旺盛、思维清晰、动作敏捷,集中精力应对突发事件。例如,运动员起跑时,精力集中,能量重新分配,以适应比赛的环境。消极作用:过于强烈或持久的心理应激,会导致人们注意范围缩小,思维迟钝,动作紊乱,而且会击溃人体的生物化学保护机制,导致心身疾病。

四、情绪的生理变化和外部表现

(一)生理变化

个体在不同情绪状态下发生的生理变化,不受主体意识的控制,并且这些生理改变可利用生理多导仪进行记录,因此可作为评价情绪变化的客观指标之一。情绪状态下的生理变化表现在以下几个方面。

1.呼吸系统的变化　在不同的情绪状态下,呼吸的频率、深浅、是否均匀都会发生变化,如人平静状态下呼吸频率约为每分20次、在愉快高兴状态下约为每分17次、消极悲伤时约为每分9次、恐惧时约为每分64次、愤怒时约为每分40次。

2.循环系统的变化　在不同的情绪状态下,一方面表现为心跳速度和强度的变化,另一方面表现为外周血管的舒张与收缩的变化。在平静状态下,人的心跳正常、血管舒张;在愤怒或恐惧时,心跳加快、血管收缩、血压升高。

3.内外分泌腺体的变化　在不同的情绪状态下,外分泌腺体会相应地改变。如人在悲伤时会流泪;恐惧紧张时会出冷汗,口腔唾液腺的分泌减少;焦虑不安时会抑制消化腺的分泌和胃肠蠕动,因而食欲减退。

当个体发生情绪变化时,内分泌腺体也会发生变化,从而影响激素的分泌,如情绪紧张时肾上腺素的活动增强,促进肾上腺激素的分泌;愤怒者血液中去甲肾上腺素增加。

4.脑电波的变化　在不同的情绪状态下,脑电波的波形也会发生变化。如人在安静、闭目时,脑电波呈现 α 波;在紧张焦虑状态下,会出现高频率低振幅的 β 波;在熟睡时,则出现低频率高振幅的 δ 波。

(二)外部表现

个体发生情绪变化时的外部表现主要表现为表情,表情又可分为以下 3 种。

1.面部表情　是指通过眼部肌肉、颜面肌肉和口部肌肉的变化来表现不同的情绪状态。眉毛、眼睛、鼻孔、嘴在不同情绪状态下都可发生相应的变化,如喜悦时的“眉飞色舞”、忧愁时的“愁眉锁眼”、气愤时的“怒发冲冠”、惊恐时的“惊慌失色”、憎恨时的“咬牙切齿”。有心理学家提出人面部的不同部位在表达情绪方面的作用是不同的,如眼睛对表达忧伤最重要,口部对快乐与厌恶最重要,前额对表达惊奇最重要,眼睛、嘴和前额对表达愤怒情绪都是重要的。托尔斯泰曾经描述过85种不同的眼神和97种不同的微笑。达·芬奇认为由于哭的原因不同,眉毛和嘴巴的变化也不同。

2.身段表情　是以不同的身体动作表达情绪的变化,如得意时的“喜气洋洋”、紧张时的“张口结舌”、喜悦时的“手舞足蹈”、悔恨时的“捶胸顿足”、讨好时的“卑躬屈膝”等。在身段表情中手势最为重要,如表示欢迎的鼓掌、表示加油的握拳。

3.言语表情 是指讲话时的音质、音量、语调、语速、节奏等可表达情绪的变化,如呻吟表示痛苦、笑声表达了愉快、尖叫表达了恐惧。不同情绪状态下,言语表情可有显著的差别,如喜悦时语调高昂,语速较快;悲哀时语调低沉,语速较慢;愤怒时语速加快,音量提高。同样一句话,用不同的语气、语速、语调传递出来,表达的情绪也不相同。

五、健康情绪的判断标准

1.诱因明确 任何情绪的产生和发展,都是由明确的原因引起的,如高兴是因为遇到了让你开心或者幸福的事情,悲伤是遇到了让人难过的事情,沮丧是因为遇到了挫折等。无明确原因出现的情绪变化或确切原因并未引起相应的情感体验都是不正常的。如无缘无故的喜怒哀乐,莫名其妙的悲伤、恐惧、愤怒都是情绪不健康的表现。

2.反应适度 正常健康的情绪反应,其情绪的强烈程度与引起情绪反应的客观事物的价值相吻合,不能过分强烈,也不能过分冷淡。另外情绪反应的持续时间也应有度,情绪反应持续一段时间后反应减退或消失。特别是生活中的负性情绪,不能维持时间过长,否则会导致心身疾病。

3.稳定且灵活 当一个人的中枢神经系统活动处于相对平衡状态,并且中枢神经系统活动协调灵活时,情绪比较稳定并且灵活。一般情况下,情绪反应开始时较强烈,随着时间的推移,反应逐渐减弱,如果一个人的情绪反应时强时弱,经常处于变化之中,抑或总是处于一种强度状态下,则说明情绪不健康。

4.能自我调控 当个体处于消极情绪状态时能够采用恰当的方式进行调节和控制,这是健康情绪的特点。人的情绪是受自我调节和控制的,情绪健康的人应善于调控自己的情绪,能够惊不失色,喜不忘形;化消极情绪为积极情绪,化激情为冷静。

六、情绪的调控

当一个人处于不良情绪状态时,常常可以用下面的方法来调节自己的情绪。

1.意识调节法 人的意识能够调节情绪的发生与强度,有些思想修养水平高的人往往比思想修养水平较低的人能够更有效地调节情绪。一个人要努力以意识来控制情绪的变化,可以用"我应……""我能……"加上要想办的事情来调控自己的情绪。

2.语言调节法 语言是一个人情绪体验强有力的表现工具。通过语言可以引起或抑制情绪反应,即使不出声的内部语言也能起到调节作用。林则徐在墙上挂有"制怒"二字的条幅,这是用语言来控制调节情绪的好办法。

3.注意转移法 把注意从自己消极的情绪上转移到有意义的方向上。人们在苦闷、烦恼的时候,看看调节情绪的影视作品,读读回忆录都能收到良好的效果。

4.行动转移法 克服某些长期不良情绪的方法,可以用新的工作、新的行动去转移负性情绪的干扰。贝多芬曾以从军来克服失恋的痛苦,不失是一种好的选择。最大的心理之患在于患得患失,最大的精神负担莫过于名利枷锁。

七、情绪与临床

医生和护士情绪变化直接影响护理质量和护患关系,为了在临床工作中建立良好的医患和护患关系,从根本上体现以患者为中心的宗旨,要求医护人员必须具备积极而稳定的情绪,在执行护理任务的时候,尤其需要注意以下两个方面。

1.认识并管理自己的情绪 临床工作中医护工作者的情绪变化,特别是面部表情的变化,对患者和家属都具有直接感染作用。医护工作者积极的情绪、和蔼的表情和举止,都能够调节病房或治疗环境的气氛,而且可唤起患者治疗和康复的信心,增强安全感。但是医生和护士工作强度大,氛围紧张,工作的对象是求医心切、身心失衡的患者,所以很容易引发不良情绪,但是特殊的执业性质要求医护人员情绪必须积极稳定,并且能够认识并管理好自己的情绪。在认识自我情绪的基础上,要学会对情绪的调控,掌握自我安慰的方法,寻找正确的释放压力的方法,提高自己对挫折的承受力。

2.认知他人情绪 作为一名医护工作者,认知他人情绪就是感知患者的情绪,那么就必须掌握与患者沟通的技巧。培养感知患者情绪的能力,首先必须有接纳患者的意识,对患者富有同情心,站在患者的角度,与患者一同感受其经历;其次必须认识到患者产生不良情绪的背景和原因,以整体的眼光看待患者,才能真正体察到患者的情绪。护士感知患者情绪的过程中,应关注患者的感受和想法,调动患者的主观能动性,从而对患者倾注更多的爱心,不断改进工作方法和态度,提高治疗和护理质量,确立良好的护患关系。

第三节　意志行动

意志在人类生活中有重要意义,是人类所特有的一种极其复杂的心理过程。人们在改造主客观世界方面所取得的成就,常常和人的意志努力分不开,护理学的创始人南丁格尔凭借其坚强的意志克服种种困难,坚持艰苦奋斗,终于为近代护理学奠定了基础,所以,意志是一种力量,没有这种力量,人很难达到预定的目标。

(一)基本概述

1.意志 是指个体为了达到一定的目标,靠毅力和决心去克服困难,百折不挠地实现自己的目标的心理过程。所谓"有志者,事竟成"就是这个道理。

2.意志行动 是指为了达到既定目标,受意志支配的自觉行为。意志行动在意识的支配下,通过克服困难和挫折的行为表现出来,以达成既定目标。

(二)意志行动的特征

意志是通过行动表现出来的。受意志支配的行动叫意志行动。意志主要体现在意志行动上。意志行动有3个最基本的特征。

1.具有明确的目的性 目的是行动的结果和方向,能自觉独立地确定目标是人类行为的首要特征,所以它是意志行动的前提。它是在意识支配下,根据既有经验,有预见性的行为。当发现行为偏离目的时,会能动地调节和控制自己的行动,使行为继续指向自己的目的。

2.与克服困难相联系 一个人对目标的坚持,体现在克服困难中。可以说,没有困难的行动不是意志行动,所以它是意志行动的核心。因为人的意志强弱主要是以所克服困难的大小为衡量标准。当一个人付出艰辛的代价,克服重重困难,实现了自己的目标,我们说这个人有优良的意志品质;而害怕困难,遇到挫折自动放弃的人,我们谓之意志薄弱者。

3.以随意运动为基础　能被意识支配的行为和运动被称为随意运动,它能体现个体意志过程的自觉能动性。意志行动是有目的的行动,意志行动的目的性就决定了意志行动必须是在人的主观意识控制下的运动,所以随意运动也是意志行动的基础。

意志行为的三个基本特征相互联系。目的是意志行为的前提,克服困难是意志行为的核心,随意运动是意志行为的基础。

(三)意志行动的基本阶段

意志行动有着复杂的心理成分和内容,一般认为包括准备阶段和执行决定阶段。

1.准备阶段　意志行动的准备阶段是对行动和手段做出决定,是意志行动过程中人脑积极活动的过程,包括在思想上权衡行动的动机、确定行动的目标、选择行动的方法并做出行动的决定。

(1)行动目标确立　行动目标是意志活动中采取决定阶段的首要环节,是意志行动的前提。人们的意识行为,都是在某种目标的支配下进行的。比如学习一个新的操作技能、开设一门新课等,这些都是活动的目标,即活动所希望得到的结果。为了实现这些目标,人们积极查阅国内外学术资料,进行实验设计;或者仔细观摩别人的操作等。

在意志行为中,目标的社会意义和人对目标的自觉程度对意志行动有重要的意义。目标的社会意义有大有小,人对目标的自觉程度有高有低。一般来说,目标越明确、越自觉,社会的意义、价值越大,它对行为的支配和调节作用也就越大。

(2)方法选择和计划制订　行动方法的选择,是采取决定阶段十分关键的一环,具有可行性意义。选择行动方法时,要围绕目标,制定出实现目标的配套部署;在实现行动目的的时间上,应该有先有后。在力量上,应该有轻重缓急。在选择行动方法时,还应当考虑最优化原则,用最简捷的方法,取得行动的最好效果。

行动目标确立、方法选择和计划制订是相互联系、相互制约、相互渗透的,选择合理有效的行动方法之后,接着便会进入下一个阶段。

2.执行决定阶段　执行决定阶段是执行所采取的决定完成意志行动计划,是意志行动的关键。它使头脑中的意图、愿望、计划和措施在行动中具体化,它是达到预定目的的重要阶段。

(1)克服困难执行计划　在执行计划的过程中,必然会遇到许多困难。因而,能否勇敢地同困难做斗争,能否有效地排除内部和外部的困难,就成为执行决定的关键。

(2)实事求是修正计划　执行计划的坚定性,并不意味着机械刻板地行动,在执行计划过程中要实事求是,根据具体情况调整计划。一方面坚持预定的目标和计划好的行为程序,另一方面制止那些不利于达到目标的行为。在这个阶段,个体常常要反复修改行动方案,包括审定自己的目标,检查行动的方法和手段,坚持正确的,抛弃错误的。这些与人的自我调节能力有密切联系。

(四)意志行动中的冲突

人有多种需要,就会产生多种动机。强弱相当的两个动机使个体难以抉择,便会出现动机冲突。常见的有以下几种类型。

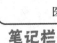

1. 双趋冲突　当两种需要对个体具有同样的吸引力,个体便会产生强度相同的两个动机。但受客观条件限制只能择取其一,孟子曰:"鱼,我所欲也。熊掌,亦我所欲也。二者不可得兼,舍鱼而取熊掌者也。生,亦我所欲也。义,亦我所欲也。二者不可得兼,舍生而取义者也。"在实际生活中,当两种目标的吸引力相差较大时,解决冲突比较容易;而当两种目标的吸引力比较接近时,解决冲突则比较困难。

2. 双避冲突　当两种或两种以上的目标都是人们力所回避的事物,又只能回避一个,则产生双避冲突。如"前有悬崖,后有追兵"就会陷入双避冲突。

3. 趋避冲突　同一种目标或物体对人既有吸引力,又有排斥力,一方面好而取之,另一方面又恶而避之,就产生趋避式冲突。例如,有些学生想当班干部,但又怕耽误时间影响学习;女孩子想吃零食,又怕肥胖;想去旅游,又怕花钱。

4. 多重趋避冲突　在实际生活中,人们的趋避冲突常常表现出一种更复杂的形式,即人们面对两个或两个以上的目标,而每个目标又分别具有吸引和排斥两方面的作用。人们无法简单地选择一个目标,而回避或拒绝另一个目标,必须进行多重的选择。由此引起的冲突叫作多重趋避冲突。例如,争当先进虽然光荣但是太累,不当先进虽然轻松但是不甘心。

(五)意志的品质

1. 自觉性　自觉性是指对行动的目的和意义有充分的认识,并能随时控制自己的行动,使之符合正确目的的心理品质。自觉性是意志水平高低的首要标准,它反映了一个人在活动中坚定的立场和始终如一的追求目标。它贯穿于意志行动的始终,也是意志行动进行和发展的重要动力。具有自觉性的人,能独立支配自己的行动,不受外界影响,自觉排除各种干扰和诱惑,不依赖他人;既有原则性又有灵活性,经常使自己的行动服从于目的。与自觉性相反的是盲目性、易受暗示和独断。盲目性、易受暗示是指缺乏主见,毫无分析和批判地接受影响,易轻信别人和受别人干扰;独断指容易从主观出发,一意孤行,不接受别人的正确劝告。

2. 果断性　果断性是在正确分析、判断的基础上,迅速而合理地做出决定,并实施决定的心理品质。它反映一个人在行动中的决策速度和深度。与果断性相反的品质是优柔寡断和武断或者冒失。优柔寡断是指面临选择犹豫不决、顾虑重重等软弱的表现。武断和冒失是指一种缺乏思考,凭一时冲动轻率决定而不顾后果的品质。这两个方面都是意志品质缺乏的表现。

3. 自制性　自制性指能够完全自觉、灵活地控制自己的情绪,约束自己的言行的意志品质。具有自制性的人,有很强的组织纪律性、情绪稳定、注意力集中,一般都是意志坚定的人,他们清楚地知道自己应该做的事。具有自制性的人既能发动合乎目标的行动,又能抑制与行动目标不一致或相违背的行动。与自制性相反的表现是任性和怯懦。任性容易受情感左右,缺乏理智,常在需要克制冲动的时候任意为之,意气行事。怯懦表现为在需要采取行动,迎接挑战的时候却临阵退缩,不敢采取行动。这两种都是意志不坚定、缺乏自制性的表现。

4. 坚韧性　坚韧性是指在执行决定阶段矢志不渝、灵活地控制自己的情绪,约束自己言行的意志品质。动摇性是指遇到困难就放弃对目标的追求,半途而废,缺乏坚韧性的意志品质;执拗和顽固是固执己见、我行我素、执迷不悟的表现,这也是意志薄弱的一种表现。

（六）医护人员意志品质的培养

作为一名临床工作者,不但要有充实的临床知识和护理学知识,熟练的技术操作,丰富的临床实践经验以及高度的同情心和责任感,还必须有优良的心理品质。意志是心理过程的主要内容之一,如何培养良好意志品质,应从以下几方面着手。

1. 树立远大的理想、形成健康的人生观　顽强意志的动力来自于远大的理想和健康的人生观。无数英雄和伟人,都是在崇高理想、远大抱负的激励下,克服种种困难而成功、成才的。

2. 加强困难磨炼　在困难和挫折面前,要善于驾驭自己的情感,约束自己的行为,努力克服在行动中所遇到的障碍,这样才能积累经验,培养起坚强的意志力。当面对不合作的特殊患者,护士不应该知难而退,而是应该以坚韧的意志力克服困难,给患者提供及时的护理。

3. 提高认知水平　意志品质是后天培养的、是自觉的,只有当自己有提高的意愿,并努力付诸实践,才能不断增强。对于医护人员来说,要更好地服务于患者,必须要有专业的知识和丰富的临床经验的积累。

4. 干预个体的认识活动　情感活动及注意个体周围的环境,特别是社会环境等方面,帮助个体注意在日常生活中始终如一的态度,努力克服意志力薄弱的行为,成为具有优良意志品质的医护工作人员。

（七）意志障碍

1. 意志增强　是指病理性的意志活动增多。患者长时间坚持做某种荒唐的但他自己却认为是值得做的事情。例如:一位偏执型精神障碍患者,认为医院的诊断是错误的,不顾各级部门相同的鉴定结果和答复,仍然不断地坚持告状。见于躁狂症、精神分裂症、偏执型精神障碍等。

2. 意志减退　患者意志活动显著减少。表现为对任何事物兴趣索然,不愿或自觉没有能力参加活动,而整日少动或卧床。多见于抑郁症。

3. 意志缺乏　是指意志活动缺乏。患者对任何活动都缺乏明显的动机和兴趣,对自己的事业、学习和工作,甚至个人卫生都缺乏关心,极端懒散。严重时生活本能缺失,常与思维贫乏、情感淡漠同时出现,为精神分裂症的基本症状之一。也是精神衰退的主要表现。

4. 意向倒错　指意向活动与一般常情相违背或为常人所不允许,以致某些活动或行为使人感到难以理解。例如:患者无故伤害自己的身体,吃一些正常人不能吃或厌恶的东西,如肥皂、昆虫、草木、泥土、粪便等。多见于青春型和偏执型精神分裂症。

问题分析与能力提升

莫某,男性,高二学生。2年前一个夏天的晚上,在看一部第二次世界大战时期电影,看到日本士兵在一个孤岛上杀当地居民并吃人肉。当时他心里感到非常恐怖,想不通人为什么会吃同类,不敢再看下去就把电视机关了。可是那种镜头反复在脑海里浮现出来,很可怕,很难受。还有一次在街上走,无意中看到一张宣传有关"艾滋病"防治的图片,那个可怕的又黑又干的非洲小孩的形象老是出现在他的脑海里,心里有一种很强烈的厌恶感,努力不去想它但做不到。从那以后,凡是恐怖的电视、图片或有杀人之类的报道都不敢看。家里人烧的肉类饭菜也不敢放心吃,怕吃的是人肉;这些想法让他感到很痛苦。平常要反复掰自己的手指关节,一定要掰响,一天要掰数十次,不掰就难受;做作业要反复检查,特别是做选择题,心里明知选好了 A,但就是不放心,生怕选的是 B,要反复核对,一门考试下来,人感到特别累,题目经常做不完。看到刀剪也很紧张,但并不是怕刀剪本身,而是看到以后会突然产生一种"要拿刀剪砍人"的冲动,站在高楼上时也会突然冒出一个"跳下去"的念头。

要求:根据认知过程的理论来分析、明确诊断结果。

同步练习

(一)选择题

1.人的感觉适应是指由于刺激物的持续作用而使感受性 （　　）

  A.提高　　　　　　　　　　　B.降低

  C.不变　　　　　　　　　　　D.改变

  E.丧失

2.看见一片绿叶,这种心理活动属于 （　　）

  A.视觉　　　　　　　　　　　B.感觉

  C.知觉　　　　　　　　　　　D.认知

  E.注意

3.皑皑白雪,在晚霞的映照下,显现出一片红色,但我们对雪地的知觉仍然是白色,这是因人的知觉具有 （　　）

  A.理解性　　　　　　　　　　B.整体性

  C.对比性　　　　　　　　　　D.恒常性

  E.选择性

4."杯弓蛇影"是一种 （　　）

  A.幻觉　　　　　　　　　　　B.病理性错觉

  C.生理性错觉　　　　　　　　D.情绪

  E.感觉

5."闻其声知其人"属于 （　　）

  A.情绪记忆　　　　　　　　　B.长时记忆

  C.形象记忆　　　　　　　　　D.逻辑记忆

  E.短时记忆

6.在考试中采用概念型选择题,从记忆看,是测验学生对知识的 （　　）

  A.回忆　　　　　　　　　　　B.识记

  C.迁移　　　　　　　　　　　D.再认

  E.概括

7.人脑对同类事物的本质属性和事物内在规律性的反映,这是思维的 （　　）

  A.直接性　　　　　　　　　　B.抽象性

  C.间接性　　　　　　　　　　D.逻辑性

  E.概括性

8.读了柳宗元的《江雪》,头脑中出现了一幅"寒江独钓图",这是 （　　）

  A.创造想象　　　　　　　　　B.有意想象

C. 创造思维   D. 再造想象

E. 幻想

9. 注意的两个特征是用   ( )

A. 广泛性与集中性   B. 指向性与稳定性

C. 广泛性与稳定性   D. 间接性和概括性

E. 指向性和集中性

10. "忧者见之则优,喜者见之则喜"是指   ( )

A. 悲哀   B. 愤怒

C. 情感   D. 心境

E. 情操

11. 影响解决问题的心理因素不包括   ( )

A. 定势   B. 迁移

C. 教育   D. 功能固着

E. 情绪状态

12. "人逢喜事精神爽"是指哪种情绪状态   ( )

A. 激情   B. 心境

C. 道德感   D. 应激

E. 愤怒

13. 与果断性相反的意志品质是   ( )

A. 人性   B. 怯懦

C. 动摇   D. 冒失

E. 盲目

14. 以下对意志的描述,不确切的一项是   ( )

A. 意志具有一定的遗传性

B. 意志是保证实现主体实践活动的一种心理功能

C. 意志具有可塑性

D. 意志是人类特有的复杂心理现象

E. 意志与克服困难相联系

15. 感受性的高低与感觉阈限的关系描述最准确的是   ( )

A. 反比关系   B. 正比关系

C. 线性关系   D. 非线性关系

E. 没有关系

16. 激情的特点是   ( )

A. 持久且强烈   B. 持久且微弱

C. 积极且短暂   D. 短暂且暴发

E. 缓和且微弱

17. 有经验的医生,能够从 X 射线片上看到并不为一般人所觉察的病灶,这是知觉的   ( )

A. 选择性   B. 整体性

C. 理解性   D. 恒常性

E. 适应性

18. 司机开车时同时看路况、倒车镜,踩刹车和加油,反映的注意的品质是   ( )

A. 注意的广度   B. 注意的稳定性

C. 注意的分配   D. 注意的转移

E. 注意的指向性

19. 通常所指的"触景生情"属于　　　　　　　　　　　　　　　　　（　　）

A. 无意想象　　　　　　　　　　　B. 有意想象

C. 再造想象　　　　　　　　　　　D. 创造想象

E. 幻想

20. 教师在学生视网膜上的影像前排要比后排大得多,但前后排学生看到教师的身高几乎一样,这说明了知觉的　　　　　　　　　　　　　　　　　　　　　（　　）

A. 恒常性　　　　　　　　　　　　B. 理解性

C. 整体性　　　　　　　　　　　　D. 选择性

E. 对比性

(二)名词解释

1. 感觉　　2. 知觉　　3. 意志

(三)简答题

1. 谈谈怎样培养自己在临床工作中解决问题的思维。

2. 遗忘规律对你有何启示?你如何针对性增强自己的记忆力?

3. 阐述情绪与健康的关系,并结合实际谈谈如何调节自己的情绪。

4. 联系实际谈谈如何培养自己的意志品质。

（孙俊娟）

第三章

人 格

掌握　人格的心理特征与类型,能力、气质、性格的概念,自我意识的概念。
熟悉　需要层次理论、动机冲突类型、人格形成与发展的影响因素,性格的特征。
了解　需要、动机、情趣的种类、气质的意义和影响性格形成和发展的因素。

当你阅读四大经典名著的时候,你会被小说中各具风采、光彩照人的人物形象所吸引。宝玉的多情与反叛、黛玉的抑郁与聪慧、曹操的雄心与奸诈、关羽的勇猛与忠诚……一个个栩栩如生的人物流传千百年。在现实生活中,我们会发现周围的人各具特性、性格迥异,如有人活泼开朗,有人性情温柔;有人冲动莽撞,有人沉稳内敛;有人大公无私,有人自私自利;有人思维灵活,有人反应迟钝……所有这些心理差异都是人格差异的表现,它使人们表现出各自独特的风格。通过本章的学习,有助于我们更好地了解和解释自己的人格特征,进而更好地改善和塑造自我。

第一节　人格概述

人格(personality)一词,源于拉丁语 Persona,此词原指面具,指戏剧中演员在舞台上所戴的假面具,它反映剧中人物的特殊身份和形象,如同我国戏剧中的脸谱一样。心理学沿用“面具”一词,转译为“人格”,引申为一个人在人生舞台上所扮演的角色及其不同于他人的精神面貌。

“人格”是我们日常生活中经常使用的词。如“他具有高尚的人格”“不要侮辱我的人格”“他出卖了自己的人格”“我以人格担保”,这些有关人格的描述带有法律文学和社会伦理道德的意味,虽然含有部分心理学意义,但它并不是心理学中人格的概念。那么在心理学中人格的准确含义是什么呢?

(一)人格的概念

由于人格较为复杂,一直是最难研究的问题,研究方法不同,分歧很多,关于人格的定义也没有统一的定论。本书根据我国多数心理学学家采用的定义：人格又称个性，是个体经常地、稳定地表现出来的心理特征的总和。从系统论的观点看，人格是复杂的、多侧面、多层次的统一体，它包括人格倾向性、人格心理特征和自我意识三大部分，这3部分有机结合，使人格成为一个统一的整体结构。

人格是一个人的整体精神面貌，是个体内在行为上的倾向性，是人在社会化过程中形成的独特的身心组织。主要反映人的心理活动的差异性和独特性。美国著名的心理学家奥尔波特（Allport）认为："人格是个人适应环境的独特的身心体系。"英国心理学家艾森克（Eysenck）认为："人格是个体由遗传和环境所决定的实际的和潜在的行为模式的总和。"

人格常常支配着一个人的言谈举止，体现了一个人的行为特征，决定着一个人的活动结果。对一个医护人员来说，有效的治疗和护理离不开对患者人格的透彻了解；医护人员本身是否具有良好的人格，也会影响到工作的优劣与成败。因此，一个合格的现代医护人员应当用人格理论指导自己，认识和改善自己的人格，了解患者的人格。

（二）人格的特征

人格是构成一个人的思想、情感和行为的特有的统合模式。它具有独特性、稳定性、整体性、功能性、生物性与社会性。

1. **独特性** 人与人没有完全相同的人格特点。每个人都有不同的遗传素质，又在不同的环境条件下发育成长，因而个人都有自己独特的心理特点。人格的表现千差万别、千姿百态。俗话说："人心不同，各如其面。"世界上没有完全相同的两片树叶，当然也没有完全相同的两个人，这其中就包括其生理结构和人格。如有的人知觉事物细致、全面，善于分析；有的人知觉事物较粗略，善于概括；有的人情感较丰富、细腻；有的人情感较冷淡、麻木等。即便是同卵双生子，他们的人格也会有区别。但是，人格的独特性并不排斥人与人之间存在人格共同性。生活在同一区域，有着共同文化背景和宗教信仰的人，其人格特征也会有许多共性，这种共性是在一定的群体环境、社会环境、自然环境中逐渐形成的，并具有一定的稳定性和一致性，它约束着个体的独特性。人类文化造就了共同的人格特征。例如，美国人冒险、法国人浪漫、德国人严谨。

2. **稳定性** 稳定性是指个体的人格特征具有跨时间和空间的一致性。那些在个体行为中暂时偶然表现的心理特征，不能认为是一个人的人格特征。"冰冻三尺非一日之寒"，个体人格的形成不是一朝一夕的事，有一个漫长的过程，所以人格一经形成就是比较稳定和持久的。因此，个体在不同的情境中总是体现出与他人不同的精神风貌。所谓"江山易改，禀性难移"，就形象地说明了人格的稳定性特征。例如，一个性格内向的大学生，在不同场合都会表现出沉默寡言的特点，这种特点从入学到毕业不会有很大变化，这就是人格的稳定性。如果这名大学生由于某一件事偶然表现出热情的举动，不能由此说他具有外向的人格特征。人格的稳定性是相对的，人格的特征并非一成不变的。随着社会现实和生活条件、教育条件的变化，年龄的增长，主观的努力等，人格也可能会发生某种程度的改变。特别是在生活中经历过重大事件或挫折的人，往往会在人格特征上留下深刻的烙印，从而影响人格的变化。例如，逆境中可以使人消沉，但通过自我内省和学习去自我调节，也可以使自己变得更加坚韧。

3. **整体性** 人格是人的整个精神面貌的表现，由人格倾向性、人格心理特征和自我意识构成，但是它们相互联系、相互制约组成了一个有机整体，具有内在一致性。人是由各个系统和器官组成的,但总是作为一个整体生活着的。人格也是这样,总是在具体的心理活动过程中完整地体现出来。人格内在的统一,使人的内心世界、动机和行为之间保持和谐一致,这时人格是健康的;否则,会出现适应的困难,甚至出现人格分裂。

4.功能性　人格在一定程度上会影响一个人的生活方式,是一个人生活成败、喜怒哀乐的根源之一。正如人们常说"性格决定命运"。当面对失败与挫折时,坚强者能发奋拼搏,懦弱者会一蹶不振。这就是人们常常用人格解释个体的言行的原因。

5.生物性与社会性　马克思说:"人的本质并不是单个人所固有的抽象物,在其现实性上,它是一切社会关系的总和。"人既是自然人又是社会人,因此,人格是在个体先天自然素质的基础上,通过后天学习、教育与环境的作用逐渐形成的,它在很大程度上受社会文化、教育教养内容和方式的影响。可以说,每个人的人格都印上了他所处的社会的烙印,即个体社会化结果。人的生物属性是人格形成的基础,而人格又是在社会环境的影响下形成的,必然带有明显的社会性。如果一个人只有生物属性而脱离了人类的社会实践活动,不可能形成人的人格。"印度狼孩"的例子就充分说明了这一点。

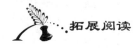拓展阅读

狼孩的故事

1920 年印度传教士辛格在一个巨大的白蚁穴附近,发现狼群中有两个"狼孩"。辛格把她们送进了米梅纳普尔市孤儿院。据辛格讲,这两个孩子刚回到人类社会之初,具备狼的特点,有明显的动物习性:吞食生肉,四肢爬行,喜暗怕光,白天总是蜷缩在阴暗的角落里,夜间则在院内外四处游荡,凌晨 1~3 时像狼似地嚎叫,给她穿衣服,她却粗野地把衣服撕掉。她目光炯炯,嗅觉敏锐,但不会说话,没有人的理性。辛格牧师夫妇为使两个狼孩能转变为人,做出了各种各样的尝试。其中一个孩子阿玛拉到第 2 个月,可以发出"波、波"的音,诉说饥饿和口渴了。遗憾的是,回到人间的第 11 个月,阿玛拉就死去了。另一个孩子卡玛拉 4 年后掌握了 6 个单词;用了将近 5 年的时间学会了两脚步行,但快跑时又会用四肢。5 年后,她能照料孤儿院幼小儿童了。她为自己想做的事情(例如解纽扣儿)做不好而哭泣。大女孩卡玛拉一直活到 17 岁。但她直到死时还没真正学会说话,智力只相当于三四岁的孩子。

(三)影响人格形成与发展的因素

影响人格形成与发展的因素主要有先天遗传、社会生活环境和个体的教育实践等。心理学家认为,人格是在遗传与环境的相互作用下逐渐形成与发展的。重视这些因素,对于认识、把握人格具有重要价值。

1.生物遗传因素 人格形成与发展的自然基础,也是人格不可缺少的影响因素。包括体态、体质、容貌、神经、体液等的影响。通常在智力、气质这些与生物因素相关较大的特质上,遗传因素的作用较重要;而在价值观、信念、性格等与社会因素关系密切的特质上,后天环境的作用可能更重要。如有人因容貌出众而自负,有人因先天不足而自卑。

2.社会文化因素 社会文化对人格具有塑造功能,每个人都处在特定的社会文化环境中,文化对人格的影响极为重要。社会文化塑造了社会成员的人格特征,使其成员的人格结构朝着相似性的方向发展,这种相似性具有维系社会稳定的功能,又使得每个人能稳固地"嵌入"在整个文化形态里。它的可塑性还表现在不同文化的民族有其固有的民族性格。例如,中华民族具有"勤劳勇敢"共有的人格特质。

3.家庭环境因素 研究人格的家庭成因,重点在于探讨家庭的差异(包括家庭结构、经济条件、居住环境、家庭氛围等)和不同的教养方式对人格发展及人格差异具有不同的影响。研究发现,权威型教养方式的父母在子女的教育中表现得过于支配,孩子的一切都由父母来控制,在这种环境下成长的孩子容易形成消极、被动、依赖、服从、懦弱、做事缺乏主动性等性格特点,甚至会形成不诚实的人格特征。放纵型教养方式的父母对孩子过于溺爱,让孩子随心所欲,父母对孩子的教育有时出现失控的状态,在这种家庭环境中成长的孩子多表现为任性、幼稚、自私、野蛮、无礼、独立性差、唯我独尊、蛮横胡闹等。民主型教养方式的父母与孩子在家庭中处于一种平等和谐的氛围当中,父母尊重孩子,给孩子一定的自主权和积极正确的指导,父母的这种教育方式能使孩子形成一些积极的人格品质,如活泼、快乐、直爽、自立、彬彬有礼、善于交往、富于合作、思想活跃等。由此可见,家庭确实是"人类性格的工厂",它塑造了人们不同的人格特质。

4.早期童年经验 有位心理学家说过:"早期的亲子关系定出了行为模式,塑造出一切日后的行为。"中国也有句俗话:"三岁看大,七岁看老。"人生早期所发生的事情对人格的影响,历来为人格心理学家所重视。需要强调的是,人格发展尽管受到童年经验的影响,幸福的童年有利于儿童发展健康的人格,不幸的童年也会使儿童形成不良的人格,但二者不存在一一对应的关系,比如溺爱可能使孩子形成不良的人格特点,逆境也可能磨炼出孩子坚强的性格。另外,早期经验不能单独对人格起作用,它与其他因素共同决定着人格的形成与发展。

5.实践活动 个人从事的实践活动是制约人格形成和发展的重要因素。如经常登山可以锻炼人的顽强性;参加医疗救护训练,可以锻炼人的机敏性。不同的实践活动要求不同的人格特点,同时又造就和发展了个体的人格。

6.自我教育 人在实践活动中,在接受环境影响的同时,个人的主观能动性也在起着积极的作用,从某种程度来说,人格也是自己塑造的。

(郭茂华)

第二节　人格倾向性

人格倾向性是一个人对现实态度和积极性行为的动力系统。它决定着人对现实的态度,决定着人的认识和活动对象的选择和趋向,决定人追求什么。它是人格中最积极、最活跃的因素。就人的整个心理现象而言,人格倾向性是人的一切心理活动和行为的调节系统,主要包括需要、动机、兴趣、信念、世界观等。人在与周围事物的相互作用中,选择与舍弃什么、看重与轻视什么、趋向与回避什么、接受与拒绝什么等,都由人格倾向性所决定。

一、需要

(一)需要的概念

需要是个体对自身内部和外部环境的一定对象的需求在头脑中的反映,是个体心理活动与行为的基本动力。

需要是有机体内部的一种不平衡状态,并力求获得平衡的心理倾向。它反映了有机体对内部环境或外部生活条件的一种稳定的要求,并成为有机体活动的源泉。这种不平衡状态包括生理的和心理的不平衡。例如,血糖成分下降,会产生饥饿求食的需要;血液中水分的缺乏,会产生口渴想喝水的需要;社会秩序不好,会产生安全的需要;孤独会产生交往的需要等。一旦需要得到满足,这种不平衡状态就暂时得到消除;当出现新的不平衡时,又会产生新的需要。个体通过需要和满足需要的活动,使机体内外环境保持平衡,维持自身的生存与发展,所以说,需要具有动力的功能。同时,需要具有社会、环境的制约性,不是"你想要什么就去干什么"。例如,医生尽管有休闲娱乐的需要,但是工作的时候,这种需要就不能满足。

需要是个体活动的基本动力,是个体行为活动积极性的源泉,常以意向、愿望、动机、抱负、兴趣、信念、价值观等形式表现出来。需要一旦被意识到,就形成一种寻求满足的力量,驱使人朝着一定的对象去活动,以满足这种需要。一般来说,需要越强烈、越迫切,由它引起的活动动机就越强烈。

最后,人和动物都存在需要,但是它们存在本质的区别。人的需要主要由人的社会性决定的,具有社会的性质,人的需要的内容以及满足需要的手段也和动物不同,由于人有意识,人的需要会受到意识的调节与控制。此外,动物的需要是先天生理性的,以周围的自然物体作为满足需要的对象。

(二)需要的种类

人的需要多种多样,按照起源可以分为生理性需要和社会性需要;按指向的对象可以分为物质需要和精神需要。

1. 生理性需要和社会性需要　生理性需要又称自然需要,是有机体内部某些生理的不平衡状态所引起的,对维系生命及种族延续具有重要意义。例如,饮食、呼吸、睡眠、排泄、运动、休息、性等需要。社会性需要是人类在社会生活中形成的,反映了人类社会生活的要求,对维系人类社会生活、推动社会进步有重要作用。例如,人对劳动、知识、交往、尊重、道德、名誉、友谊、爱情、娱乐等的需要,都是社会性需要。

2.物质需要和精神需要 物质需要是指人对物质对象的需求。例如,对衣、食、住等有关物品的需要,对劳动工具、交通工具、娱乐工具的需要,对日常生活用品的需要,对空气、阳光等自然界的物质的需要。精神需要是指人对社会精神生活及其产品的需要。例如,对科学文化知识的需要、对文艺作品的需要、对道德的需要、对欣赏美的需要、对交往的需要和成就的需要等。

(三)马斯洛的需要层次理论

美国心理学家马斯洛在 20 世纪 50 年代将人类的主要需要及其发展顺序及层次高低分为 5 个层次。

1.生理需要 这是人类最原始、最基本的需要,具有自我和种族保存意义,是人类为了生存所必不可少的。例如,对阳光、水分、空气、食物、排泄、睡眠、求偶、健康、性的需要等。生理的需要在人类各种需要中占有最强的优势,当一个人被生理的需要所控制时,其他的需要均会被推到次要地位。

2.安全需要 表现为人们要求稳定、安全、受到保护、有秩序、能免除恐惧和焦虑等。例如,人们希望得到一份较安定的职业,愿意参加各种保险,这些都体现了他们的安全需要。人们的劳动安全、职业安全、生命安全和心理安全等需要得不到满足,就会产生威胁感和恐惧感。

3.归属和爱的需要 归属的需要是指个体需要参与和依附于某个组织;爱的需要包括给予爱和接受爱。一个人要求与其他人建立感情的联系或关系,如结交朋友、追求爱情、参加一个团体,并在其自我实现中获得某种地位等。这是一种社会需要,人们希望与他人往来,进行社会交际,与伙伴、朋友之间保持融洽关系和深厚友谊和忠诚;人们希望获得他人的爱,并把爱给予他人;并希望自己被团体与社会所接纳,成为其中的一员,得到关照并相互支持。

4.尊重需要 个体基于自我评价产生的自重自爱和期望受到他人、群体和社会认可的需要。尊重需要是在归属与爱的需要相对满足后产生的需要。包括自尊与受人尊重两个方面。自尊包括对获得信心、能力、本领、成就、独立和自由的愿望。来自他人的尊重包括威望、承认、接受、关心、地位、名誉和赏识等。

5.自我实现需要 是指实现个人理想与抱负,最大限度地发挥个人的才能与潜能的需要,是人最高层次的需要,是一种创造性的需要。正如马斯洛所说:"说到自我实现需要,就是指促进他的潜在能力得以实现的趋势,这种趋势可以说成是希望自己越来越成为所期望的人物,完成与自己能力相称的一切事情。"但自我实现的内容是因人而异的。例如,音乐家必须去创造音乐,画家必须作画,诗人必须写诗来实现自身的价值。

马斯洛认为,这 5 种需要构成了不同的等级或水平,它们彼此关联、彼此重叠。人的需要层次是发展的,每当低层次的需要得到某种程度的满足后,较高层次的需要随之产生。需要的层次越低,它的力量越强,潜力越大。各层次需要的产生与个体生长发育紧密相连。不同年龄阶段需要的主题是不同的,在婴儿时期,最主要的是满足生理的需要,然后逐渐是安全的需要、归属和爱的需要依次递升,到了青少年和青年初期尊重的需要日渐强烈,到青中年、晚年之后,自我实现的需要开始占优势。这是一种波浪式的递进,低一层的需要不一定完全满足才产生高一层次需要,它不是一个简单的阶梯。从横断面上看是一个阶梯,但从发展上看却是波浪式的。

人类需要的高低与个体生存有关。马斯洛认为,一个理想的社会,除了应该满足人们基本生理需要外,还要满足人们较高层次的需要,并鼓励个人去追求自我实现。一个人只有把个人的需要和国家的需要以及社会发展的需要联系起来,才能拥有永不衰竭的动力,充分发挥个人的潜能,达到最大限度的自我实现。

马斯洛的需要层次理论是一种比较完整的需要理论,它系统地探讨了需要的实质结构、发生和发展以及需要在人类社会中的作用。马斯洛注重对健康的、功能完善的人进行研究,强调人性中积极的方面,注重人的价值和尊严,强调满足需要对动机的重要性,这些理论似乎更符合真实生活,因此,受到心理学、教育、医学和商业界的广泛重视。在医学领域,马斯洛的需要层次理论仍可作为建立以人的整体健康为中心的护理模式的理论借鉴(图3-1)。

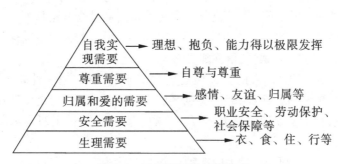

图3-1　马斯洛需要层次模式

二、动机

(一)动机的概念与功能

动机是激发和维持个体进行活动,并使活动朝向某一目标的心理倾向或内在动力。动机在需要的基础上产生并转化而来,但并非所有的需要都能转化为动机。动机的产生取决于两个条件:一是内在条件,即需要是引起动机的基础,例如,没有御寒的需要,不会产生添衣的动机。如果说需要是个体行为积极性的源泉和实质,那么,动机就是这种源泉和实质的具体表现形式。然而并非任何需要都能形成动机,只有当某种需要发展成为强烈的愿望,并有实现这种愿望的可能性时,才会形成动机。例如,当人成才的需要成为强烈愿望,并有了读书机会时,才会产生努力学习的动机。二是外在条件,即环境因素引起动机,又称诱因,诱因可以分为正诱因和负诱因。凡是激发个体趋向或接受某种刺激而行动的因素称为正诱因;凡是激发个体逃离或躲避某种刺激而行动的因素称为负诱因。它可以是物质的也可以是精神的,例如,教师对学生的表扬,就是激发学生学习的精神诱因。个体的行为往往取决于需要与诱因的相互作用,只有需要和诱因相结合才能成为实际行动的动机。

动机具有3种功能:其一是激发功能,它具有发动行为的作用,能推动个体产生某种活动。例如,为了解除饥渴而引发的觅食、觅水的活动。动机的性质与强度不同,激发作用的大小也可能不一样。其二是指向功能,它能使行为指向一定的目标和对象。

例如,在休息动机的支配下,人们可能放下手中的工作参与运动、娱乐等休闲放松身心的活动。其三是维持和调整功能,当动机激发个体的某种活动后,这种活动能否坚持下去,同样受动机的调节和支配。当动机激发并指引个体产生活动后,活动能否坚持下去,受到动机的调节和支配。当活动指向个体所追求的目标时,这种活动就会在相应动机的维持下继续下去;当活动偏离了个体所追求的目标时,进行这种活动的积极性就会减弱或停止。需强调的是,将活动的结果与个体原定的目标进行对照,是实现动机的维持和调整功能的重要条件。不同性质和强度的动机,对活动的激励作用也是不同的。高尚的动机比低级的动机更具有激励作用,强的动机比弱的动机具有更大的激励作用。

(二)动机的分类

人类的动机极为复杂多样,因而可以从不同角度进行分类。

1.根据动机的性质,可以把动机分为生物性动机和社会性动机

(1)生物性动机　是以人的本能需要为基础的动机,推动人的积极活动,以满足生理需要。如饥饿、渴、睡眠性、解除痛苦等动机。

(2)社会性动机　是以人的社会性需要为基础的动机,是一种高级动机,是人类追求高层次需要的动机。例如,劳动动机、创造动机、成就动机、交往动机、权利动机、利他动机。社会性动机是通过后天学习获得的,因此,社会性动机在人与人之间具有很大差异。

2.根据引发动机的原因,分为内在动机和外在动机

(1)内在动机　是由内部因素引起的,是指个体对活动或工作过程感到满足而加强其继续这种活动或工作的内在动力。它不需要外在条件的参与。例如,有同情心和责任心的医护人员,无论是否有领导或他人在场,无论事后有无表扬和奖励,总觉得只有认真干好每件工作,心理才踏实、愉快,便自主地产生了"认真积极工作"的内在动机。这就是所谓的"凭良心做事"。

(2)外在动机　是由外界刺激的作用而引起的动机。它不是从对行为活动或工作本身的满足中产生的,而是由行为活动或工作中获得的奖赏引起的,如有的学生认真学习,是为了获得教师和家长的表扬等。典型实例有"重赏之下必有勇夫"。一般来说,内在动机的强度大,持续时间较长;外在动机持续时间短,往往带有一定的强制性。事实上,这两种动机缺一不可,必须结合起来才能对个人行为产生更大的推动作用。

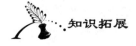知识拓展

内在动机转化为外在动机的故事

一位美国老太太在家中休养,她需要安静的环境。但附近住着一些喜欢踢足球的孩子,最近天天到她家的草坪上踢球,他们天天互相追逐打闹,吵闹声使老人无法好好休息。为此,老人没有去直接禁止,而是用了一个办法:一天,她来到草坪上,对孩子们说,"我很喜欢你们踢足球,

我决定给你们奖励"。于是她给每个孩子一些钱,孩子们有了意外的收获,踢得更卖力气了。

第二天,第三天,孩子们得到的钱和第一天一样多。

第四天,老人对孩子们说:"对不起,我最近经济有些困难,必须减少给你们的奖励。"钱少了,但总算还有,孩子们没有那么热烈了。

一周后,老人一分钱也不给了。结果,孩子们认为受到的待遇越来越不公正,"不给钱了谁还给你踢",他们再也不到老人所住的房子附近的草坪上踢足球了。

小孩喜欢运动、喜欢游戏、喜欢踢足球,这是他们的天性,是他们的内在动机;老人告诉他们,踢足球可以获得奖励并给他们奖励,这时孩子们踢足球开始有了追求"获得奖励"的外在动机,当孩子们习惯于获取奖励的时候,这时踢足球的动机已经转移到"获得奖励"了,当老人一分钱也不给了的时候,孩子放弃了本来是自己喜爱的运动。

老人阻止孩子踢足球的故事告诉我们:行为如果只用外在动机来解释,那么,一旦外在动机不再存在,这种行为也将趋于终止,因此,如果我们希望某种行为得以保持,就不要给它过多的外在动机。

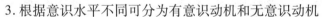

3. 根据意识水平不同可分为有意识动机和无意识动机

(1)有意识动机 人们多数动机都是自己能意识到的动机,例如,人能够意识到自己的行为动机是什么、追求什么样的目标、满足什么样的需要等。

(2)无意识动机 是指动机产生时,人们没有意识到或者没有清楚地意识到,在不知不觉中决定人的心理活动倾向。比如定式,它会使人们以某种习惯的方式对刺激情境做出反应,在解决问题时带有某种倾向性。例如把"13"放在阿拉伯数字中间,你会把它读为数字13,如果把它放在英文字母当中,你会把它读为英文字母B。

4. 根据动机行为与目标的远近关系,分为近景动机和远景动机

(1)近景动机 是指与近期目标相联系的动机,如有的学生努力学习,其目标是为期末考试获得好成绩。

(2)远景动机 是指与长远目标相联系的动机,如有的学生努力学习,其目标是为今后从事护理事业打基础。

远景动机和近景动机具有相对性,在一定条件下,两者可以相互转化。"千里之行,始于足下",是对近景与远景动机辩证关系的描述。

(三)动机冲突

动机冲突(又称心理冲突),是指个体在某种活动中,同时存在着一个或多个所向往的目标,或存在2个或2个以上互相排斥的动机,使个体处于相互矛盾的状态时,难以决定取舍,致使行动犹豫不决,这种相互冲击的心理状态,称为动机冲突。常见有以下几种类型。

1. 双趋冲突 两个同时出现的目标对个体具有相同的吸引力,形成强度相同的两个动机,由于条件限制只能选择其一,此时个体往往会表现出难以取舍的矛盾心理,称为双趋冲突。例如,"鱼和熊掌不可兼得""忠孝两难全"就属于双趋冲突。

笔记栏

2.双避冲突 指两种对个体都具有威胁性的目标同时出现,使个体产生同等的逃避动机,必须接受其中一个才能避免另一个,这样就会产生左右为难的矛盾心理,称为双避冲突。例如,进退维谷、"前有狼,后有虎"就属于双避冲突。

3.趋避冲突 指某一事物对个体具有利与弊的双重意义,而使人同时产生接近和回避两种矛盾的心理,称为趋避冲突,即"一个事物既想要又害怕得到"。例如,一位患者想通过手术治好自己的病,但又害怕做手术的风险。

4.多重趋避冲突 多重趋避冲突是指对含有吸引与排斥两种力量的多种目标予以选择时所发生的冲突。在实际生活中,人们的趋避冲突常常表现出一种更复杂的形式,人们无法简单地选择一个目标,而回避或拒绝另一个目标,必须进行多重选择。由此引起的冲突叫作多重趋避冲突。例如,开学之初,一个大学生想选修一些有吸引力的课程,但又害怕考试失败;想参加校足球队为学校争光,但又害怕耽误太多时间;想参加学校的公共协会学习公共关系学问,但又怕不能被接受而面子上不好看。

三、兴趣

(一)兴趣的概念

兴趣是个体力求探索某种事物或从事某项活动的一种具有积极色彩的心理倾向。它表现为个体对某种事物或从事某种活动的选择性态度和积极的情绪反应。对个体活动,尤其是认知活动,具有巨大的推动作用。孔子说"知之者不如好之者,好之者不如乐之者"。例如,有的人对护理专业很感兴趣,不仅积极学习护理操作技能,还经常去社区医院进行社会实践,而且乐在其中。

兴趣是动机的重要表现形式,也是动机中最活跃的成分。一个人对某一事物产生兴趣,就会表现出对这一事物敏锐的观察力、稳定的注意力、活跃的思维力等,从而提高智力活动效率。同时,兴趣也是需要的一种表现形式,是在需要的基础上,通过实践活动逐渐形成和发展起来的。人的需要改变了,兴趣也随之改变。但是,需要不一定都表现为兴趣。如,人有饮食的需要,不一定对它产生兴趣。兴趣和认识、情感密切联系着,如果一个人对某个事物没有任何认识,一无所知,也就不会对它产生情感,因而不可能对它产生兴趣;反之,认识越深刻,情感越丰富,兴趣也就越浓厚。

爱因斯坦曾说过"兴趣是最好的老师"。首先,兴趣是人们从事活动的强大动力,符合兴趣的事物能够极大地调动人的积极性,使人愉快地投入到活动中,并表现出乐此不疲的极大热情。其次,兴趣能集中人的注意力、加深思考、增强记忆等,对开发智力具有重要的意义,有助于提高学习和工作效率。

(二)兴趣的分类

人的兴趣是多种多样的,归纳起来,可以分为以下几种。

1.根据兴趣的起因不同,分为直接兴趣和间接兴趣

(1)直接兴趣 是对事物或活动过程本身产生的兴趣。如对看书、听音乐的兴趣,对学习过程本身的兴趣。比如说,有的人喜欢看小说,对小说里的情节感兴趣,这是一种直接兴趣。

(2)间接兴趣 是指对事物或活动本身没有兴趣,但对其活动结果感到需要而产生的兴趣。例如,有的学生对某些课程本身并不感兴趣,甚至感到乏味,但意识到学好

笔记栏

这些课程对将来服务于社会有重要作用,因此刻苦学习,并因此产生兴趣。间接兴趣往往与个人的目的相联系,有较强的目的性。例如,有的人喜欢看小说,是因为想要去给别人讲小说情节,就是一种间接兴趣。

直接兴趣和间接兴趣是相互联系、相互促进、可相互转化的,而且两者在生活实践中都不可缺少。如果没有直接兴趣,活动将变得很乏味、枯燥;如果没有间接兴趣的支持,也就没有目标,活动不可能长久坚持,因此,只有把直接兴趣和间接兴趣有机地结合起来,才能充分发挥一个人的积极性和创造性,才能持之以恒,目标明确,取得成功。

2.根据兴趣的内容,分为物质兴趣和精神兴趣

(1)物质兴趣 是由某一物质需要引起的兴趣,表现为人们对物质生活的渴望和追求,如对食物、衣服和舒适的生活环境和生活条件等的追求。例如,婴儿对某些玩具的兴趣。对个人的物质兴趣必须加以正确指导,适当控制,否则会发展成畸形、贪婪的形式。

(2)精神兴趣 是以人的精神需要为基础的兴趣,表现为人们对文化娱乐、社会交往的渴望与追求。例如,老年人娱乐活动、重建新的人际关系等。

此外,根据兴趣维持的久暂,分为稳定兴趣与暂时兴趣;根据兴趣的社会价值,分为高尚兴趣和低级兴趣;根据兴趣的发展水平和深刻程度,分为有趣、乐趣和志趣。

(三)兴趣的品质

1.兴趣的广泛性 兴趣的广泛性指个体兴趣的范围大小或丰富性的程度。好奇心和探索欲望强的人一般兴趣广泛,对许多事物和活动都比较敏感,乐于探求;兴趣范围十分狭窄的人,对周围活动和事物没有热情,思路狭窄,工作缺乏创新,而且因生活内容贫乏而深感空虚、枯燥乏味。兴趣的广泛程度和个人的知识面相关。一个人兴趣广泛,知识面越丰富,眼界越开阔,越容易在事业上取得成功。

2.兴趣的中心性 兴趣的中心性指个体兴趣中是否有主导兴趣或中心兴趣。一个人不可能对所有事物都产生同样的兴趣,而是对某些或某一件事物特别感兴趣,所以,在广泛兴趣的基础上就有中心兴趣。中心兴趣可以支配其他兴趣,一起发挥积极作用,只有将兴趣的广泛性和中心性相结合,使兴趣又博又专,才能在某个领域或某个方面取得突出的成就。

3.兴趣的持久性 兴趣的持久性指个体兴趣持续的时间或稳定的程度,又叫兴趣的稳定性。人们对事物的兴趣,可能经久不变,也可能变化无常。稳定而持久的兴趣,能推动个体深入地、坚持不懈地钻研问题,获得系统而深刻的知识,取得创造性的成就。如果没有稳定的兴趣,朝秦暮楚,必然会一事无成。当然,并不是说兴趣是不可转移的,根据社会发展趋势,有目的、有计划地进行兴趣转移,有时也是非常重要的。

4.兴趣的效能性 兴趣的效能性指某些兴趣对活动产生的效果。根据兴趣的效能水平,一般把兴趣分为有效的兴趣和无效的兴趣。某种兴趣如果能转化为推动力量,能产生实际效果,把工作和学习引向深入、促使个体能力和性格发展,这种兴趣就是有效的兴趣。否则,仅仅是一种意向、期望,并没有付诸行动,不能形成推动力量,不能产生实际效果,就是无效的兴趣。有效的兴趣才能促使人参与某项活动,从而获得知识经验,增长才干。

(骆焕丽)

第三节　人格心理特征

人格心理结构是多层次、多侧面的,是由复杂的心理特征所构成的整体,它包括能力、气质和性格。完成某种活动的心理特征即能力;心理活动的动力特征和情绪特征即气质;稳固的态度和习惯化的行为方式的特征即性格。

一、能力

(一)能力的概念与分类

1.能力的概念　能力是个体顺利而有效地完成某种活动所必须具备的一种心理特征。例如,护理活动需要护理能力方能完成,而凡是具备了药物、器材辨别、准确记忆护理操作程序等护理能力的人,无论是内向性格还是外向性格,都能有效地从事护理活动。与能力有关的另一个概念是智力,有时这两个概念很难区别,不同之处是能力概念的范畴更大些,智力只是能力的一部分,因为能力包含了人的整体功能(如运动能力需外周运动系统的参与),而智力则更多地偏重于脑的功能。

能力有两层含义:一是指实际能力,即目前表现出来或已经达到的能为,如能讲纯正的英语、能做外科手术等。二是指潜在能力,即目前尚未表现出来的,但通过学习或训练后可能发展起来的能力。实际能力和潜在能力是紧密联系的,潜在能力是实际能力形成与发展的基础和条件,实际能力是潜在能力的结果和表现。

能力与活动是紧密联系的,一方面,人的能力在活动中形成、发展和表现,离开活动人的能力不仅无法形成发展,而且也失去了它存在的作用和意义。另一方面,从事某种活动又必须以具备一定的能力为基础。例如,一个教师的组织能力,只有在教学管理活动中才能显示出来,并在长期的教学活动中不断发展和完善。

要顺利完成某种复杂活动,只具备一种能力是不够的,通常需要多种能力的相结合。多种能力的有机结合称为才能。例如,护士要完成患者的抢救工作,就必须具有敏锐的观察能力、娴熟的动手能力和准确的判断能力。才能的高度发展称为天才,天才并非天生的,而是在良好的素质基础之上,通过后天环境、良好教育的影响,加上个体在生活实践中艰苦努力发展起来的,是多种能力最完备的组合。现实社会中,一个人的实际能力比文凭、学历更重要。

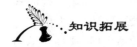

知识拓展

多元智能理论

多元智能理论是由哈佛大学心理学家霍华德·加德纳(Howard Gardner)教授于1983年提出来的。多元智能理论认为:智能是在某种社会或文化环境的价值标准下,个体用以解决自己遇到的真正难题或生产及创造出有效产品所需要的能力。人在实际生活中所表现出来的智能是多种多样的,这些智能可被区分为7项,即言语-语言智能、音乐-节奏智能、数学逻辑智能、视觉空间智能、身体运动智能、人际关系智能和自我认知智能。每个人都是多种不同智能不同程度的组合,每个人都有自己相对的优势智能。大多数人的智能都可以发展到相当的水平,如果给予适当的训练、鼓励和指导,每个人都有能力使所有的7种智能得到一定的发展。

2. 能力的分类

(1)一般能力与特殊能力 一般能力是指人们在一切活动中所具备的基本能力。如观察力、记忆力、注意力、语言能力、思维力、想象力等。它与个体的认识活动密切相关,应用范围极为广泛。特殊能力是指人们从事某种特殊活动所具备的能力,如音乐家的乐感、节奏感,画家的色彩鉴别能力,教师的讲解能力,医务人员的应急能力等。

(2)流体能力与晶体能力 流体能力指在信息加工和问题解决过程中所表现出的能力。它较少地依赖于文化和知识的内容,而决定个人的禀赋。晶体能力指获取语言、数学知识的能力,它取决于后天的学习,与社会文化有密切关系。

(3)模仿能力与创造能力 模仿能力是指人们通过观察别人的行为活动来学习各种知识,然后以相同的方式做出反应的能力。模仿是一种重要的学习能力,它不但表现在观察别人的行为后立即做出相同的反应,而且表现在某些延缓的行为反应中。创造能力是指人们的创新能力。一个具有创造力的人往往能提出新的思想,创造出新的产品。如我国古代的四大发明;美国科学家爱迪生一生中就有1 500多项发明创造。

(4)认识能力、操作能力与社交能力 认识能力是指个体加工、储存和提取信息的能力。人们认识客观世界,获得知识,主要依赖于人的认识能力。操作能力是指人们操纵自己的肢体完成各种活动的能力。现代社会需要"手脑并用"的人才,脑力劳动者也需要进行许多实际操作。社交能力是指人们在社会交往中所表现出来的能力。如医患关系中沟通的技能、言语感染力、组织管理的能力、判断决策的能力、调解纠纷及处理意外事故的能力等。

(二)能力发展的趋势

能力发展的趋势也被认为是智力发展的趋势。一般认为,12岁以前智力与年龄同步发展。从15岁左右开始,智力的发展越来越落后于年龄的增长,18~25岁时智力发展达到顶峰,中年期则保持在稳定的水平,到老年期,液态智力逐渐衰退,晶态智力平缓发展。大量研究表明,做出卓越成就的著名人物年龄大都为25~45岁。所以说,25岁以前是发展智力的最佳时期,45岁以前是发挥智力的最佳时期。

(三)能力发展的个体差异

1. 水平差异 大量的智力测验证明,人群的智力水平呈正态分布,即绝大多数人都属中等智力,其智商(IQ)在100左右,高智商和低智商的人各占人群的2%~3%(图3-2)。

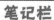

笔记栏

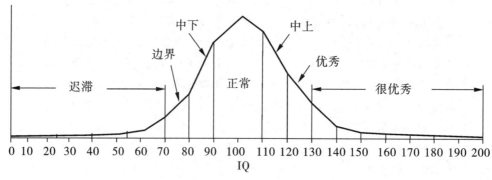

图3-2　人类智商的水平分布

2. 结构差异　主要表现在知觉、记忆、言语、思维和想象等方面。例如,知觉能力方面,有的人属于分析型,对细节感知清晰,但整体性模糊;有的人属于综合型,其知觉富于概括性和整体性,但对细节常"视而不见";有的人则属于分析综合型。在记忆能力方面,有的人长于形象记忆,有的人善于符号记忆,有的人则表现出较强的运动记忆。在言语和思维能力方面则有口才和文才、形象思维型和抽象思维型等差别。能力类型的差异并不标志着能力的高低,只说明能力发展的倾向性不同。

3. 发展时间早晚的差异　有的人童年期就表现出超人的智慧,叫"早慧",被喻为"神童",如"初唐四杰"之一的王勃10岁能赋诗,13岁就写出了著名的《滕王阁序》;控制论创始人诺贝特·维纳4岁能看书,14岁哈佛大学毕业,19岁获博士学位。有的人则大器晚成,如齐白石40岁才表现出绘画才能;达尔文50岁才开始有研究成果;李时珍60岁才撰写完《本草纲目》。

二、气质

(一)气质的概念

气质是人的心理活动在速度、强度、灵活性、指向性和稳定性等方面动力性质的心理特征。相当于我们日常生活中所说的脾气、秉性或性情。例如,在现实生活中我们看到,有的人活泼好动,有的人生来斯文好静;有的人脾气温和,有的人脾气暴躁;有的人动作麻利,有的人动作缓慢等,这些方面的不同就表现了气质的差异性。

气质具有稳定性与可塑性。因为气质是先天的高级神经活动类型在后天行为活动中的表现。所以,遗传因素相同或相近的人气质类型也比较接近。一个人的气质类型在一生中都比较稳定,但又不是不能变化的。生活的"磨炼",尤其是重大的生活事件,可以导致人的气质发生显著变化,但这种变化过程很慢,而且,一旦条件适宜,原来的气质特征又"死灰复燃",即所谓"江山易改,本性难移"。

(二)气质的类型

气质类型是指在某一类人身上共同具有的典型气质特征的有机结合。人的气质是有明显差异的,这些差异属于气质类型的差异。古希腊医学家希波克拉底最早提出有关气质的概念,他认为气质的不同是由人体内不同的液体决定的,根据人体内有血液、黏液、黄胆汁和黑胆汁4种液体,并根据这些液体混合比例哪一种占优势,就以其命名。把人分为不同的气质类型:以血液占优势的是多血质,以黄胆汁占优势的是胆汁质,以黏液占优势的是黏液质,以黑胆汁占优势的是抑郁质。希波克拉底还认为,每一种体液都是由冷、热、湿、干4种性质相匹配产生的。血液是由热与湿配合的,所以多血质的人热情湿润,好似春天;黏液质是冷与湿配合的,因此黏液质的人冷漠、无情,好似冬天;黄胆汁是热与干的配合,因此胆汁质的人热而躁,好似夏天;黑胆汁是冷与干的配合,因此抑郁质的人冷而躁,好似秋天。希波克拉底用体液来解释气质,虽然缺乏科学依据,但关于4种气质的类型划分,与日常观察中概括出来的4种气质类型比较符合,所以仍然沿用至今,且影响最为久远。

在现实生活中,只有少数人具有某种气质类型的典型特征,大多数人具有2种以上或偏重于某一气质类型的中间型或混合型。

俄国的生理学家巴甫洛夫认为,人的气质是由人的高级神经活动特点决定的,高级神经活动的基本过程(即兴奋和抑制过程)是个体差异及其特点的基础。神经系统的3个基本特征:神经过程的强度,即神经细胞工作能力的兴奋和抑制过程的强度;神经过程的平衡性,即兴奋与抑制过程一致性的程度;神经过程的灵活性,即兴奋与抑制过程转换的快慢难易程度。神经兴奋与抑制过程的3个基本特性结合,就形成了高级神经活动的4种类型,即活泼型、安静型、兴奋型和抑制型。巴甫洛夫的高级神经活动类型学说,较好地揭示了人的气质类型的生理基础。它们与希波克拉底提出的4种气质类型是相吻合的,有着对应关系,见表3-1。

表3-1　气质类型及主要表现特征

气质类型	高级神经活动类型	主要表现特征
胆汁质	兴奋型(强而不平衡型)	精力充沛、直率、果敢、性情变化激烈、易冲动,情绪不稳定,严重外倾
多血质	活泼型(强而平衡灵活型)	活泼好动、反应敏捷、善交际、乐观、健谈、兴趣多变、注意力易转移、缺乏毅力和耐力,外倾
黏液质	安静型(强而平衡不灵活型)	安静、稳重、自制力强、善忍耐,情感不外露、固执、拘谨、行动迟缓,有毅力和耐力、情绪稳定,内倾
抑郁质	抑制型(弱型)	孤僻、抑郁、多愁善感、敏感怯懦、负性情感体验深刻而持久,动作缓慢、反应刻板,消极防御,善观察细小琐事,情绪不稳定,严重内倾

(三)气质的特点

1.气质类型无好坏之分　每一种气质类型都有其积极的方面和消极的方面。因为气质仅仅体现出一个人心理、行为的动力特征。任何气质类型的人,都可能成为品德高尚、对社会有价值的人;也可能成为一事无成甚至对社会有害的人。例如,胆汁质的人可以成为豪爽、勇敢、身先士卒、不怕艰难困苦的人,也容易形成蛮横、急躁、粗野、任性的品质;多血质的人可以成为热情、机敏、生气勃勃的人,也容易形成轻浮、没耐心、不踏实、虎头蛇尾的品质;黏液质的人可以成为坚毅、稳重、踏实、处变不惊的人,也

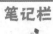

容易养成冷淡、固执、保守的习惯；抑郁质的人可以成为严谨、精细、敏锐、负责的人，也容易郁闷、怯懦、多疑而使自己处于孤僻失助的境地。

气质对一个人来说没有选择余地，重要的是读懂自己，自觉地接受后天的环境与教育，发扬自己气质中的积极方面，努力克服消极方面。

2. 气质类型不决定人的成就高低，但能影响工作效率 气质类型不决定人的智力发展水平，所以任何气质类型的人同样都能取得成就。例如，俄国著名文学家中，普希金是胆汁质的、赫尔岑是多血质的、克雷洛夫是黏液质的、果戈里是抑郁质的。

但是，不同的职业和工作对人的气质有不同的要求，因此，在因人择事（选择职业）或因事择人（人事选拔）的时候，都应当考虑气质类型。例如，多血质的人宜于从事环境多变，要求做出迅速反应、交往繁多的工作，难于从事较为单调、需要持久耐心的工作；黏液质的人则相反，他们适宜做耐心细致、相对稳定的工作。如果一个人有一份适合他气质类型的工作，他就会感到"得心应手"，兴趣盎然，工作效率也高，否则，会给他带来烦恼，也会影响他的工作效率。

3. 气质与个体的健康密切相关 不同的气质特点对人的心身健康有不同的影响。例如，孤僻、抑郁、情绪不稳定、易冲动等特征都不利于身心健康，而且是某些疾病的易感因素。例如，抑郁质的人，承受外界的刺激能力较低，易在不良刺激下导致抑郁症、癔症、强迫症。而胆汁质的人，长期处于兴奋、紧张和压力之下，容易导致心血管病情感性精神障碍、神经衰弱。因此，任何一种气质特征都有利于或不利于身心健康的一面。人们要学会分析自己气质特征中的优劣，善于驾驭气质，发展积极的方面，控制消极的方面，以利于良好的心理素质形成。

4. 气质在医护工作中的应用 医护人员除了要深刻认识护理工作的性质与自己的气质特征外，还要善于辨识患者的气质类型。临床上，不同气质类型的患者对待疾病与治疗的态度是不一样的。例如，对同样的病痛，胆汁质的人可能无所谓；多血质的人可能痛苦的表情十分丰富；黏液质的人可能一声不吭；而抑郁质的人则可能焦虑不安。医护人员在对他们的态度上也应区别对待，同样的语言在胆汁质、多血质的人听来没什么，抑郁质的人可能就受不了。因此，在临床护理工作中，护理人员应根据不同气质倾向的患者，采取不同的护理措施，这对疾病的康复是十分重要的。

三、性格

（一）性格的概念

性格是个体对客观现实稳定的态度及与之相适应的习惯化的行为方式。偶尔出现的态度和行为方式不能称为性格。性格能反映一个人的经历、教养，能体现一个人的本质属性，是人与人相区别的最核心、最有代表性的人格特征。例如，一个人对他人历来都是热情、诚恳、帮助还是冷漠、虚伪、自私；对工作历来都是勤恳、认真还是马虎、应付；对自己历来都是谦虚、谨慎还是骄傲、自满，这都是一个人性格的体现。认识一个人的本质，主要是认识一个人的性格。

性格表现在人对现实的态度和行为方式之中。一个人的性格特征不仅表现在他做什么，而且表现在他怎样做。"做什么"反映了人对现实的态度，表明一个人追求什么，拒绝什么；"怎样做"反映了人的行为方式，表明一个人如何去追求他所要的东西或拒绝他所要避免的东西。也就是说,人对现实稳定的态度决定着他的行为方式,而人的习惯化的行为方式又体现了他对现实的态度。正是人对现实的态度和与之相适应的行为方式的独特结合,构成了一个人的独特性格。例如,"孔融让梨"反映了谦让、利他的性格特点。

性格是一个人稳定的心理特征。是在社会生活中逐渐形成的,一旦形成就比较稳定,并且表现在他的日常行为之中。人的一时性的、偶然性的表现不能代表他的性格特征。例如,一位学生在众人面前通常是健谈热情、乐观大方的,但偶然一次或几次显得沉默寡言、拘谨不安,我们就不能把这种偶然的表现态度和行为作为他的个性特征。性格是稳定的,但不是一成不变的,性格是在主体与客体的相互作用过程中形成的,除了重大事件的影响外,性格是在主体与客体的相互作用过程中慢慢地变化的。

性格是最具有核心意义的心理特征。主要表现在以下几点:①性格具有直接的社会价值,不同性格特征的社会价值是不一样的,受社会行为准则和价值标准的评判,所以有好坏之分。如诚实、善良、谦虚的性格对社会有积极作用;反之对社会起消极作用。②性格对能力的影响,性格决定着能力的发展方向,一个品德高尚的人,才能对社会贡献很大,反之,会对社会造成很大危害。③性格可以改造气质,例如,在艰苦的生活环境中养成高度自制力的人,会善于控制自己冲动、暴躁的气质特征。

(二)性格的特征

性格是一个十分复杂的心理现象,有很多表现,可以归纳为以下4个方面。

1.性格的态度特征　是指人在对待事物方面的性格特征。性格的态度特征是性格结构中最重要的组成部分,包括对社会、对国家、对集体和对他人的态度,如勤劳、自信、羞怯等。

2.性格的智力特征　是指一个人在感觉、知觉、记忆、思维等认知活动中的特征。如有的人感受性比较强、想象力丰富、擅长逻辑推理等,有的人在这方面就比较欠缺。

3.性格的情绪特征　是指不同性格的人表现在情绪的强度、稳定性、持续性和主导心境方面的特征。如有的人事无巨细、稍不顺心便情绪反应强烈、持久、不易控制,并影响到自己的身体、工作和生活。在心情方面,有的人经常处于快乐的情绪中,烦恼容易被抛至脑后,而有的人则总是情绪郁闷,难得见到他情绪高涨的时候。

4.性格的意志特征　是指一个人对自己的行为自觉进行调整与控制的特征。性格的意志特征可以从意志的4种品质——自觉性、果断性、坚持性和控制水平上表现出来。性格的上述4种特征体现在个体身上的时候,就形成了这个人特有的性格结构。一个人也总是受其性格结构的制约。

这4种特征是相互联系、相互制约的,并构成一个统一的整体。其中性格态度具有核心位置。如一个人工作态度明确,表现出意志的坚韧性、理智的思维和记忆的主动性。

(三)性格类型

性格类型是指在一类人身上所共有的性格特征的独特结合。由于性格的复杂性,对性格类型的划分尚无一个公认的标准。以下是常见的几种分类。

1.按心理过程的特点分类

(1)理智型　以理智衡量一切,以理智支配和调节言行。理智型的人一般适合从事基础科学理论工作。

（2）情绪型　情绪体验深刻，言行受情绪左右。情绪型的人一般适合从事文艺工作。

（3）意志型　有非常明确的行动目标和较强的自制力，行为主动坚定，有毅力。这种类型的人适合从事发展创造性工作。

2. 按心理活动的倾向性分类

（1）外倾型　情感外露、热情、活泼开朗、善交际，能较好地适应环境。

（2）内倾型　情感内稳、沉静、反应缓慢、少与人往来，适应环境的能力较差。

3. 按个体独立的程度分类

（1）独立型　独立性强，善于思考，信念坚定，紧急状态下沉着镇静，能独立解决问题。

（2）顺从型　独立性差，依赖于他人，易受暗示、独立解决问题的能力较差，在紧急状态下恐慌，束手无策。

4. 按心身疾病的易罹患性分类

（1）A 型性格　具有强烈的进取心和成就欲，雄心勃勃，竞争意识强；他们急躁、好胜、易激惹、有时间紧迫感，怀有戒心，爱挑剔，对日常琐事毫无耐心。这类人一般是一些智力较高、能力较强的人。A 型性格的人容易得冠心病，其发病率是 B 型性格的 2 倍，而心肌梗死的复发率是 B 型性格的 5 倍。

（2）B 型性格　与世无争，为人随和，生活悠闲，工作要求较宽松，无时间紧迫感，有忍耐、能容忍、少争执、能克制、看成败得失较淡薄。

（3）C 型性格　能把愤怒藏在心里加以控制、在行为上表现出与人过分合作，原谅一些不该原谅的行为，生活和工作中没有主意和目标，尽量避免冲突，不表现负面情绪等。C 型性格的人易患癌症。

（四）性格与气质和能力的关系

性格决定活动的方向，气质决定活动的方式，而能力决定活动的水平。它们共同体现着人的人格心理特征。

1. 性格与气质的关系　它们既相互区别又相互联系、相互渗透，是两个较易混淆的概念。

（1）性格与气质的联系　一般认为，就气质的自然性质而言，气质可以影响性格的形成和发展，性格在一定程度上可以掩盖或改造气质。例如，从事精细操作的外科医生应具备沉着的性格特征，为了适应医生的工作，胆汁质的人经过意志努力而改正易冲动和不可遏制的气质特征。不同气质类型的人在性格表现上有各自的气质色彩。如都具有"乐于助人"的特征胆汁质者满腔热情、多血质者富于情感、黏液质者不动声色、抑郁质者可能怜悯。

（2）性格与气质的区别　气质的形成主要是先天性的，更多受高级神经活动类型的制约，是人的心理活动和行为中的动力特征；性格的形成主要是后天性的，更多受社会生活条件和环境的影响，是人的态度体验和行为方式相结合而表现出来的具有核心意义的心理特征。气质的可塑性较小，变化较慢；性格的可塑性较大，变化较快。气质无所谓好坏，不决定社会价值；性格则有好坏之分，具有社会价值。

2. 性格与能力的关系　性格与能力的关系是密切联系，互相制约的。性格能影响能力的发展。如自信心、责任感、创新精神等对能力发展有重要意义。性格特征往往能补偿某方面能力的弱点。俗话说"勤能补拙""笨鸟先飞早入林"等就说明性格对能力发展的补偿作用。能力影响性格的发展和表现。如观察力对果断性的发展起促进作用。

无论是在工作还是生活中,都是性格决定命运,性格好比是水泥柱子中的钢筋铁骨,而知识和学问则是浇筑的混凝土。性格决定着一个人的人际关系、婚姻选择、生活状态、职业取向以及创业成败等,从而基本上决定着一个人的命运。因此,成功与失败无一不与性格有着密切的关联。

(五)影响性格形成和发展的因素

1. 生理因素　是心理活动的物质基础。大脑与交感神经系统的结构与功能、内分泌腺体尤其是肾上腺、甲状腺的活动水平,对某些性格特点的形成有一定的影响。即使是身高、体型、外貌也能影响性格的形成和发展。残疾者常自卑、内向,美貌者常自傲、清高。

2. 环境因素　是性格形成与发展的外部条件,若无自我调节的作用,其对性格的影响是很大的。所以有"近朱者赤,近墨者黑"之说。

(1)家庭教育　主要是父母教养方式的影响。过分溺爱,易使孩子形成自私、无礼、懒惰、任性、依赖等不良性格特点;过分严厉,易使孩子形成孤僻、执拗、抑郁、怯懦等不良性格特点;父母争吵、隔阂,易使孩子形成优柔寡断、虚伪、撒谎等不良性格特点;破裂家庭易使孩子形成自卑、暴躁、仇视、郁闷、易激惹等不良性格特点。只有民主和睦的教养方式,方有利于孩子的性格向父母希望的方向发展。

(2)学校教育　学校的教育思想、教师素质、教学环境、教学方法、班级管理及校园文化氛围对学生性格的形成和发展的影响是很大的,甚至使人的性格特征一生都很少改变。如学校、教师既重视科学精神又重视人文精神的培养,则学生大都能形成良好性格。

(3)社会风气　相对于学校这块净土来说,社会就复杂多了。但如果社会能长期坚持抑恶扬善、抑假扬真、抑丑扬美的机制,从而形成良好的社会风气,学生良好的性格就会得到巩固和发展,不良的性格也会在良好社会风气中得到清理与锤炼。

(4)社会实践与职业活动　社会实践与职业活动中的社会规范和管理机制影响和制约着性格的发展。如护理活动有利于形成或强化护理人员热情、负责、耐心、细致、沉着冷静、利他助人的优良性格特征。

3. 自我调节　尽管性格是在人与环境相互作用的实践活动中形成的,但个体自我调节的作用也不可小视,它常常可以改变性格的发展水平和方向。牛顿3岁时母亲离他而去,曾使他很难接受,但他终于挺起胸来,养成了奋发学习、勤于思考、孜孜不倦、努力求索的优良性格特征。可见,生理与环境对性格的影响可以是双向的,关键在于自我的认知评价与理性调节。所以说,每个人都应随时随地塑造自己的性格,努力做性格的主人。

(骆焕丽)

笔记栏

第四节　自我意识

(一)自我意识的概念

自我意识是指个体对自身及自身与客观世界关系的意识。平时我们说:"我觉得我观察问题有点粗心大意""我觉得我是一个急性子人""我认为我能完成这项工作""我觉得我对某某的感情发生了变化"等。这些对自己感知觉、情感、意志等心理活动的意识,对自己与客观世界的关系,尤其是人际关系的意识及对自身机体的状态的意识,都属于自我意识之列。

自我意识是一个双维度、多层次的心理系统。从心理内容上可以把自我意识分为物质自我、社会自我和心理自我。

1.物质自我　物质自我是个体对自己生理状态和所有物的意识,包括占有感、支配感和爱护感。是个体对自己身体、衣着、金钱等所有物方面的一种意识,其中身体包括躯体、性别、体型、容貌、年龄、健康状况等生理方面的意识,又称生理自我,如认识到自己是个高个子或体质较好。生理自我是自我意识的最初形态,是个体把客观自己与客观事物区分开来,意识到生存是寄托在自己的躯体上的。出生后8个月的婴儿开始出现生理自我,3岁左右基本形成。

2.社会自我　社会自我指个体对自己在社会关系、人际关系中的角色的意识,包括自己的地位、作用、应当承担的社会义务和权利的意识等。比如,认识到自己作为学生的角色,是认真学习角色、实践角色而产生的,从3岁至青春期是个体接受社会文化影响最深刻的时期,也是社会自我形成的重要时期。在社会自我出现的同时,心理自我也逐渐形成和发展起来。

3.心理自我　心理自我是指个体对自己的心理活动包括心理过程和个性心理特征的意识,主要是对自己个性心理特征的意识,包括对自己的性格、能力、态度、道德、理想和信念以及行为、习惯等的意识。比如,觉得自己比较温和,智商较高。心理自我从青春发动期到青年后期大约10年时间,是心理自我发展的时期。

(二)自我意识的特征

1.社会性　自我意识不是天生就有的。自我意识的形成、发展是个体社会化的过程,有赖于个体参与社会生活及与他人的交往。例如,一个刚出生的婴儿只是一个自然的实体,一个生物的人,甚至还比不上动物,具有较大的依赖性,必须得到成人的关怀和照顾才能长大成人,产生人的意识。如果婴儿从一开始就被剥夺了人类的社会环境,使其同动物生活在一起,就会由于失去了人类的社会文化环境和物质生活条件而不能形成人的意识。因此,一个人只有处在人类的社会环境中,才能发育成长,并在成长的过程中,逐渐产生对周围世界的认识,与此同时也产生对自己的认识,即形成自我意识。

2.能动性　人们在行动之前能根据外界环境确立行动目标,制订行动计划,选择行动方案,调整协作关系,实现预期结果的一切活动,都是在人的自我意识的参与下完成的,这正是人的自我意识的能动性反映。人的行为与动物的行为存在着根本的区别,因为人的行为总是具有一定的目的性,在行动之前就预见到行动的结果,意识到自己想做的一切。例如,蜜蜂建筑蜂房的本领使人间许多建筑师感到惭愧,但是最蹩脚的建筑师从开始就比最灵巧的蜜蜂高明的地方,是他在建房以前,已经在他自己头脑中将房建成了。这就是说,人们在行动之前,行动的结果、行动的动机和方式就在自己头脑中观念性地存在了。

3. 同一性　一个人知道自己是长期且持续存在的,不论外界环境如何改变,不论自己有了什么新特点,都能认识到自己是同一个人,即个体对自身的本质特性、信仰、身心方面的基本认识和基本态度始终保持一致。正因为自我意识的同一性,才会使个体表现出前后一致的心理面貌,从而使自己与其他人的个性区别开来。同一性不稳定是自我意识不成熟的表现,如果已经建立起来的同一性发生混乱,个体将出现心理障碍。

(三)自我意识的结构与功能

自我调控系统是人格中的内控系统或自控系统,由自我认识、自我体验和自我控制(或自我调节)3 个子系统构成,因此也叫自我意识,其作用是对人格的各种成分进行调控,保持人格的完整、统一和谐。

1. 自我认识　自我认识是对自己的洞察和理解,包括自我观察和自我评价。自我观察是指对自己的感知、思想和意向等方面的察觉;自我评价是指对自己的想法、期望、行为及人格特征的判断与评估,这是自我调节的重要条件。

2. 自我体验　自我体验是伴随自我认识而产生的内心体验,是自我意识在情感上的表现。自尊心、自信心是自我体验的具体内容。自尊心是指个体在社会比较过程中所获得的有关自我价值的积极的评价与体验。自信心是对自己的能力是否适合所承担的任务而产生的自我体验。自信心与自尊心都是和自我评价紧密联系在一起的。

3. 自我控制　自我控制是自我意识在行为上的表现,是实现自我意识调节的最后环节。它包括自我检查、自我监督、自我控制等。自我检查是主体在头脑中将自己的活动结果与活动目的加以比较、对照的过程。自我监督是一个人以其良心或内在的行为准则对自己的言行实行监督的过程。自我控制是主体对自身心理与行为的主动的掌握。自我调节是自我意识中直接作用于个体行为的环节,它是一个人自我教育、自我发展的重要机制,自我调节的实现是自我意识的能动性质的表现。自我意识的调节作用表现为启动或制止行为、心理活动的转移、心理过程的加速或减速、积极性的加强或减弱、动机的协调、根据所拟订的计划监督检查行动、动作的协调一致等。

(四)自我意识的作用

1. 对态度和行为的自我调节　个体在日常的学习、工作、交往和团体活动中,由于意识到自己在他人和集体中的地位、作用,意识到自己负有某种责任或义务,从而自觉地调节情绪,调整和控制自己的态度和行为,使个体尽可能地与周围环境保持良好的适应。

2. 对自我教育的推动作用　人的自我意识发展水平集中体现在对自我的认识和对自己的优缺点所抱的态度上,个体意识到自己的长处和不足,才有助于发扬优点,克服缺点,取得自我教育的积极效果。反之,如果不能正确意识到自己的优点和缺点,只看到自己的优点或只看到自己缺点,都可能导致自己落后和失败。因此,通过自我认

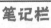

识看到自己的能力,通过情绪体验保持健康的情感生活,通过自我监控形成良好的行为习惯。提高个体的自我意识水平,才能更好地促进自我教育和自我完善,从而使自己的人格获得健康发展。

3. 对意志发展的促进作用 意志是以人确定自觉的行为目的为开端,而自觉目的的提出又是以自我意识的存在为前提的,因为任何自觉行为总有自觉的主体,那就是"自我"。自我的自主性的实现需要个人监督,需要意志的力量,个体自尊的维护和自尊的发展水平是影响意志力的重要因素。而自尊的发展水平是直接同自我意识的发展水平密切相关的,前者是后者的表现形式之一。

此外,自我意识中的自尊与自信对个体行为也有重大的影响。个体如果缺乏自尊则任何表扬和批评都起不了作用。有自尊的人,总是积极向上,力争上游,不达目的不罢休,自觉主动地遵守纪律,努力学习。自信对自己力量的充分估计,是人们成长与成才的重要保障。

(五)大学生自我意识的培养

大学生可以通过以下几个方面来塑造健全的自我意识。

1. 正确认识自我 大学生的生活环境与社会比较虽相对简单,却也复杂多变,一般人很难把握。通过以下3个方面,大学生可以提高自我认识。①从"我"与人的关系认识自我。他人是反映自我的镜子,与他人交往,是个人获得自我经验的主要来源。②从"我"与事的关系认识自我,即从做事的经验中了解自己。③从"我"与己的关系认识自我。古人曰"吾日三省吾身",我们可从以下几个"我"全面认识自己:自己眼中的"我";个人实际观察到的客观的"我",包括身体、容貌、性别、年龄、职业、性格、气质、能力等;别人眼中的"我"。与别人交往时,由别人对你的态度、情感反应而觉知的"我";自己心中的"我",也指自己对自己的期许,即理想"我"。

2. 积极悦纳自我 每个人都知道自我是最重要的,可总有些人不真正地尊重自己、爱惜自己。他们可以喜欢朋友、喜欢知识、喜欢自然,却不愿喜欢自己,结果他们不快乐。实际上,悦纳自我是发展健全自我的核心和关键。悦纳自我首先就是要无条件地接受自己的一切,好的和坏的,成功的和失败的;其次,要喜欢自己、肯定自己的价值,让自己有价值感、自豪感、愉快感和满足感。

3. 有效地控制自我 自我控制是人主动定向地改变自己的心理品质、特征及行为的心理过程,是大学生健全自我意识,完善自我的根本途径。很多大学生对自我抱有很高的期望,但因为没有足够的自制能力和意志,经受不住挫折和打击,无法实现自我理想。大学生应根据自己的实际情况和社会需要,确立合适的抱负水平,通过自我奋斗,达到最终利国利民利己的自我实现和自我成功。

4. 不断完善自我、超越自我 加强自我修养,不断进行自我塑造,达到完善自我、超越自我的境界是健全自我意识的终极目标。大学生都有很高的抱负和远大的理想,但古人说得好,要"齐家治国平天下"须从"修身、养性"开始,即从点滴小事开始,从行动开始。自我修养、自我塑造首先应根据社会需要和个人特点,在自我协调的基础上,行知并重。行动之后要反省得失原因,再度行动时汲取教训作为经验,一旦有所成果,便再反省总结。如此反复进行,使自我一步步得到扩展和深化,自我的境界也就自然而然得到开拓与提升。

自我的健全并不是一帆风顺的,它需要付出艰辛的劳动和沉重的代价。可以用

"4A"论来表示心路历程。接纳(acceptance):接纳自我与自我所在的现实环境;行动(action):对自己决定的事付诸行动并全力以赴;情感(affection):工作时情感投入也可以得到情感收获即所谓的乐在其中;成就(achievement):是以上三者完成后的自然结果,是努力奋斗的收获。如果一个大学生经历了"4A"过程,就可以说是领到了一张健全自我意识的合格证。

问题分析与能力提升

某女,38岁,银行会计。怀疑丈夫有外遇,采取查电话、盯梢等手段获取"证据"后与丈夫大吵大闹,语无伦次并昏过去。被家人送往精神病医院,按"精神病"治疗1个月,因用药副作用大,要求出院。因为有报复丈夫的念头而接受一个年轻司机的邀请,与他共餐1次,虽然没有发生什么事,但感到很后悔,觉得不应该那样做。以后再见到他时有些紧张,脸发热,后来逐渐发展到不敢看异性客户,因此感到痛苦,害怕这样发展下去肯定会发展成"精神病"。

请问:她的人格有问题吗? 请同学们分析讨论。

同步练习

(一)选择题

1. 患者在去医院看牙还是在家再忍一忍之间犹豫不决是处于冲突中的 ( )
   A. 趋避冲突   B. 双避冲突
   C. 双趋冲突   D. 多重冲突
   E. 生死冲突

2. 人格包括 ( )
   A. 能力、气质和性格   B. 动机、需要和兴趣
   C. 人格心理特征和人格倾向性   D. 人格心理特征和行为方式
   E. 情结、情感和意志

3. 人格心理倾向包括 ( )
   A. 需要、动机   B. 需要、动机、兴趣
   C. 需要、动机、兴趣、理想   D. 需要、动机、兴趣、理想、信念
   E. 需要、动机、兴趣、理想、信念、世界观

4. 心理学家马斯洛把人的各种各样的需要分为 ( )
   A. 生理需要、安全需要、精神需要
   B. 生理需要、安全需要、物质需要
   C. 生理需要、安全需要、归属和爱的需要
   D. 生理需要、安全需要、归属和爱的需要、尊重的需要
   E. 生理需要、安全需要、归属和爱的需要、尊重的需要、自我实现的需要

5. 外科医生的手术能力、护士的护理能力属于 ( )
   A. 一般能力   B. 特殊能力
   C. 智力   D. 操作能力
   E. 思维能力

6. 气质具有 ( )
   A. 先天性   B. 后天培养

笔记栏

C.先天性加后天性
D.可塑性

E.高雅性

7.有一种人,他们的感受性很强,往往为一点微不足道的事而动感情,耐受性、可塑性、敏捷性都较弱,他们属于的气质类型是 ( )

A.胆汁质
B.多血质

C.黏液质
D.抑郁质

E.弱小质

8.性格具有 ( )

A.先天性
B.后天性

C.不可变性
D.稳定性

E.高雅性

9.在观察事物时,人和人表现不同,有的人注意细节,有的人注意整体,这是人和人之间在哪个方面的不同 ( )

A.性格的态度特征
B.性格的意志特征

C.性格的情绪特征
D.性格的理智特征

E.性格的先天特征

10.心理活动指向外部世界,表现为活泼开朗、热情大方、不拘小节、情绪外露、善于交际、反应迅速、易适应环境的变化、不介意别人的评价的性格类型是 ( )

A.理智型
B.情绪型

C.意志型
D.内向型

E.外向型

11."前有断崖,后有追兵",此时的心理冲突属于 ( )

A.双趋冲突
B.双避冲突

C.趋避冲突
D.双重趋避冲突

E.多重趋避冲突

12.动机产生的两个条件是 ( )

A.需要和目的
B.诱因和目的

C.需要和诱因
D.意志和目的

E.需要和意志

13.人格的核心是 ( )

A.能力
B.性格

C.智力
D.气质

E.理想

14.能力分为一般能力和特殊能力,属于一般能力的是 ( )

A.色彩辨别力
B.音色分辨力

C.手指敲击速度
D.记忆力

E.绘画能力

15.根据巴甫洛夫的高级神经活动类型说,胆汁质的神经过程基本特征是 ( )

A.强、不均衡
B.弱

C.强、均衡、灵活
D.强、均衡、不灵活

E.强、不均衡、不灵活

16.按照希波克拉底对气质的分类,不属于气质类型的是 ( )

A.多血质
B.黏液质

C.胆汁质
D.神经质

E. 抑郁质

17. 下面各项不属于性格特征的是　　　　　　　　　　　　　　　　（　　）

A. 态度特征　　　　　　　　　　　　B. 遗传特征

C. 理智特征　　　　　　　　　　　　D. 情绪特征

E. 意志特征

18. 一个人所表现出的同情心或自私诚实或虚伪的性格特征属于　　　（　　）

A. 性格的态度特征　　　　　　　　　B. 性格的理智特征

C. 性格的情绪特征　　　　　　　　　D. 性格的意志特征

E. 性格的行为特征

19. 某人聪明、好动、热情、反应敏捷,且容易兴奋和激动,但常常缺乏耐心和毅力。他的气质类型属于　　　　　　　　　　　　　　　　　　　　　　　　　　（　　）

A. 黏液质　　　　　　　　　　　　　B. 多血质

C. 抑郁质　　　　　　　　　　　　　D. 胆汁质

E. 以上都不是

(二)名词解释

1. 人格　 2. 能力　 3. 气质　 4. 性格

(三)简答题

1. 影响人格形成和发展的因素有哪些?

2. 简要说明性格与气质的区别与联系。

3. 为自己做一人格鉴定并分析其形成的原因。

（骆焕丽）

第四章 心理发展与心理健康

学习目标

掌握　心理发展、健康、心理健康的概念;心理发展的基本特征;心理健康的标准。

熟悉　孕期心理健康的注意事项;不同年龄阶段的身心特点。

了解　不同年龄阶段心理健康的维护方法。

第一节　心理发展的相关理论

一、心理发展概述

(一)心理发展与生命周期的概念

心理是物质世界长期发展的产物,是有机体在适应或改变环境中发展起来的。从动物心理的发生到人的意识的形成是一个漫长的演化过程,个体从出生到年老,心理的发展也经历了不同的发展阶段,不同的阶段表现出不同的心理特点。人的发展是一个人从出生到成熟不断变化的过程,它包括生理发展和心理发展两个方面。所谓生理发展是指人的生理结构、功能的日益完善,它包含身体的形态、感官的特征、神经系统的结构和功能等。心理发展是指个体从出生到死亡之前心理发生、发展和变化的过程。确切地说是指在一定的社会条件的影响下,在个人生理功能和结构的制约下,个体通过心理内部矛盾的斗争和转化而有规律地向前演变的过程。但是,并不是所有的心理变化都是心理发展,比如,由于疲劳、疾病等因素而引起的心理上暂时的、偶然的或消极的心理变化则不能叫心理发展,只有那些稳定的、持久的心理变化才叫心理发展。

人的生命周期狭义上是指一个人从出生、成长、成熟、衰退到死亡的全部过程。广义上泛指人类社会各种客观事物的阶段性变化及其规律。人的心理发展是有阶段性的,呈阶段性变化,与人的生命周期相适应。

（二）心理发展的基本特征

1. 顺序性　个体心理的发展是一个由简到繁的过程。这个过程不是一种任意的、偶然的、杂乱无章的变化，而是有顺序、有规律，按照共同的模式向前演变的。不仅整个心理发展具有一定的顺序，个别的心理过程和个性心理特征的发展也有一定的顺序性。例如，幼儿心理的发展都是从感知到思维，从一般心理过程到形成自己的个性倾向和个性心理特征；个体思维的发展总是从直观动作思维发展到直观形象思维，再发展到抽象逻辑思维；记忆总是从无意识识记发展到有意识识记；情感总是先有快乐、愤怒、恐惧和悲哀等一般的情绪，而后才有道德感、理智感和美感等高级的社会性情感。这种心理发展的共同模式，既受人类共同的生物特性及其变化规律所制约，同时也受人类共同的社会生活条件及其变化规律所制约。个体的生物机体与社会生活条件的差异，构成了人与人之间心理上的个别差异。

2. 连续性和阶段性　个体心理的发展是由心理活动的量变与质变所构成的，是一个从量变到质变的过程。心理发展过程中存在着明显不同的年龄阶段，而各个相邻的阶段既互相区别又互相联系，前一阶段为后一阶段准备了条件，后一阶段又是前一阶段的继续和发展。一个阶段经过一定的发展时期，就必然过渡到更高一级的阶段。一个无知无识的婴儿发展成为一个有意识倾向及个性心理特征的成年人，不是单纯由知识经验在数量上积累的结果，而是通过一系列矛盾的转化与质变而实现的。个人心理的发展，从感知到思维，从无意识到有意识，从对外界事物的意识到自我意识，从心理活动受外部情境所支配到能有意识地调节自己的心理活动，这都表明了个体心理的发展所经历的质变。因此，心理活动的量变构成了个人心理发展的连续性，心理活动的质变则构成个体心理发展的阶段性。

3. 多维性　人的心理活动是一个有序的结构系统，心理发展通常具有整体、统一和协调的性质。心理发展具有多维性，主要表现在心理发展和生理发展、社会性发展既互相依存又互相影响。从心理发展和生理发展的关系来看，个体生理上的成熟为心理的发展提供必要的物质基础，心理的发展和完善又影响着生理的生长发育，特别是神经系统和大脑的成熟。同时，个体心理的发展也是个体社会化的过程。即在一定社会文化环境中，个体的生理和心理随着年龄增长而逐渐发生变化，以此发展个体的社会属性，参与社会生活的过程。个体正是在社会化的过程中，由原本单纯的自然人，经由社会环境中与人、事、物的互动，而逐渐学习到认识自己、了解别人，并进而在人际关系中学习到如何待人、律己、循规、守纪等符合社会规范的一切态度、观念和行为。其次，个体心理的发展是多种心理活动共同发展的结果，是一个有机整体，由心理过程系统、心理倾向系统、心理状态系统及心理特征系统等方面构成。

个体心理的发展是在主体与客观环境相互作用中，通过心理内部矛盾的转化而实现的能动的过程，而不是由个人的生物特性和社会生活条件所决定的消极过程。例如，个体心理的发展不仅决定于他的学习、劳动和生活的客观条件，而且决定于他本身对待现实的兴趣、态度和愿望以及对自己所抱有的期望。特别是当个人的自我意识形成之后，个人心理的发展更受个人本身自我意识的调节和支配。

4. 个体差异性　心理发展总要经历一些共同的基本阶段，但由于个体的环境和教育条件不尽相同，遗传素质也有差异，所从事的活动也不一样，心理发展的速度、最终达到的水平和心理各个方面的发展情况也是因人而异的。这就造成了同一年龄阶段上的不同个体及同一个体在不同年龄段上存在明显心理上的差异,表现出个体之间的差异性。比如,个体的智力或某些才能出现的早晚各不相同,有表现比较早的"早慧"型的,也有表现比较晚的"大器晚成"型的。这种差异是客观存在的事实,也是一种规律。

5.关键期　个体心理过程和个性特点的发展速度不完全一样,它们达到成熟的时期也各不相同,分别有各自形成的关键期。比如感知觉、机械记忆等早在少年期之前就已发展到相当水平,而逻辑思维则需要到青年期才有相当程度的发展;儿童靠感觉和动作认识世界的关键期是0~2岁,尝试完成新事物、激发新想法,并不为失败所击倒的关键期是3~6岁,个性形成的关键期是3~7岁。

(三)心理学关于终生发展的主要观点

1.心理发展是终生的　心理发展是一个持续不断的前进过程。每一个心理过程和个性心理特征都是逐步的、持续的由较低水平向较高水平发展的。人的心理发展自出生就已经开始,之后日益丰富和完善,直到死亡,也即心理发展是终生的。

2.发展中成长与衰退并行　个体的发展,同时包含着两种相反的心理变化过程,即向前推进的变化和衰退消减的变化。成长与衰退是并行的,都是伴随着个体的终生而恒久辩证存在的。在个体整个发展过程中,在不同的年龄阶段,可能两种之间某种变化占优势,如从出生到成年时期,积极的、进步的变化占优势,而到了老年时期,则衰退消减的变化居主导地位。

3.发展的最后高度有不确定性　个体通过遗传获得人类种系发展所形成的身体结构和功能,又通过生活、学习、实践,在社会环境和教育的作用下,掌握人类种系心理发展所创造的物质文明和精神文明。个体的心理正是在这个活动过程中得到发展的,在这些多种因素的影响下,心理的发展在进行的速度、到达的时间和最终达到的水平上表现出多样化的发展模式,具有明显的不确定性。

4.心理发展是环境、遗传和多种因素的合金　辩证唯物主义认为,个体的心理发展是由遗传、生理发展、社会环境、教育、个体本身的活动以及个体自身心理矛盾等基本要素组成,它们在个体的成长过程中的作用具体表现在以下几个方面:首先,遗传和生理成熟是心理发展必要的物质前提。其次,环境和教育是个体心理发展的决定因素。环境包括物质环境和社会环境,物质环境为人的生存提供必要的物质条件,如水分、阳光、空气、土壤等。而个体所处的社会地位、家庭情况、所有的人际关系和周围的社会风气等社会环境,也即社会生活条件使心理发展的可能性成为现实,同时决定着心理发展的方向、速度和水平。教育是社会环境中的一部分,它不同于环境的自发影响,尤其是学校教育,它是有目的、有计划、有组织的影响过程,在个体的心理发展中起主导作用。第三,个体的实践活动是心理发展的基础。第四,个体心理的内部矛盾是心理发展的动力。因此,可以认为心理发展是环境、遗传和多种因素的合金。

二、心理发展的主要理论

(一)精神分析的心理发展理论

精神分析心理发展理论的创立者和主要代表人物是奥地利维也纳的神经内科医生弗洛伊德(Sigmund Freud,1856—1939年)。在前人心理学理论研究的基础上,他通过对临床患者的观察提出了自己的理论观点。其主要的理论观点是认为人格的合理构建是心理卫生的前提，心理健康的人就是那些没有严重异常症状的人，这些人有能力去爱并且从事生产性的工作，他们通常在心理发展阶段已达到最高层即生殖期。1895年，弗洛伊德发表了《癔症的研究》，提出催眠能使潜意识中的记忆和被压抑的情绪得到疏泄、净化，从而使症状消失，由此开始创立了精神分析学说。精神分析学说的主要理论观点如下。

1. 心理活动结构理论　弗洛伊德在其早期著作中把人的心理活动分为3个层次：意识、前意识和潜意识（又称无意识）。3个层次各有不同的特性，在整个心理活动中发挥不同的作用。意识是指人们当前注意到的，由外界刺激引起的，符合社会道德规范和道德标准的，并能通过言语交流或表达的心理活动，如感知觉、思维、情绪、意志等。意识活动是遵循"现实原则"来行事的，即符合社会规范和道德标准的各种观念才能进入意识界。前意识是指当前未被注意到或不在意识之中，但经过他人的提醒或通过自己集中注意力、努力回忆又能被带到意识区域的心理活动和过程，是介于意识与潜意识之间的心理活动。潜意识居于心理状态的最下层，是指无法被个体感知到的那一部分心理活动。它是人的生物本能、欲望的贮藏库，它最不安分守己，表现为各种于法律、伦理、宗教所不容许的原始的、野蛮的动物般的本能和愿望。它服从于"快乐原则"，无时无刻不在追求着得到满足。潜意识是心理深层的基础和人类活动的内驱力，它决定着人的全部有意识的生活。一般情况下，这些本能和愿望是不能被人意识到，也不能说出的心理活动，人们大部分心理活动是在潜意识中进行的。这些不断产生的，不为社会道德、理智所允许的欲望或盲目的冲动被排斥到潜意识领域，这一过程被弗洛伊德称为压抑。弗洛伊德认为整个心理活动就好比漂浮在海水中的冰山，潜意识是冰山中最大的、处于海平面以下的部分，意识在海平面以上，前意识处于潜意识和意识之间过渡的狭窄部分。潜意识的心理活动要达到意识领域，首先要经过前意识这个"检察官"的审查。前意识按照外界现实、个体道德标准来控制其欲望和需求，决定其能否实现，它不允许潜意识中的本能和欲望乔装成前意识的模样偷偷地溜到意识中去，它将把这些"不法分子"遣送回去，使整个潜意识层都处在压抑之中。弗洛伊德认为，压抑在潜意识最底层的愿望是幼儿时期的性欲，幼儿在性发育过程中的创伤性经验在青年或成年时与当时心理创伤的结合便表现为各种心理障碍。

2. 人格结构理论　弗洛伊德结合哲学、宗教、伦理学等方面的研究成果，提出了一套人格结构理论。他把人格结构分为本我（id）、自我（ego）和超我（superego）3个部分，它们不断地以动力的方式相互作用，这是他在无意识理论基础上建立起来的"三部人格结构"。"本我"又称原我，大致对应潜意识部分，因而不为个人所察觉，也不为别人所发现。它是人与生俱来的，人格中最原始的部分，是一切心理能量的源泉，代表着个体的先天本能和原始欲望。不理会任何社会道德和规范，按照"快乐原则"行事，一味追求满足。主要是毫无约束的肉体快感和生物性的基本需要。"自我"是与现实外界环境接触中由本我发展而来，是人格中受到教化的部分。与代表各种无拘束的激情的本我比较，它代表了理性和良好的理智。是根据"现实原则"起作用的人格结构部分。自我大部分存在于意识领域，只有小部分存在于潜意识领域。"自我"的动力来自"本我"，其能知觉自身的种种需要，采取社会所允许的方式行事，调节并满足本我的原始需求，同时保护个体不受伤害。是人格结构中最重要的部分，其发育及功能决定着个体心理健康的水平。"超我"是从自我分化出来的,是人格中最文明的部分。它是个体成长过程中道德化的自我和良心,是根据父母的形象而建立起来的内化的权威和力量,反映着儿童成长起来的那个社会的道德要求和行为标准。是按社会行为规范、道德标准行事,遵循"至善原则或道德原则"。大部分存在于意识领域。超我最主要的职能有两方面:一是对自我进行监督和指导,二是对自我进行谴责和惩罚。每个人由于受教育、社会内化、经历和经验不同,故每个人的人格这3部分的比例结构、交互作用也不同。弗洛伊德认为,人格这3部分的关系是,自我在超我的指导下监督和控制本我的活动。三者经常斗争,一旦"本我"和"超我"间的冲突到达"自我"不能调节的程度,便会出现焦虑、恐惧、强迫等各种心理障碍和病态行为。

3.性心理发展理论 弗洛伊德在其早期著作,特别是在《释梦》《性学三论》等著述中,对性本能做了大量描述,提出了一些重要的概念和观点。在弗洛伊德的整个学说中,到处弥漫着性的色彩。他所指的性欲是广义的定义,是指所有能引起身体快感的欲望,也包括两性间的性欲。在所有本能和欲望中,最根本的是性本能,性本能是人一切心理活动的内在动力。弗洛伊德认为,在性本能背后,潜伏着一种被称为"力比多"的力量(性力或欲力)。力比多是性欲的原始动力。性本能冲动无论对于精神病的病因,还是对于个体乃至人类的一切行为动机都具有不可低估的巨大作用。人的心灵中始终存在着以性欲为中心的本能、欲望和由道德、宗教、法律等力量内化而形成的良心和压抑之间的冲突。弗洛伊德将人一生的性心理发展分为5个时期。从出生到1岁半左右,乳儿主要从吮吸乳头即从刺激口腔部分得到快感,称为口欲期,1岁半到3岁时幼儿主要通过自主控制大小便即排便后的快感及大人的表扬得到快乐,称为肛欲期。3~6岁的儿童开始注意到两性之间存在性器官的差别,把性欲转向外界,称为性器官欲期。6~12岁的儿童快乐来自丰富多彩的学习、游戏、交友等外界活动,性力升华为外界活动能量,称为潜伏期。青春期至成人期进入两性时期,通过正常两性间的性行为得到满足,称为生殖期。在婴儿期男孩因爱母而仇父,形成恋母仇父情结,即所谓"俄狄浦斯情结",女孩因爱父而仇母,形成恋父仇母情结,即"伊赖克辍情结"。在上述性力顺序发展的5个阶段理论中,弗洛伊德认为在前3个时期的性欲如得不到满足,人格的发展就会受阻而停滞在这个阶段,因为这3个阶段性欲的满足发生和目的都是倒错的。口欲期乳儿通过吸乳的满足以建立安全感或信赖感,倘若此期受挫(乳汁不足、母爱不充分)则其人格发展便会产生不安全感和对人的不信任感的人格。肛欲期是幼儿建立自主控制排便时期,是对自信心、自我控制能力的培养,若受挫(如尿床)则可能产生以缺乏自信心为主要特征的强迫型人格。在性器官欲期,如果个体在心理上识别自己的性别和生理性别一致时,则人格发展正常,相矛盾时则会发生各种性变态。

4.释梦论 人的一生大约有1/3的时间是在睡眠中度过的,而睡眠中1/5的时间会出现梦境,心理学上认为梦是人在睡眠中某一阶段的意识状态下所产生的一种自发性的心理活动。弗洛伊德在《释梦》这部著作中,提出人的精神世界与物质世界一样,不管如何荒诞,任何现象都有着严格的因果关系,没有一件事是偶然的,都可以找到其发生的原因。他认为梦是人的一种重要的心理活动。首先,梦是潜意识欲望的表达,"甚至包含着痛苦内容的梦也会分析出是愿望的满足"。弗洛伊德把梦分为两种:一种是梦中浮现的意象,他称为"梦的外显内容";另一种是隐藏在梦的背后的意义,他称为"内隐的梦的思想",这种思想只有通过精神分析才能获得。弗洛伊德设想出梦形成的首要精神势力或能量。照此设想,第一种梦,实际就是本我内的各种本能冲动;第二种梦是"本我"和"超我"对梦的愿望发生作用,迫使梦的愿望进行伪装,使其表现发生歪曲。所以通过对梦的分析,可以发现其隐义始终是受压抑的欲望经过乔装后的某种满足。其次,弗洛伊德还将梦看成是一种原始的防御机制,可避免本能冲动在清醒时释放而引起的焦虑或痛苦。人的潜意识欲望在梦中通过"象征手法""转移作用""浓缩作用"而被伪装起来,以至梦境荒唐、意义不明确。但它在梦境中被表达出来,可以发泄,从而取得心理平衡和安宁,而不致长期压抑形成疾病。弗洛伊德认为释梦很有心理意义。通过分析梦境,予以解释,可以挖掘出被压抑的潜意识欲望,它是通往潜意识的重要途径。弗洛伊德还说,人们睡时脱去道德的外衣,醒时又穿上它,梦是愿望的满足,即使是噩梦、恐惧的梦也是压抑的欲望的实现。释梦就是通过分析、联想把显梦的伪装层层拨开,去探询个体真正需要满足的欲望。就好像猜谜一样,显梦是谜面,释梦是猜谜的过程,而隐梦是最后所要猜破的谜底。

5. 本能论 弗洛伊德从非理性主义立场出发,提出了自己的本能论。在他看来,潜意识的本能、欲望对人的行为、活动起决定性的作用。早期,弗洛伊德把人的本能分为性本能和自卫本能两类。后来,他将这两种本能合起来称为生存本能,另外增加一种与之对立的本能,称为死亡本能。生存本能通过性爱等形式使生命存在和延续,促使人类和个人的创造和进取。死亡本能则迫切地追求破坏、侵略甚至自我毁灭,它们是以破坏性的或毁灭性的内驱力来支配人的变态活动。弗洛伊德还进一步把死亡本能区分为两种不同的倾向:当它受到外界条件的限制,无法向外发泄时,便表现为一种向内的倾向,退回自我内部,形成自我谴责、自我处罚、自我毁灭、自杀倾向等。然而,一旦向外界发泄成为可能的情况下,死亡本能则不会寻求自我毁灭,而表现为向外侵略的倾向。破坏性、挑衅性、侵略性、争吵、殴斗、战争等,都是由内向外表现的死亡本能决定的。无论是生存本能还是死亡本能,它们的能量或势力都源于潜意识领域中的力比多。这两种本能的能量极大,暗中推动着人类的一切行为,决定着人一生的主要活动。

6. 心理防御机制理论 弗洛伊德曾提出过许多心理防御机制,并做过十分精彩的描述。人生中很多时候在超我和本我之间、本我与现实之间经常会出现矛盾和冲突,个体处于这种挫折与冲突的紧张情绪时就会感到痛苦和焦虑,此时自我就会在不知不觉中以某种歪曲现实的方式调整冲突,既可以满足本我的欲望,又可以通过超我的监察,最终使个体摆脱烦恼、减轻痛苦。这就是弗洛伊德精神分析理论中的心理防御机制,也叫自我防御机制。这些心理防御机制常见的有压抑、合理化、投射、补偿、退化、否认等,这些都是在潜意识中进行的自我欺骗。心理防御机制是自我的一种防卫功能,个体在正常和病态情况下都在不自觉地运用它。运用得当可以减轻痛苦,帮助渡过心理难关,摆脱焦虑,防止精神崩溃,矛盾与冲突也会迎刃而解;运用过度则会使焦虑、抑郁等情绪更加严重,将影响人格的形成,构成人格组成的一部分,或成为病态行为和精神障碍症状的一部分。

(二)埃里克森的心理发展阶段理论

埃里克森接受了弗洛伊德的人格结构说,但他不主张把一切活动和人格发展的动力都归结为"性"的方面,而强调社会文化背景的作用,认为人格发展受社会、文化背景的影响和制约。埃里克森通过自己的临床与实践，对弗洛伊德的理论做了重大的修改，建立了新精神分析学派的人格形成理论，他强调"自我"的作用。埃里克森把发展看作是一个经过一系列阶段的过程，每一阶段都有其特殊的目标、任务和冲突。把人格的发展看作是自我与社会要求之间矛盾冲突的表现。他认为，每一阶段都有一个与某种重要的冲突有关的人格危机，其中有些是正面特质，有些是负面特质，若要成功地解决这些危机，则需要在正负特质之间取得平衡，即让正面特质占优势，同时也存在一些负面特质，如果冲突能得到满意的解决，个体形成健康的人格，否则会妨碍自我的健康发展。埃里克森的心理社会发展理论强调社会、文化因素在每一个发展阶段对自我的影响，将人格发展分为8个阶段，其对应的发展特点如下。

1. 信任对不信任（0～1.5岁）　此期的主要任务是满足生理上的需要，发展信任感，克服不信任感。家庭以母亲为中心按社会文化要求组成育儿方式，使婴儿获得舒适及安全的感觉。如果此时缺乏来自护理者的爱抚，或照料无规律，那么就会产生基本不信任感及不安全感。如果儿童得到较好的抚养并与父母建立起良好的亲子关系，儿童将对周围世界产生信任感，否则将产生怀疑和不安。

2. 自主对羞怯、怀疑（1.5～3岁）　此期间肌肉和神经系统具有了更大的整合能力，而增强了自我力量。1周岁以后，儿童会主动形成一种与外界的关联感。在这个年龄阶段，他们常常要试试自己能力的范围和大小，觉得自己是独立的。他们善于自我表现，富于自信心，父母的过度保护会阻碍这个年龄儿童自主性的发展。如果不允许儿童进行探索，不能获得个人控制感和对外界施加影响的认识，儿童就会产生一种羞怯和怀疑的感情。这期间明智的父母对儿童的行为要注意掌握分寸，既要给予其自主权，让儿童去做他力所能及的事情，另一方面也要有所控制。这样才能养成儿童宽容和自尊的性格。此阶段发展任务的解决可为今后儿童的遵纪守法做好准备。

3. 主动感对内疚感（3～7岁）　这一阶段由于知觉和肌肉运动的更加精确化，加上语言能力的增进，大大激发了儿童的独立性。他们的活动范围逐渐超出家庭以外，社会关系已从家庭中的关系扩充到社会同伴中去。开始希望按照自己的意愿行动，这时如果成年人过多地干涉，儿童将会缺乏尝试和主动性。主动感是指导儿童以后成功的关键。随着儿童主动性的发展，他们体会到一项任务完成的喜悦，否则，会产生内疚感，缺乏主动性，总是依赖别人。

4. 勤奋感对自卑感（7～12岁）　这一阶段的儿童开始进入学校，希望通过自己勤奋的学习获得成功，这一阶段属于学龄期，儿童依赖的重心已由家庭转向外部世界，许多个体将来对学习和工作的态度取决于本阶段的勤奋感。儿童必须掌握重要的社会和学习技能。这一阶段儿童经常将自己与同伴相比较。如果很勤奋，儿童获得社会和学习技能，从而感到很自信，否则感到自卑。此期影响儿童心理发展的主要因素，也由家庭父母转向同伴学校及其他社会组织。

5. 角色同一性对角色混淆（12～18岁）　如果此期不能很好地解决自我同一性，则产生角色的混淆或消极的同一性，这是指个体不能正确选择适应社会环境的生活角色，或形成了与社会要求相背离的以及社会不予认可的角色。这一阶段是青少年追求性别、职业、信念和理想等方面同一性的标准化时期。

6. 友爱亲密对孤独（18～25岁）　这个阶段是发展具有爱的能力和工作的人。如果发展得较顺利，找到比较满意的配偶，那么将会体会到亲密感，如果由于某些原因暂时还未找到合适的配偶,那么将会体验到一种孤独感。这一阶段的主要任务是形成亲密的友情关系,与他人建立恋爱或伴侣关系(或共有同一性)。没有建立亲密的友情关系会使个体感到孤独或孤立。主要的社会动因是爱人、配偶或亲密朋友(同性或异性)。

7.繁殖对停滞(25~60岁) 此期男女建立家庭,通过创造性的生产活动造福下一代。繁殖不仅指个人的生殖力,主要指关心的建立和指导下一代成长的需要。在这一阶段,成人面对的主要任务是繁殖,他们要承担工作和照顾家庭、抚养孩子的责任。"繁殖"的标准是由文化来界定的。不能或不愿意承担这种责任会变得停滞或自我中心。主要的社会动因是配偶、孩子和文化规范。

8.完美无憾对悲观绝望(60岁以后) 通过前7个阶段的发展,个体就有充实幸福的生活,这一阶段对人生是感受阶段。如果感到自己的一生很充实,没有虚度,就会产生一种完善感,认为自己的生命周期与新一代的生命周期融合为一体。如果说达不到这种感觉,不免恐惧死亡,觉得人生苦短,对人生感到厌倦和失望。老年人回顾生活,认为它既是有意义的、成功的、幸福的,也是失望的、没有履行承诺和实现目标的。个体的生活经验,尤其是社会经历,决定着最终的生活危机的结果。

(三)行为主义的心理发展理论

美国心理学家华生(J B Watson,1878—1958年)在1913年发表的《行为主义者眼光中的心理学》一文中创立了"行为主义"理论。在华生看来,意识无法观察到,而行为是可以测量记录的,因此他根本否认意识而只研究行为。俄国生理心理学家巴甫洛夫(Ivan Pavlov,1849—1936年)、美国心理学家桑代克(E L Thorndike,1874—1949年)、斯金纳(B F Skinner,1904—1990年)和班杜拉(A Bandura)等用不同的实验法完善了行为学习理论。

1.华生的心理发展观 广义的学习理论是行为主义学派的理论基础。华生认为心理学是自然科学,因而只能应用客观观察法进行外部观察,目标是预见和控制人的行为。其所谓客观观察法,就是只研究刺激(S)与反应(R),即只研究能观察到的并能客观加以测量的行为和刺激。受巴甫洛夫发现条件反射的启发,华生认为,人的一切行为都是通过学习建立了条件反射的结果。他提出S-R的公式,后又被修改成为S-O(机体)-R公式,即刺激通过机体产生行为。他们以动物实验和对人类行为观察为依据,企图证实人类的各种行为,包括适应性行为和非适应性行为,都是学习得来的。适应不良行为来源于错误学习、不适当的联系或学习能力缺乏,可以通过重新学习或训练进行矫正。行为治疗学者强调行为的原因在于环境的刺激而不是精神内部的矛盾,着重治疗当前的行为"症状",要求采用客观的观察方法。

2.斯金纳的心理发展观 美国的心理学家桑代克和斯金纳创建了操作性条件反射,即通过操作行为与强化物相结合而建立起的条件反射。斯金纳认为:

(1)机体的行为有两类:一为应答性行为,是对已知刺激(信号)引起的被动反应以适应环境,如经典条件反射;另一类是操作性行为,是高级的随意行为,用来应对不断变换的环境,人类的行为主要是操作性行为,即操作性条件反射。

(2)强化很重要,人类行为之所以发生变化,即是由于强化作用。因而直接控制强化物就能控制住人的行为。凡能增强行为反应概率的刺激都是强化物。任何与个人有关的环境因素、理化因素和人的心理活动,如认知、欲望、需要、语言、表情、情感都

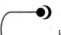

可成为强化物,与一定行为结合便形成操作条件反射。

(3)强调行为的后果(是得到奖励还是得到惩罚)在控制该行为中所起的重要作用。

3.班杜拉的心理发展观　班杜拉提出社会观察学习理论,认为人可通过对社会生活中的模型行为的观察和模仿,学习这种新的行为。人的社会规范性行为、道德、价值观、服装、发式都是通过这种社会学习内化而形成的。他明确地区分了个体学习的两种基本过程,一部分是通过反复强化而获得的,另一大部分是通过模仿而获得的,包括直接经验的学习和间接经验的学习。在直接经验的学习中,学习者必须经过反复多次的尝试和领悟才能获得解决问题的答案或找到事物之间的相关规律。而在间接经验的学习中,学习者主要是通过观察他人行为,或通过家长、老师的口头传授而间接获得他人已有知识经验的过程,即班杜拉提出的社会观察学习。

(四)认知发展理论

认知学说曾依据调查法和观察法,20世纪80年代后又引入信息加工研究方法(计算机模拟、类比、流程图等),最近又引入事件相关电位研究方法以研究认知过程中脑部位的不同变化。Greemwald等(1995年)、Reber等(1993年)强调信息加工偏好对个人认知的影响。他们认为:童年心理发展成长时代经过内隐学习(潜意识学习)而获得的内隐认知观念影响其对信息加工的偏好,即包括对知觉、编码、回忆、刻板观念、固着印象等过程的影响,从而直接影响其兴趣、态度和认知加工模式即情绪。他们认为错误认知观念的核心是内隐社会认知。只有用系统动力学的方法才能改变。他们相信内隐认知已成为一个人的认知惯性,已是认知上的一种动力定型。目前,认知学说正蓬勃发展。

很显然,由于人的心理和行为的复杂性,产生多种理论解释和心理治疗方法是并不奇怪的。这些理论从不同的侧面揭示了心理和行为的规律,但都不是完美无缺的。近年来出现了一种整合趋势,即将各种类型的方法以不同形式结合起来应用,整合的实际含义是将人看成一个生物-心理-社会的开放系统,患者的行为多由变量间相互作用而决定,主张对患者干预时采取相应的、多层次的整体干预,每种干预都和其他层次的干预关联而发挥其最大作用。这种趋势正逐渐形成医学心理学理论发展的主流。

皮亚杰的认知发展理论摆脱了遗传和环境的争论和纠葛,旗帜鲜明地提出内因和外因相互作用的发展观,即心理发展是主体与客体相互作用的结果。在心理发展中,主体和客体之间是相互联系、相互制约的关系,即两者相互依存,缺一不可,主体和客体是相互转化的互动关系。先天遗传因素具有可控性和可变性,在环境的作用下,可以改变遗传特性;主体和客体的相互作用受个体主观能动性的调节。心理发展过程是主体自我选择、自我调节的主动建构过程。

皮亚杰在概括他的认知发展阶段的理论时强调,各阶段出现的一般年龄虽因各人智慧程度或社会环境不同可能会有差异,但各个阶段出现的先后顺序不会变。而且,各个阶段作为一个整体结构,它们之间不能彼此互换。皮亚杰把认知发展视为认知结构的发展过程,以认知结构为依据区分心理发展阶段。他把儿童认知发展分为4个阶段。第一,感知运算阶段(0~2岁),是儿童认知能力初步发展时期,通过感觉和动作认识世界,并逐渐认知到自己与他人、物体的不同,在这一阶段,儿童会出现许多重要的认知概念。第二,前运算阶段(2~7岁),此阶段的明显特点是儿童语言得到快速发展,开始学习并渐渐能够熟练地运用符号表征事物,并用符号从事简单的思考。第三,具体运算阶段(7～11岁),此阶段儿童能够运用符号进行逻辑思考活动,在分类、数字、处理、时间和空间概念上有了很大的进步。第四,形式运算阶段(11岁以上),此阶段发展的典型特征是抽象思维的发展和完善,思维具有更大的弹性和复杂性,开始运用抽象的概念,能提出合理可行的假设并验证,知道事物的发生有多种可能性。

皮亚杰认为智力的本质是适应,"智慧就是适应","是一种最高级形式的适应"。他用3个基本概念阐述他的适应理论和建构学说,即图式、同化和顺应。

1.图式　图式即认知结构。"结构"不是指物质结构,是指心理组织,是动态的功能组织。图式是指个体对世界的知觉、理解和思考的方式。我们可以把图式看作是心理活动的框架或组织结构。图式具有对客体信息进行整理、归类、改造和创造的功能,以使主体有效地适应环境。认知结构的建构是通过同化和顺应两种方式进行的。在皮亚杰看来,图式可以说是认知结构的起点和核心,或者说是人类认识事物的基础。因此,图式的形成和变化是认知发展的实质。

2.同化　同化原本是一个生物学的概念,它是指有机体把外部要素整合进自己结构中去的过程。在认知发展理论中,同化是个体将环境中的信息纳入并整合到已有的认知结构的过程。同化过程个体对刺激输入的过滤或改变外界刺激的过程。也就是说,个体在感受到刺激时,把它们纳入头脑中原有的图式之内,使其成为自身的一部分,就像消化系统将营养物吸收一样。通过同化,加强并丰富原有的认知结构。同化使图式得到量的变化。所以,在皮亚杰看来,心理同生理一样,也有吸收外界刺激并使之成为自身的一部分的过程。所不同的只是涉及的变化不是生理性的,而是功能性的。随着个体认知的发展,同化经历下列3种形式。

(1)再现性同化　即基于儿童对出现的某一刺激做出相同的重复反应。

(2)再认性同化　即基于儿童辨别物体之间差异借以做出不同反应的能力。它在再生性同化基础上出现并有助于向更复杂的同化形式发展。

(3)概括性同化　即基于儿童知觉物体之间的相似性并把它们归于不同类别的能力。

3.顺应　顺应是指有机体调节自己内部结构以适应特定刺激情境的过程。顺应与同化伴随而行。当个体遇到不能用原有图式来同化新的刺激时,就要改变原有图式,或创造新的图式,以适应环境,这就是顺应的过程。可见就本质而言,同化主要是指个体对环境的作用;顺应主要是指环境对个体的作用。顺应使图式得到质的改变。

显然,从整体而言,如果只有同化而没有顺应,那就谈不上发展。尽管同化作用在保证图式的连续性和把新的要素整合到这些图式中去是十分必要的,但是,同化如果没有它的对立面——顺应的存在,它本身也不能单独存在。换言之,不存在纯粹的同化。当然,如果没有与顺应相对应的同化,也就没有顺应可言。皮亚杰用同化和顺应过程来说明认识,旨在表明这样的观点:一切认识都离不开认知图式的同化与顺应。认识既是认知图式顺应于外物,又是外物同化于认知图式这两个对立统一过程的产物。同化表明个体改造客体的过程,顺应表明个体得到改造的过程。通过同化和顺应建构新知识,不断形成和发展新的认知结构。

(五)维果斯基的发展理论

维果斯基(Lev Vygotsky,1896—1934年)是苏联建国时期卓越的儿童心理学家,

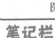

是苏联儿童心理学的开创者,他短暂的一生对苏联心理学的理论和体系的建立与发展做出了不可磨灭的历史贡献。

维果斯基认为发展是指心理的发展。所谓心理的发展就是指:一个人的心理(从出生到成年)是在环境与教育影响下,在低级的心理功能的基础上,逐渐向高级的心理功能的转化过程。所谓低级心理功能是生物进化的结果,是人和动物所共有的,包括知觉、不随意注意、形象记忆、情绪、冲动性意志、直观的动作思维等。所谓高级心理功能是以"语言"为中介,是人类历史发展的结果,是人类所特有的。人类个体只有在掌握了人类经验的基础上才能形成各种高级心理功能。高级心理功能包括观察、随意注意、抽象思维、高级情感、意志等。心理功能由低级向高级发展的标志如下。

1. 心理活动的主动性　心理活动的主动性表现在为了一定的目的主动采取一定的措施,是有意识的。心理活动由意识控制,受社会文化和道德的制约。儿童的活动也较少受意识控制,多半也是本能行为,而随着年龄的增长,个体的意识增强,行为也就开始受意识控制,心理功能由本能行为向随意功能转化,心理活动的随意性增强。

2. 抽象逻辑思维的发展　心理活动的抽象概括功能,是由于词的言语的发展,各种心理功能出现更高的概括性,也就是说各种功能由于思维(主要是指抽象逻辑思维)的参与而高级化。抽象概括功能增长主要的表现为:由再造想象到创造想象;由低级情感到高级情感;由具体形象思维到抽象逻辑思维。

3. 形成间接的心理结构　各种心理功能之间的关系不断地变化、组合,形成间接的以符号或词为中介的心理结构;其具体表现是:3 岁以前知觉和直观思维为中心;学前期,在意识系统中记忆占主导地位;学龄期,在意识系统中是以逻辑记忆和抽象思维为核心。

4. 个性化的心理活动　个性的形成是高级心理功能发展的标志,个性特点对其他功能的发展具有重要作用。随着心理的发展,心理活动逐渐个性化。孩子出生后只是一个个体,但并没有形成自己的个性,尚未成长为一个社会的人,所以称之为"未成人",随着发展,个体的内部世界在丰富着、发展着、逐步完善着,最后成长为一个从事社会实践活动的独立的个体,成为完全的、现实的、具体的社会成员,形成了全面整体的个人,持久统一的自我,这时具备了自己的个性。

第二节　心理健康

(一)健康的概念

健康是人的基本权利,也是人人都希望拥有的最大财富,是人类永恒的主题,是一个随着时代的推移而不断演变的概念。但并非人人对健康都有一个正确的认识。长期以来,人们一直局限于(人体)生理功能正常,没有缺陷和疾病就是健康。《辞海》对健康的描述是:"人体各器官系统发育良好,功能正常,体质健壮,精力充沛并具有良好活动效能状态。"其实健康不仅仅是指生理健康,随着现代医学的发展以及人们对于健康观念的转变,绝大多数人越来越意识到,心理的、社会的和文化的因素同生物生理的因素一样,与人的健康、疾病有非常密切的关系。与之相应,健康的概念超越了传统的医学模式。

1.汤纳特尔的四级健康行为模式

（1）疾病防护 是最基本的健康行为,是在人们的健康状况已经出现问题的时候所要采取的健康保护。这种防护是通过努力减少疾病产生的可能性,减弱已经出现的疾病的程度,疾病防护的根本目标是消除或者减少导致疾病产生的行为,如过度抽烟和饮酒。

（2）健康改良 是人们在发现自己的健康出现问题或自己有患病危险的时候采取的防护。虽无明显疾病,但已表现某些症状,如晚上经常出汗,睡眠质量降低,饮食行为与以前比有明显差异等。其目的是促使人们重视自己的健康,通过改良自己的行为使自己的健康达到比较好的水平。

（3）健康 大多数人的健康行为处于这个水平,人们不仅要进一步改进自己的健康现状,同时要促进一种满意的状态的产生。这种水平的健康行为不仅是要改善自己的体质,同时也要改善自己的情绪状态、社会关系等方面的质量。

（4）完美 是人们的奋斗目标。一方面要通过自己的努力充分发挥自己的潜能,包括生理潜能和心理潜能,另一方面也要逐渐形成一种占据主导地位的完美感或幸福感。

2.世界卫生组织的健康观 世界卫生组织1948年就把健康概念定义为:"健康不仅是没有疾病和病态(虚弱现象),而且是一种个体在身体上、心理上、社会上完全安好的状态。"随着社会的发展进步,人类对自身认识的深入,健康的概念也发生了质的飞跃。许多人开始接受健康是"人体各器官系统发育良好、功能正常、体质健壮、精力充沛,并具有健全的身心和社会适应能力的状态"的说法。1998年世界卫生组织对健康给出了新的定义,即"健康不仅是没有疾病,而且包括躯体健康、心理健康、社会适应良好和道德健康"。这一概念更新了传统生物医学模式下人们对健康的认识,把心理社会因素引入健康的概念,充分体现了人们的整体健康观,对指导人们维护健康发挥了重要作用,但由于概念过于抽象化和理性化,世界卫生组织又提出了衡量健康的具体标志:精力充沛,能够从容不迫地应付日常生活和工作;处事乐观,态度端正,积极承担任务不挑剔;睡眠良好,适度休息;适应能力较强,能够适应外界的各种变化;对一般较轻的疾病有一定的抵抗力;体重适当,体态均匀,头、臂、臀比例协调;头发有光泽,无头皮屑;眼睛明亮,反应敏锐,眼睑不发炎;牙齿清洁,无缺损、无出血、无疼痛,牙龈颜色正常;皮肤、肌肉富有弹性,走路轻松。

（二）心理健康的概念

健康的含义告诉我们,生理健康是健康的重要基础,心理健康是健康的根本和关键。心理健康作为健康的一个重要组成部分,对于其内涵,国内外学者由于所处的社会文化背景不同,研究问题的立场、观点和方法相异,迄今为止尚未有统一的意见。

精神病学家麦灵格(Karl Menninger)认为,心理健康是人们对于环境及相互间具有最高效率及快乐的适应情况。心理健康的人能适应外部世界,保持平稳的情绪,在各种心理品质中具有愉快的性情。《简明不列颠百科全书》指出,心理健康是指个体心理在本身及环境条件许可范围内能达到的最佳功能状态,但不是指完美的绝对状态。国内学者陈家麟认为:"心理健康是指在充分发挥个体潜能的内部心理谐调与外部行为适应相统一的良好状态。"基于诸多观点,通过分析我们能够从中找出它们的共同点:基本上都承认心理健康是一种心理状态;都把适应(尤其是社会适应)良好看

笔记栏

作是心理健康的重要表现或重要特征;都强调心理健康是具有一种积极向上发展的心理状态。因此,我们认为:所谓心理健康,是指个体在与环境的相互作用中,主体能不断调整自身心理状态,自觉保持心理上、社会上的正常或良好适应的一种持续而积极的心理功能状态。

(三)心理健康与心理异常

1.心理健康的含义　心理健康与心理卫生两者并无明确界限,两词可以通用,因此心理健康也可称为心理卫生,包含3层含义。

(1)心理健康是指一门学科,即心理卫生学,属医学心理学的范畴,主要是研究心理因素在维护人体健康和疾病及其相互转化过程中所起作用的科学。

(2)心理健康是指专业或实践,即心理卫生工作,主要是研究人类的精神卫生问题,特别是不同年龄阶段、不同实践领域人群的心理卫生、心理应激、心理疾病、心理变态等临床心理问题,如采取积极有益的教育和措施,维护和改进人们的心理状态以适应当前和发展的社会环境。

(3)心理健康是指心理健康状态,所谓心理健康状态是指个人在适应过程中,能发挥其最高智能而且获得满足,因而感觉愉悦之心理状态,并且在社会中,能谨慎其言行,并有勇于面对现实人生的能力。通过心理卫生工作,预防和矫治各种心理障碍、心理疾病,以提高人类对社会生活的适应与改造能力,如一个人具有积极稳定的情绪,健全的个性和良好的社会适应能力。

2.心理异常时的"心理特征"　个体心理异常时有一定的"心理特征",症状主要表现在以下几个方面。

(1)感觉痛苦　除了特殊的意识丧失,如精神分裂、脑功能丧失等,一般情况下,个体在心理异常时,常常有明显的心理感受和体验,如自我感到痛苦、心情烦躁、情绪低落、有焦虑感等。

(2)心理-生理功能产生紊乱　心理学的一个重要分支心理生理学,有一个基本原理是心理活动和生理变化是相互影响的。人的心理-生理系统在正常状态下能够自我调节,从而使人保持良好的功能状态。在心理异常的情况下,人的心理-生理功能受到损伤,出现紊乱现象,表现在该工作的时候功能不能达到最佳的状态,该休息的时候不能很好地睡眠等。

(3)过分关注自我　在心理正常的情况下,个体关注的是他周围的世界,对外界有不尽的兴趣。在心理正常的情况下,人也有烦恼、苦恼。但是这些是社会性的、发展的、外部的。例如,为如何自我发展而苦恼、为成长而操心等;而在心理异常的情况下,个体的心理指向是自己,个体过分关注自己的心理问题。自己为什么就遇到这样的问题? 如何才能解决等? 并为此感到迷茫困惑,非常痛苦。

(4)异常心理固着　个体在心理异常时所出现的异常心理固着表现在个体在不同的情景中总是考虑消极的问题,产生消极的心理感觉和体验。如在遇到困难挫折后产生了心理异常,心里就总是在想,我为什么会遇到这样的问题? 如果是焦虑,就总是在想如何才能解除焦虑。异常心理固着会造成个体的思想意识狭隘。

(四)心理健康的标准

关于心理健康的评价标准,由于其内在与外在交织在一起的复杂性,至今未形成统一的标准。给心理健康的理解带来一定困难,另一方面又为寻求心理健康结构、描述心理健康维度、进行心理健康测量提供了一定的依据和框架。通过分析和整合众多的理论标准,必然会得到一个理论上更为合理、实证研究更具操作性的心理健康结构和维度。人的心理活动是在不断变化的,因此人的心理健康状况也是处于运动和变化之中。心理健康标准也只是一种相对的衡量尺度,许多专家提出了不同的心理健康的标准,虽然各有建树,但多数都是根据个体的认知、情绪、个性、行为、人际关系、社会适应等方面的特点和表现来确定的。其中影响较大的有马斯洛和米特尔曼提出的心理健康10条标准:有充分的适应能力;能够充分了解自己,并能对自己的能力做出恰当的估计;生活目标能切合实际;能与现实环境保持良好的接触;能保持人格的完整与和谐;具有从经验中学习的能力;能保持良好的人际关系;能适度地发泄和控制情绪;在不违背集体意志的前提下,能有限度地发挥个性;在不违背社会规范的情况下,个人的基本需求能得到恰当满足。

国内的心理学家工作者根据各方面的研究成果,结合我国的具体实际情况,确定心理健康有以下几个标准。

1. 智力正常　智力是指人们认识、理解客观事物并运用知识、经验等解决问题的能力,包括观察力、记忆力、思维能力、想象力和注意力等。智力正常是胜任正常学习、适应周围环境变化的最基本的心理条件,是衡量心理健康的首要标准。心理健康的人,智力发展水平虽然各有不同,但都能使个体的智慧在生活、工作和学习中得到充分表现,并能力求有效地认识、克服和解决其中出现的各种困难、问题和矛盾。凡是在智力的正态分布曲线以内以及能对日常生活做出正常反应的智力超常者,均应属于心理健康的人。

2. 情绪稳定乐观　情绪在人的心理健康中起核心作用,心理健康者具有乐观向上的精神,能经常保持愉快、开朗、自信的心情,善于从生活中寻求乐趣,对生活充满希望。当然,并非一个人不能有喜怒哀乐的情绪变化,而是说一旦有了负性情绪,能够并善于从不良情绪状态中调整过来,即具有情绪的稳定性是非常重要的。真实而实际的情绪是接近现实,就是个体对环境能真实地感知,且能如实地感受,并能恰如其分地控制,不至于太过或不及。情绪若不加以控制或过度控制都会让人感到不悦。心理健康的人不会过于冷酷无情,在情绪方面能恰当地估量并表现得合乎情境。

3. 人际关系和谐　和谐的人际关系是心理健康必不可少的条件,也是增进心理健康的重要途径。个体与社会中其他人的交往,也往往标志着个体的精神健康水平。人际关系和谐主要表现为:①总是敢于交往、乐于交往和善于交往,有着广泛而稳定的人际关系;②在交往中保持独立而完整的人格,有自知之明,不卑不亢;③能客观评价别人,取人之长补己之短,宽以待人,友好相处,乐于助人;④交往中积极态度多于消极态度。

4. 社会环境适应良好　能否适应变化着的社会环境是判断个体心理健康与否的重要基础。能适应环境主要指有积极的处世态度,与社会广泛接触,对社会现状有较清晰正确的认识,其心理行为能顺应社会改革变化的进步趋势,勇于改造现实环境,以达到自我实现与社会奉献的协调统一。

5. 心理特征与实际年龄相符　在个体的生命发展过程中,不同的年龄阶段有着不同的心理特征,从而形成了不同年龄阶段独特的心理行为模式,心理健康者的心理行为特征应与其实际年龄相符合。

6.具有完善的人格 人格通常也称个性,人格完善是指人格作为人的整体精神面貌能够完整和谐地表现出来,是心理健康的核心因素,因为心理健康的最终目标是培养健全的人格,保持人格完整。心理健康者具有正确、稳定的人生观和信念,并以此为中心形成高尚的理想和远大的抱负,将自己的需要、动机、愿望、理想、性格、能力、目标与行为统一起来,形成完备统一的人格;遇到困难和挫折,能够采用自己有效的方法及心理防御机制,战胜困难,消除消极情绪,保持自身人格的完整,维持心理平衡。

7.意志健全 意志是个体的重要精神支柱。意志健全是在行为的自觉性、果断性、坚韧性和自制力等方面心理素质的反映。意志健全者要有坚定的信念和自觉的行动,活动中体现出充分的自信心、果断、坚韧、独立和较高的自制力。

8.良好的心理康复能力 由于个体各自的认识能力不同,个体各自的经验不同,从一次打击中恢复过来所需要的时间也会有所不同,恢复的程度也有差别。这种从创伤刺激中恢复到往常水平的能力,就称为心理康复能力。个体要想达到心理健康必须具有良好的心理康复能力。

第三节 不同年龄阶段的心理健康与维护

个体从出生到死亡,要固定地经历一系列的生命时期,不同的时期有着不同的生理和心理发展特点,也将会面临不同的心理健康问题。了解个体在不同时期的生理心理特点,顺应生命发展的规律开展心理卫生工作,将会极大地促进人类心理的健康发展。

一、胎儿期心理健康

(一)胎儿期的身心发展特征

生命是从受精卵和胚胎发育开始的,从怀孕到出生为胎儿期。已经有研究发现:怀孕2个月起胎儿在羊水中可进行游泳运动,并有皮肤感觉;怀孕3个月时吸吮自己的手指及碰到嘴的手臂或脐带;怀孕4个月时胎儿可以听到子宫外的声音,遇到突然的巨响还会吃惊;怀孕5个月起记忆功能发展,能记住母亲的声音并对这熟悉的声音产生安全感;怀孕6个月时嗅觉开始发育,能在羊水中嗅到母亲的气味并记在脑中;怀孕7个月时胎儿能用舌头舔自己的手,并且视觉也开始发育;怀孕8个月时胎儿能辨出音调的高低强弱并对此反应敏感。此时味觉感受发达,能辨别有苦与甜。

这一时期胎儿依赖于母亲而生存,母亲的健康、营养和心理变化所引进生理机制的改变直接制约着胎儿的健康成长。优生是个体心理健康的基础,胎儿期的生长发育状况对个体出生后心身的健康发展有重要的影响,因此,个体的心理健康要从胎儿期开始。

(二)胎儿期的心理健康维护

1.注意营养,适当运动 孕妇除维持自身日常所需的营养外,还需要满足胎儿生长发育的营养需求,因此,孕妇要保证足够、合理的营养,增加各种营养物的摄入,如蛋

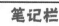

白质、多种维生素和微量元素等,同时注重保健,增强体质,减少疾病。尤其在妊娠的早期,很容易造成胎儿发育畸形或死胎。

2. 保持良好的孕期心态　孕妇的情绪状态对胎儿的反应和发育有很大作用。情绪困扰的孕妇,往往容易在妊娠期和分娩期引发并发症。孕妇不仅感受即将成为母亲的喜悦心情,而且意识到自己今后在家庭和社会生活中所扮演角色的变化,内心出现从未有过的兴奋,另外,怀孕期间的生理变化也将会导致孕妇一系列的心理反应,因此,要给予孕妇更多的温存、爱护和关怀,使其情绪乐观稳定,保证胎儿的正常发育,减少难产和早产的发生。要控制孕妇的心理社会环境,排除精神刺激,为其提供最佳的心理健康环境。

3. 改变父母的不良习惯　父母不良的饮食习惯、生活习惯不仅对自己的身体危害极大,也会影响胎儿的健康。孕妇不要多吃盒饭,营养对孕育一个优质、健康的孩子十分重要。孕妇应避免烟、酒、X射线等各种有害物质,不可滥用药物,以免造成对胎儿健康的影响和"三致"作用(即致畸、致癌、致突变)。父母吸烟或生活在有人吸烟的环境中可增加胎儿流产、早产、不正常心跳等疾病和问题的发生率,酗酒可增加胎儿患"胎儿酒精中毒综合征"的概率。患此病的儿童不仅长得矮小,脑袋小、不协调,而且有睡眠障碍,存在一定程度的智力残疾。孕妇吸毒或使用药物可能会导致胎儿畸形,即使是常用药物如抗生素、抗组胺药以及过量维生素,也会影响胎儿的正常发育。

4. 胎教　胎教指在胎儿期的教育,是孕期心理卫生的重要问题,是指有目的、有计划地为胎儿生长发育实施最佳措施。孕妇的情绪状态对胎儿的反应和发育起很大作用。情绪困扰的孕妇,往往在妊娠期和分娩期引起并发症。严重焦虑的孕妇经常伴有恶性妊娠呕吐,并常导致早产、流产、产程延长或难产,这种孕妇的胎儿,不但在胎内运动多,出生后也往往多动、易激惹、好哭闹,甚至影响喂奶和睡眠。因此,重视胎教是培养健全发展的儿童所必需的一个重要的基本问题。

二、乳儿期心理健康

(一)乳儿期的身心发展特征

乳儿的消化吸收功能尚未健全,但身体的生长发育迅速,需要大量易消化的营养食物。乳儿期(0~1岁)是动作发展最迅速的时期,从完全没有随意动作到学会用手操作物体的直立行走等随意动作。从整体动作分化为局部的动作,对智力发展具有重要作用。发展从泛化的愉快和不愉快,逐渐分化成比较复杂的情绪,有积极和消极之分。大脑皮质发育迅速,条件反射和躯体运动日益增多并完善。

(二)乳儿期的心理健康维护

1. 保证乳儿生长发育的营养　充分满足乳儿对营养尤其是蛋白质和核酸的需要,以促进神经系统的健康发育。同时,为增加乳儿的免疫力,提倡母乳喂养,因为母乳营养充足、容易消化吸收,含有抗体和胱氨酸,可增加婴儿免疫力,促进智力发展。

2. 满足乳儿情感的需求　乳儿期已出现了极为强烈的依恋需要,所以要经常以抚摸、拥抱和亲昵来满足,让乳儿饱尝爱,这种需要在心理学上称为"皮肤饥饿"。

3. 促进感官动作及言语的发展　乳儿"三大训练"有益心理卫生。对乳儿进行感官、动作、言语三大训练,对促进其生理功能迅速提高和心理活动健康发展都大为

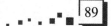

有益。

三、婴儿期心理健康

(一)婴儿期的身心发展特征

婴儿期(1~3岁)的脑重已增至1 000 g左右,相当于成人(平均脑重1 400 g)的2/3。婴儿的动作发展非常迅速,学会了随意独立行走,生活范围扩大。手的动作进一步得到发展,学会了穿衣、拿匙吃饭等。此期是语言发展的关键期,从简单的词、句,发展到掌握基本句型。随着言语的发展,婴儿的自我意识也开始发展,出现了比较复杂的情感体验,有了羞耻感、同情心和嫉妒心等。记忆特点是以无意识记、机械识记、形象记忆占优势。

(二)婴儿期的心理健康维护

1.断奶的心理保健　为孩子断奶要有计划地逐步进行,在断奶之前的两三个月里,就应有计划地添加辅食,使断奶"水到渠成"。

2.感觉整合训练　具有促进脑发育的作用,是促进心理正常发展的关键。感觉整合训练是指同时能刺激多种感官的游戏或运动,如爬行、玩滑梯、玩平衡台、荡秋千等。

3.口头语言训练　1~3岁的婴儿中枢神经系统的发育成熟,其语言发育快速。这一时期的适应刺激是语言的听和说。

4.注重婴儿智力的开发　婴儿已有了求知欲和探究欲,对孩子的发问,父母应深入浅出地用婴儿能理解的言语给予解释。

5.培养婴儿健康的习惯　健康行为习惯特别重要,健康的行为习惯包括讲究卫生、睡眠习惯、户外活动及平衡饮食。

6.及时矫正婴儿期常见的不良行为　如咬指甲、吮指、口吃等。

四、幼儿期心理健康

(一)幼儿期的身心发展特征

幼儿期(3~7岁)脑重已接近1 300 g。神经纤维髓鞘已基本形成,神经兴奋性逐渐增高,睡眠时间相对减少,条件反射比较稳定,词汇量和语法结构发生了质变。思维出现了简单的逻辑思维和判断推理,以形象思维为主,模仿力极强。并出现了独立的愿望,开始自行其是,变得不听大人的话,称为"第一反抗期"。大脑的控制、调节功能逐渐发展。感知迅速发展,能有意识地进行感知和观察,但不能持久,容易转移。自我意识发展,由外部语言向内部语言转化,如在游戏中自言自语。情绪不稳定以易变性和冲动性为特征,社会性情感发展较快,有了初步的道德感和理智感。

(二)幼儿期的心理健康维护

1.发展幼儿的言语　包括口头语言的进一步训练和书面语言的培养,幼儿期是培养儿童口头语言表达能力,丰富词汇的重要阶段,经常给孩子讲故事并要求复述,鼓励多听、多说、多看、多想、多问,以促进语言和思维的发展。幼儿在语言中开始用"我"这个代名词,在活动或游戏时自言自语,这是外部语言向内部语言转化的过渡语言,对思维的进一步发展起推动作用。

2.培养幼儿的初步独立性　摆正自己的位置,家长不要溺爱孩子,不要以孩子为中心。让幼儿与同伴进行各种各样的游戏,学会合作,讲礼貌。学会处理与小朋友、教师的关系,独立完成各种任务。

3.通过游戏开发智力　游戏是幼儿的主导活动,也是身心健康的重要途径,通过游戏逐步开发提高孩子的智力。通过开展丰富多彩的游戏活动,训练幼儿的各种运动技能,如在游戏中逐步提高协调使用手脚的能力,训练身体的平衡功能和幼儿的反应速度。

4.纠正幼儿的不良行为　培养孩子自己动手做一些力所能及的事,养成乐于助人的好习惯,及时矫正幼儿期常见的不良行为,正常对待和处理幼儿的口吃和遗尿症等疾病。对孩子的过失和错误要心平气和,不对其压服,更不能打骂,教育要耐心仔细,尤其要讲清道理,鼓励孩子心情舒畅地、正确地认识过失,改正错误。批评教育孩子时,父母口径要保持一致。

5.发挥父母的示范作用　父母是孩子的第一任老师。幼儿好像一架摄像机,把父母的言行都一一记录在心。说不准什么时候就会"放映"出来。父母要意识到这一点,和谐而又温暖的气氛有利于幼儿的心理卫生,对培养儿童良好的情感和性格,对形成终身的道德情操都有意义。因此父母发挥示范作用,创造温馨和谐的家庭环境,注意自己的一言一行。想让孩子将来豁达开朗,自己就不能斤斤计较、对人尖酸刻薄。要让孩子好学上进,自己先得做出榜样。对模仿力强、暗示性高的幼儿进行早期培训,最有效的办法是父母以身作则。包括互敬互爱、对人生和社会的正常认识、言行一致、父母态度的一致、不断克服自身的缺点和不良习惯、积极进取、勤奋、热情等都是为孩子的健康成长做出表率。

五、童年期心理健康

(一)童年期的身心发展特征

童年期(7～12岁)即学龄期,此期脑的发育已趋向成熟,除生殖系统外,其他器官已接近成人,大脑皮质兴奋和抑制过程逐步发展,行为自控管理能力增强。此期的儿童已开始接受正规教育,开始承担一定的社会义务,他们的社会地位、交往范围、生活环境都发生了很大的变化,促使心理发生质的飞跃。此期也是智力发展最快的时期,儿童各种感觉的感受性不断提高,知觉的分析与综合水平开始发展。注意的稳定性逐渐延长,范围渐渐扩大,转移灵活协调,并能很好地分配注意,有意注意迅速发展,并能自觉集中注意力;记忆能力从无意识识记向有意识识记发展,从机械记忆向理解记忆发展;思维由具体形象思维向抽象逻辑思维发展;书面语言和口头语言都得到正规的训练;情感比较外露,易激动,起伏大,好奇心强,求知欲旺盛,想象力丰富,辨别力差,喜欢模仿。意志的果断性、坚韧性、自觉性、自制性进一步提高。

(二)童年期的心理健康维护

1.合理安排学习时间　此期儿童身体和脑的发展基本接近成人,其语言、能力、气质、个性、情感、意志和智力也得到不同程度的发展,是由以游戏为主导活动转变为以学习为主导活动的时期。要科学合理安排学习时间,学习时间不宜太长,内容要生动活泼有趣,培养和激发儿童学习的兴趣。不要额外增加学习负担。

2.参加有益的社会活动　在社会活动中不仅增加了对周围事物的认识，而且增加了人际交往，发展了友谊感、责任心，培养了热爱劳动、助人为乐的高尚人格。

3.培养创造性思维　为能很好地适应发展的社会的需要，不仅要培养孩子的常规性思维，更要培养他们的创造性思维，当遇到问题时，能从多角度、多侧面、多层次、多结构去思考，去寻找答案，既不受现有知识的限制，也不受传统方法的束缚。其思维路线是开放性和扩散性的。它解决问题的方法更不是单一的，而是在多种方案、多种途径中去探索、选择。创造性思维的形成必须经过自觉的培养和训练，必须积累丰富的知识、经验和智慧，必须敢为人先、勇于实践，善于从失败中学习，才能获得灵感，实现思维的飞跃。因此其能不断增加个体知识的总量，提高认识能力，为实践活动开辟新的局面。

4.培育健康的道德情操　教育学家的调查表明，智商高不一定能使人成功，而情商高的人更易成功，情商即非智力因素，其中良好的道德情操，积极、乐观、豁达的品性，是儿童良好的心理品质之一。此期是培育儿童道德情操的重要时期，注重他们的举止、行为、思想、意图符合社会道德行为标准和客观的社会价值，如对社会劳动和公共事物的义务感、责任感和集体感。

5.养成良好的意志品质　童年期的儿童自我意识进一步发展，社会意识迅速增长，心理品质逐步形成。为了能很好地适应社会，应养成良好的意志品质，能够自觉地、独立地、主动地控制自己的行为，善于明辨是非，使自己的行为服从社会和集体的利益。在意志行动中善于控制自己的情绪，约束自己的言行，以充沛的经历和坚韧的毅力，百折不挠地克服一切困难，实现预定的目的的品质。即在困难面前有不低头的勇气，持之以恒的韧性。

六、青少年期心理健康

（一）青少年期的身心发展特征

青少年时期（12~18岁）是生动活泼最讨人喜欢的时期，也是淘气逆反最令人讨厌的时期。青少年时期是心身发展逐渐成熟的时期，也是为青年打基础的时期。

1.明显的生理发育　生理功能不断成熟，特别是当青春期来临时，体格发育突然加快，骨骼加快生长，身高加速增长，达到人生发育的第二高峰。

2.迅速发展的认知能力　认知功能全面和均衡发展；个体认知能力发生质的变化，青少年的认知已从具体运算阶段发展到了形式运算阶段。他们能从观察中引出假设，想象真实的以及假设的事件并演绎或归纳出关于他周围世界的原则。此时期的认知具有一定的精确性和概括性，意义识记有所增强，抽象逻辑思维占主导地位，思维的独立性、批判性有所发展，学会了独立思考问题。这种认知能力的发展可以抵御一些冲突和焦虑，但是由于青少年社会阅历较浅，自我整合感较差，对问题的看法常常带有主观性和片面性，处理问题容易感情用事。

3.不稳定的情绪　青少年情绪活跃，富有感染力，很容易动感情，但情绪发展还不够成熟、不够稳定，容易冲动失衡。随着青少年接触大量的新生事物，也伴随着大量的内心体验，使得他们的情绪和情感不断分化和成熟，但此时期的情绪特点是敏感而不稳定，反应快而强烈但不够持久；原来一体的自我分化为现实的自我和理想的自我，因此出现自我意识多方面的矛盾。

4.可塑性极强的人格　人格逐渐形成,青少年在接触外界的过程中,不仅在学习知识和积累经验,也在不断地接受家庭、学校和社会的教化,使得自己的行为社会化,从而完成从自然人到社会人的过渡。性心理不断成熟,在与异性的接触过程中,不断地形成恋爱观、婚姻观等重要的性观念。

(二)青少年期的心理健康维护

1.形成正确的自我意识　青少年是心理上的"断乳期",其显著的特点是自我意识发展迅速。在这段时期,父母及老师要在尊重他们选择的基础上,有的放矢地加以引导和教育,既不能事事过问,样样安排,又不能放任不管,加深"代沟"。引导他们对自我能正确、客观地评价,对自身行为能有效地控制和调整,鼓励积极参加社会实践活动,扩大知识面,丰富生活经验,从而不断完善自我意识。

2.保持稳定的情绪　情绪与身心健康密切相关,正性情绪促进身心健康,而负性情绪如果出现频繁或持续时间过长,则易导致身体和心理的疾病。青少年因外界环境而表现为情绪不稳,这个时期情感变化比较复杂,对新事物敏感,容易狂喜、愤怒,也容易烦恼、焦虑和悲伤,这种因情境的变化而变化,对某种情况做出相应的反应,是青少年正常的反应,虽然有一定自我调节、控制情绪的能力,但发展还不够成熟。

3.塑造健康的性意识　性意识的萌发是很美好的,但也是很敏感的,由于缺乏必要的性科学知识或心理上的准备,有时会令少男少女们感到焦虑、不安或恐慌,迅速变化的激素作用有时会出现性冲动甚至性攻击。因此应提早进行有关友谊、性生理、性心理、性道德教育,促使青少年学会克制自己的情感冲动,将精力投入到学习中。还要加强法制教育,增强法制和道德观念,防止性犯罪,塑造健康的性意识。

4.纠正不良行为　青少年认识社会的能力还不够强,特别在当今信息多、变化快的时代,表现更为明显,很容易被新奇、有趣、刺激的事物所吸引,明辨是非的能力还不够强,这种心理状态使他们很容易受社会不良风气的影响而染上不良行为,比如吸烟、酗酒、赌博等。要及时纠正,避免对身心造成伤害。

5.树立正确的人生观　青少年是国家的未来,全社会都应关注青少年的成长,为他们营造一个健康向上的良好氛围,帮助青少年建立蓬勃自信、富有理想、勇于创新的健康心理,树立正确的人生观、世界观和价值观。

七、青年期心理健康

(一)青年期的身心发展特征

1.生理发育成熟　青年期(18~35岁)个体的生理发展基本完成,已具备了成年人的体格及各种生理功能,身高达最大值,第二性征在19~20岁彻底发育完成,男女体态区分明显。机体在活动中表现出来的力度、速度、耐力、灵敏度和柔韧度等都在青年期进入高峰。脑的形态与功能已趋成熟。

2.认知思维活跃　此期认知、言语能力逐渐成熟,稳定性和概括化是观察力逐步成熟发展的重要标志。青年的抽象逻辑思维能力和注意的稳定性日益发达,他们可借此组织、调节和指导观察活动,因此观察的概括性和稳定性提高。认知旺盛、思维活跃、富于幻想是这个时期的主要特点。

3. 情绪情感丰富但不稳定 青年人具有极大的敏感性、丰富性、深刻性和起伏性等特征。青年的情感体验进入最丰富的时期,许多文学艺术作品反映出青年人丰富多彩的社会情感与两性情感。同时其情感的内容也日益深刻并且带有明显的倾向性。青年人伴随着不断接受新鲜事物,情绪出现强烈但不稳定的特征,有时出现明显的两极性。随着年龄的增长,其自我控制能力有所提高。

4. 人格趋于成熟 青年期是人格形成与成熟的重要时期,虽然其个性还会受到内外因素的影响而发生变化,但已经相对稳定。首先,表现为自我意识趋于成熟,一方面对自身能进行自我评估、自我批评、自我教育,做到自尊、自爱、自强、自立;另一方面懂得尊重他人的各种需要,评价他人的能力也趋于成熟。其次,青年的人生观、价值观、道德观已初步形成。其表现为对自然、社会、人生和恋爱等都有了比较稳定而且全面系统的看法,对自然现象的科学解释、对社会发展状况的基本了解、对人生和价值的认识、对择偶标准的逐步确定表明其社会化的进程已大大加快。第三,青年人的能力有所提高,兴趣、性格逐步稳定。青年人各种能力发展不一,但观察力、记忆力、思维力、注意力等均先后达到高峰。兴趣基本稳定,持久性在提高。性格已初步定型,以后的改变非常细小。

(二)青年期常见心理问题

1. 社会适应问题 青年期的自我意识迅速增长,青年人的成人感和独立感、自尊心与自信心越来越强烈,期望自己的见解能得到社会和他人的尊重。然而,他们的社会成熟则显得相对缓慢,社会生活中常常会遇到各种困难、挫折与人际关系的矛盾。为此而感到苦闷、烦恼、自卑,以致身心健康受到影响。

2. 情绪情感问题 青年期的情绪情感较丰富,较强烈,有时具有不可遏制性。青年人富有理想、向往真理、积极向上。但往往由于认识上的局限性和还处于逐渐成熟阶段,特别容易产生某些误区。情绪的不稳定性使得他们容易从一个极端趋向另一个极端,如不能满足自身的需要则易引起强烈的不满情绪,以致消极颓废甚至萎靡不振,强烈的自尊也会转化为自卑、自弃。青年人虽然懂得一些处事道理,但却不善于处理情感与理智之间的关系,以致不能坚持正确的认识和理智的控制,而成为情感的俘虏,事后又往往追悔莫及,苦恼不已。

3. 性问题的困扰 青年时期是发生性及相关心理卫生问题的高峰期。这与青年时期性生理成熟提前和性心理成熟相对延缓的矛盾有关,与性的生物需求和性的社会要求的冲突有关,也与整个社会的性心理氛围是否健康有关。青年性问题的困扰较多,主要有以下几点。

(1)对性的好奇与敏感 青年人对性的好奇与性知识的需求是其人生发展的必然现象,既不可耻,也无罪恶与下流,但是在现实生活中,一方面,青年人对性的自然属性了解不多,常常对性产生神秘感、可耻感与禁忌感。另一方面,青年人对性的社会属性知之甚少,因而常对性产生随便、越轨与不负责任的感觉。调查表明,在319名大学生中,对性问题感到敏感的占53%,神秘的36%,无所适从的28%,厌恶的占10%,矛盾心理的占55%。

(2)性欲冲动的困扰 性冲动是男女青年生理和心理的正常反应。在一部分青年中发生的性幻想、性梦和手淫,都属于青年人的性自慰活动,适当的性自慰活动对其缓解性的紧张与冲动是有益的。但是许多人对此还难以接受,性的自然冲动和对性冲

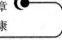

动持否定批判的态度两者之间形成了深刻的矛盾。

(3)异性交往的问题　对异性的好感与爱慕是青年人随性功能成熟而产生的正常的性心理现象。男女正常交往是非常必要的,不仅仅对于性心理卫生,乃至对人的全面发展都有直接的作用。现实中,男女交往却不甚理想。希望多与异性交往的占94%,而现实生活中经常与异性交往的只占22%,与异性交往中感到不自然的占20%,多数出现脸红、心跳加快、说话语无伦次。缺乏或不善于与异性交往是青年烦恼的主要原因。

(三)青年期的心理健康维护

1.培养良好的适应能力　青年人应当培养良好的适应能力,客观地认识和分析自身各方面的条件和能力,正确认识自我,不仅看到自己的优点与长处,而且也意识到自己的不足之处,从而将奋斗的目标建立在自己经过努力可以达到的范围内,不给自己造成无形的心理压力。确切来说,应注意以下几个方面的对策。

(1)使青年正确地认识自己,了解自己的长处与不足,这是进行自我评价的前提。学会辩证的思维,用客观的标准去衡量现实,这是进行自我肯定的必要步骤。把握住自己的优点和缺点,扬长避短,不断发展。

(2)帮助青年树立适当的奋斗目标,从而避免不必要的心理挫折感和失败感的产生,即使产生了心理挫折感和失败感,也要学会应用失败去激励自己,吸取教训,振作精神。

(3)使青年了解人际交往的必要性和重要性,在封闭自我与开放自我中选择后者。社会争取帮助青年增加交往的途径,提供更多参加交往的机会。个人的社会角色得到稳定,淡薄对待权、钱、性等各种欲望。

2.恰当解决情绪情感困扰　心理学研究表明,积极的情绪,稳定的心理状态不仅有利于个体心理健康,同时还能够提高工作和学习效率。青年人有远大的理想,富于幻想,憧憬着美好的未来。但心境变化和情绪波动较大,因而要引导他们注重自身修养,提高思想境界,树立正确的人生观,这是保持稳定心理状态的基础,另一方面,要学习并掌握心理疏导的方法和技巧。对此,应注意以下几个方面的调节对策。

(1)确定适当的期望值　有的青年把自己的抱负定得太高,一旦未能实现或受到嘲讽,则易郁郁不欢,影响身心健康。因此要把握好自己的社会角色,站稳人生的立足点,不懈努力,学会适应现实生活。

(2)增加愉快生活的体验　每一个个体的生活中都包含有各种喜怒哀乐的生活体验,对于一个心理健康的人来说,多回忆积极向上、愉快生活的体验,有助于克服不良情绪。

(3)适当发泄情绪　在情绪不安与焦虑烦躁时,不妨找好朋友倾诉,或找心理医生去咨询,甚至可以一个人面对墙壁倾诉胸中的郁闷,把想说的说出来,心情会平静很多。

(4)注意力转移法　克服某些长期不良的情绪有多种方法,可以用新的工作、新的行动去转移不良情绪的干扰,使注意力得到有效的转移。实践证明,空虚的日子,出现心理问题的概率偏高。

(5)耐心接受社会现实的磨炼　青年人走上社会之后,忍耐性普遍较差,缺乏坚强的毅力,需要经过无数次的现实经历的煎熬才能感受其中的真谛。

3.树立正确的性观念　青年期处于性生理、性心理不断成熟完善的关键期,首先,要改变传统思想观念,在青年人中进行健康的性科学教育,引导他们对性有科学的认识。对性有正确的知识与态度是性心理健康的首要问题。性既不神秘、肮脏,也不自由、放纵。其次,帮助青年正确理解性意识与性冲动、增进男女正常的交往。接受性冲动的自然性与合理性,两性正常、友好交往,增强青年人的意志力、自尊心和自信心,提高自身心理调控能力。第三,加强恋爱观和婚姻观的教育,处理好恋爱、婚姻与家庭的关系。

八、中年期心理健康

(一)中年期的身心发展特征

1.生理功能逐渐衰退　进入中年期(35~60岁)以后,人的各个系统、器官和组织的生理功能便逐渐从完全成熟走向衰退。从中年开始,个体的生理功能开始有所衰退。由于组织器官功能开始衰退,如肌肉开始萎缩,弹性降低;骨质密度降低;胃功能减低,清除体内分泌物的能力下降;免疫监视系统对发生癌性突变细胞的监视功能减弱等,罹患各种疾病的可能性也日益增长。

2.智力发展达到最佳状态　中年人的心理处在相对稳定和继续发展的阶段。中年人的知识积累和思维能力都达到了较高的水平,善于分析并做出理智的判断,有独立的见解和独立解决问题的能力。智力发展到最佳状态。中年时期是最容易出成果和获得事业上成功的阶段。

3.情绪情感趋于稳定　继青年时期情绪情感有较大波动和变化之后,中年人的情绪则比较成熟、稳定。中年人较青年人更善于控制自己的情绪,较少冲动性,有能力延迟对刺激的反应。

4.意志品质健全　中年人的意志更加坚定,自我意识明确,了解自己的才能和所处的社会地位,善于决定自己的言行,有所为和有所不为。对自己既定的目标已有明确的意识,勇往直前,能努力克服前进道路上的各种困难和挫折,不气馁,有百折不挠的坚强意志。同时也有理智地调整目标并选择实现目标的途径。

5.人格稳定特点突出　进入中年期以后,个体在个性方面的变化不明显。在几十年的生活实践中,经历了自我意识的建立、改造与再完善的反复锤炼和增长的社会化过程,这种稳定的个性和个体表现出的突出特点,有助于排除干扰、坚定信念,以自己独特的方式建立起稳定的社会关系和社会支持体系,并顺利完成自己追求的人生目标。

(二)中年期常见的心理问题

1.心理疲劳　每一个中年人都承担着为社会创造价值的责任,但由于所承担的社会角色的不断变换、人际关系的不断变化、工作和工作环境的不断变化等因素的干扰,抵消了中年人对工作做出的努力,因而造成巨大的精力和时间消耗,尤其是在社会高速发展的今天,他们常觉得有做不完的事,一刻也不能放松,常常会有紧迫感、压力感。这种由于种种主客观因素,中年人受到强烈而持久的不良刺激造成的压力而引起的消极心理,称之为心理疲劳。心理疲劳可导致多种负性情绪及不良反应。在这种压力之下,人的神经细胞高度兴奋,因而得不到充分的休息。久而久之,大脑中枢神经系统的兴奋与抑制功能失调,出现失眠、多梦、记忆力下降、工作效率降低、食欲下降、腹胀等情况,如果长期不愈,就会对身体产生致命的威胁。心理疲劳严重威胁到中年人的身心健康,中年知识分子的情况更为严重。一般有如下症状:①早晨起床后,浑身无力,四肢沉重,心情不好,甚至不愿意和别人交谈;②学习、工作没精神,什么都懒得做,工作中错误多、效率低;③容易感情冲动,神经过敏,稍遇不顺的事便大动肝火;④眼睛易疲劳,视力迟钝,全身感到不舒服,如眩晕、头痛、头重、背酸、恶心等;⑤感到困乏,但躺在床上又睡不着;⑥没有食欲,挑食,口味变化快等。

2. 更年期综合征　更年期是中年进入老年的生命转折时期,也是生育功能由旺盛进入衰退的过渡阶段。男女均有更年期,女性早一些,一般为 45～50 岁;男性晚一些,一般为 55～60 岁。由于此时生理与心理上的巨大变化,一部分人容易出现一种心身疾病,俗称更年期综合征。更年期生理上的变化,首先发生在性腺功能的衰退,对女性来说,主要表现为月经的变化,从规律变成不规律,以至最终完全停止。其次,由于孕激素、雌激素水平的下降,影响了自主神经的稳定性,部分产生了不同程度的自主神经功能紊乱的症状,表现为典型的潮热、出汗的头晕三联症状,有些出现烦躁易激惹、心悸、失眠、多梦等大脑皮质功能失调症状。随着更年期内分泌的改变,个体常出现一些心理不适感,主要体现在两个方面,即更年期神经症和更年期忧郁症。

(1)更年期神经症　临床表现除失眠、头昏、头痛、注意力不集中、记忆力下降等神经衰弱症状外,还突出表现在情绪不稳、激怒、烦躁、焦虑,同时伴有心悸、潮热、多汗等自主神经症状。有此症状的中年人随时随处总表现出紧迫感,对个人和家人的安危、健康格外关切,注意自己的躯体微小的变化,担心会得什么严重的疾病,常因躯体不适而四处求医,这类患者大事小事都操心。大到买房、购电器、儿女找工作,小到锅碗瓢盆、一针一线,都要过问。

(2)更年期忧郁症　临床表现为患者神经紧张、焦虑、心绪低沉,全身不适、早醒,整日惶恐不安,有大祸临头感。经常长吁短叹,自责自罪,拒食。即便如此患者对自己和家人依然关切,常表现出愁眉苦脸、坐卧不安、搓手顿足、流泪哭泣等一些自主神经症状如心悸、潮热或发冷,出汗、肢端胀麻、头晕等亦很常见。严重时可出现自杀企图或行为。

3. 婚姻家庭矛盾　中年人要在事业上有所作为,需要一个安定、和睦、信任、协调的家庭作为后盾。婚姻是中年阶段一个比较敏感的话题,中年阶段是婚姻最容易亮起红灯的时刻。不少中年夫妇在以往的日子里为了建立事业、照顾子女,每天忙于应付生活,对夫妻关系及感情关注不足,栽培不够,沟通不良,待子女逐渐独立,夫妻间反而有种陌生的感觉。少数夫妇彼此对对方不满,但为了子女勉强接受,等子女长大,维系婚姻关系的纽带不再起作用,只能以离异告终。也有一些家庭,中年夫妇由于面临性生理与性心理的改变,未能及时调适,性生活不协调,婚姻不满足感增加,而出现婚外情现象。有的夫妇事无巨细见面就争吵;有的恰好相反,无论什么事都不争吵,彼此客客气气,实际上貌合神离,同床异梦;有的夫妇婚姻关系只存在于一纸结婚证,分居两处,互不往来,十分冷淡。

(三)中年期的心理健康维护

1. 合理安排时间　中年人应有更高的修养,克己奉公、力戒奢欲、表里如一、光明磊落。良好的品行有益于保持心理平衡,还应擅自调适。琴、棋、书、画可陶冶性情,丰

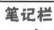

富的业余爱好和精神生活有益健康。合理安排时间,只有合理的休息,才能更好地工作。高尚的、典雅的、积极的休息,应是生活中必要的组成部分。

2.保持平和心态　对自己的体力和能力要有正确的认识和估计,要尽力而为,量力而行,保持平和心态,正确认识和对待自己的经济地位、工作环境和生活变迁等问题。善于用脑和科学用脑,用正确的思维方法来指导和协调生活和工作中的各种冲突。要面对现实,正确评价自己,善于自我控制、自我调节、自我教育,以保持良好的心境和稳定的情绪。

3.学会缓解压力　中年人是社会的中坚,肩负着家庭和社会的双层重任,长期承受着高强度的精神紧张和心理压力,因此,要学会缓解压力,学会用放松技术来调节,以有利于休息和睡眠,对照法、直接法、生物反馈法、太极拳、气功等都是很好的放松方法,有助于减轻压力,消除疲劳和紧张状态。

4.正确处理家庭关系　人际关系紧张是中年人心理紧张的重要原因之一,人际关系错综复杂,中年期的人际关系最为复杂,既要处理好与老年同事的关系,还要处理好上下级、同事间的关系,更要处理好家庭关系。在家庭经营方面,最重要的是如何建立亲子和夫妻关系,尤其是夫妻之间,在中年阶段就应开始经营比较深层、精致与轻松的夫妻生活。如何营造良好的家庭氛围,应做好以下几点。

(1)夫妻联盟　就是遇到一些特殊的情况时,夫妻联合起来处理这些事情并且保持统一的态度。夫妻联盟是整个家庭和谐稳定的基础。

(2)相互多沟通　夫妻之间是否有良好的沟通,怎样沟通才能促进彼此的感情,是提高婚姻生活质量的重要所在。沟通不仅要注意时间和环境,还要考虑彼此的精神状态。

(3)让子女独立　中年人应放手让已成年的子女,特别是独生子女,让他们自己照顾自己,自己管理自己。

(4)婚姻的再适应　人到中年基本上是处于上有父母、下有年幼子女要抚养,而中年期又往往是事业的高峰时期,需要为事业而奋斗,造成的压力不小。此时,很容易对夫妻关系忽视,因此需要特别的维护。

5.科学度过更年期　科学地理解更年期是生命的必然过程,及时掌握更年期的生理心理知识,正确对待自己的心身变化,注重保健;正确对待症状,有病早治,适当调整;保持日常饮食、睡眠、工作活动规律性,娱乐活动应有节制,避免过度紧张和劳累;家庭成员、同事、朋友及单位领导都应了解更年期基本知识,给予多方面的理解、体谅、同情、照顾和关心。建立更好的社会支持系统。

九、老年期心理健康

(一)老年期的身心发展特征

1.生理功能明显衰退　处于老年期(60岁以上)的老年人感觉器官的退化,使得老年人感觉功能下降,耳聋眼花,肌肉萎缩,形体缩小,肌力下降,易骨折,应变能力下降,易体弱多病。老年人的大脑皮质开始萎缩,脑回变窄,脑沟变宽,使得整个大脑的功能下降。大脑调节内脏的功能下降使得老年人的躯体、内脏不适感增加。

2.认知功能下降　认知功能是一个人认知外界客观事物的能力,人到老年,随着年龄的增长,智力逐渐下降,痴呆的概率也将增长。当然并不是说痴呆是正常衰老的必然结果。

3.记忆力下降　心理学家的研究认定人的记忆随着年龄增加会有所下降,老年人近期记忆保持效果差,近事易遗忘;但远期记忆保持效果好,对往事的回忆准确而生动。机械记忆能力下降,速记、强记困难,但有意记忆是主导,理解性、逻辑性记忆仍很强。由此可见,老年人的记忆衰退并不是全面的,而是部分衰退,主要是长时记忆、机械记忆和再现记忆衰退得较快。

4.情绪和人格改变　老年人情绪趋向不稳定,常表现为易兴奋、激惹、喜欢唠叨、常与人争论、情绪激动后的恢复需要较长的时间。性格逐渐发生变化,由于抽象概括能力差,思维散漫,说话抓不住重点,学习新鲜事物的机会减少,故多办事固执、刻板。办事能力下降,会增加老朽感、无能感的情感脆弱。有些老年人由于以自我为中心,常常影响人际关系,乃至夫妻感情。进入老年,两性出现同化趋势,男性爱唠叨,变得女性化,女性更爱唠叨,变得更加女性化。

(二)老年期常见的心理问题

1.衰老感　老年期是人生旅途的最后一段,也是人生的"丧失期",例如"丧失"工作、丧失权力和地位、丧失金钱、丧失亲人、丧失健康等。一般而言,老年人的情感趋于低沉,这与他们的历史经历和现实境遇是分不开的。另外,由于大脑和机体的衰老,老人往往产生不同程度的性格和情绪的改变,如说话啰唆、情绪易波动、主观固执等,少数老人则变得很难接受和适应新生事物,怀恋过去,甚至对现实抱有对立情绪。老年人的性情改变,常常加大了他们与后辈、与现实生活的距离,导致社会适应能力的缺陷。

2.离退休综合征　离退休综合征是指老人因为离退休后不适应新的角色、环境和生活方式变化而出现的焦虑、抑郁、悲哀、恐惧等消极情绪,或因此产生偏离常态的行为等一组相关症状。离退休的实质是人的社会功能的转变,这种转变意味着社会角色的转变。许多老人难以适应而产生"离退休综合征",不知道自己该干什么,心情抑郁焦急。个人的经历和功绩容易使老年人,尤其是男性产生权威思想(要求晚辈听话与尊重,否则就生气、发牢骚),常因此造成矛盾和冲突。老年人的行为及各项操作变得缓慢、不准确、不协调,为此苦恼又不服气。离退休综合征主要有以下表现。

(1)焦虑症状　表现为坐卧不安、心烦意乱,敏感,行为重复,小动作多,无法自控;犹豫不决,不知所措;偶尔出现强迫性定向行走。

(2)抑郁症状　表现为情绪低落,郁闷、沮丧,意志消沉、萎靡不振;有强烈的失落感、孤独感和衰老无用感,对未来生活感到悲观失望;自信心下降,行为退缩,兴趣减退,不愿主动与人交往。

(3)躯体不适症状　表现为头痛、头晕、失眠、胸闷或胸痛、腹痛、乏力、全身不适等症状,现有躯体疾病无法解释这些症状。

3."空巢孤独"感　造成老年人孤独的最普遍原因是:退休在家,离开了工作岗位和长期相处的同事,终日无所事事,孤寂凄凉之情油然而生。儿女分开居住,寡朋少友,缺少社交活动。丧偶或离婚,老来孑然一身。老年人最怕孤独。因为孤独使老人处于孤独无援的境地,很容易产生一种"被遗弃感",继而使老人对自身存在的价值表示怀疑、抑郁、绝望。空巢综合征主要有以下表现。

(1)情感方面　有空巢感的老人,大都心情抑郁,空虚、寂寞、伤感、精神萎靡、情

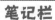

绪低落。

（2）认知方面　多数老年人出现自责倾向，认为过去没有尽到父母的责任与义务，对子女关心照顾不够，一部分老年人认为子女成人后对父母回报、孝敬、关心和照顾不够，只顾追求个人自由的生活方式和享乐。

4."恐病症"　人生的终结是死亡，老年期最大的恐惧是面对死亡。老年人常常患有一种或多种慢性疾病，给晚年生活带来痛苦和不便，便觉得自己成为累赘，感觉人生无望，心情抑郁、绝望；因为体弱多病而常会想到与"死"有关的问题，并不得不做出随时迎接死亡的准备，不论是有病，还是没有病，老年人都容易产生对死亡的恐惧，容易出现惊恐、焦虑、抑郁、睡眠障碍等心理不适症状；有些老年人表示并不怕死，但考虑最多的是如何死。一般老年人都希望急病快死，最怕久病缠绵，为此四处求医，寻找养生保健之术。

5.睡眠障碍　老年人大多数睡眠减少、睡眠浅、易惊醒，有的老人同时有入睡困难和早醒，这也是脑功能自然现象。医学研究发现，老人在睡眠过程中醒来的次数较多，女性入睡比男性慢。由于老年人睡眠的质和量都发生了明显变化，因此许多老人常感到睡醒后不怎么解乏，白天精神不济，甚至有昏昏欲睡之感。有些老人可表现睡眠过多或睡眠倒错（日睡夜醒），或在白天频频打盹、打呵欠，即使在很重要的场合也难以自制，这也是脑功能削弱的显著标志。

6.记忆障碍　不少老年人都时常为自己的记忆力不好而深感苦恼，例如，出门忘记带钥匙，炒菜忘了放盐，刚才介绍过的客人，转眼便叫不出人家的名字，一会儿找不到手表，一会儿找不到眼镜，老年人记忆力减退的特点是对新近接触的事物忘得很快（医学上称"近事遗忘"，而对过去的事却记忆犹新）。记忆力减退是大脑细胞衰老、退变的常见现象，过于严重的话则可能是老年痴呆的一种表现。

（三）老年期的心理健康维护

1.修养身心，享受老年生活　培养兴趣和爱好根据自己的文化、爱好和条件，自由选择。琴、棋、书、画、栽花、养鸟、钓鱼、体育锻炼等，都可以培养老人对生活的热爱，既可体会人生的乐趣，又可陶情冶志，养生益寿。

2.适当交往，缓解"空巢孤独"感　维持与社会的接触，保持良好的人际关系。老年人要勇于和善于接触各种各样的人，不要闭关自守，建立各种新的友谊关系，尤其要大胆与年轻人和孩子们交往，以利于增加朝气和生活信心。交朋友相互多走访，在人与人的交往中，可以交流思想、抒发感情、互相安慰鼓励、学习交流的经验。这种交朋友活动可以减少孤独空虚和消沉之感，体会到人间有友谊，无处不温暖。正如古人所言"同伴相嬉，乐而忘老"。

3.适量用脑，克服记忆睡眠障碍　适当的脑力劳动，可延缓脑功能的衰退，老人能够处理的事情最好让他们自己单独去做，这样能够使老人们勤动脑和多动手脚，有助于防止老年痴呆的发生和发展，对四肢骨骼和肌肉的强健也大有益处。

4.科学健身，正确对待疾病和死亡　生命在于运动，老年人不能太清闲，只要不过分劳累和紧张，生活安排得弛张有度，对心身健康有好处。使老年人能度过一个愉快幸福的晚年，并能正确地应对疾病和死亡，对疾病和死亡有思想准备，不回避、不幻想，必要时对死亡做出决断，才能让老年人从容不迫，义无反顾地给自己画一个圆满的结局。

问题分析与能力提升

舟舟是个先天性智残孩子。正常人的智商最低70,舟舟只有30,舟舟的最高智力也只相当于四五岁的孩子。但是舟舟的父亲胡厚培并没有放弃。他决定用自己的爱心和耐心来培养儿子的智力。他不厌其烦地教儿子数数、认数,但是,无论父亲动多少脑筋,制作多少卡片,舟舟就是学不会,至今,他还是不能从1数到10。父亲终于对教儿子学知识失去信心了。但他坚持让孩子参与社会,多与社会交流和沟通。他常带孩子上街,逛商场,会朋友,鼓励孩子出去玩。舟舟的家就在武汉一些剧团聚集的大院。舟舟熟悉那里几乎所有的练功房、化妆室和排练厅。父亲上班时把他带在身边,放在排练厅一角。排练开始了,舟舟就安静地坐在边上,听着音乐的旋律,哪里有音乐,哪里就能见到舟舟,音乐对他来说好像是一种享受。乐团排练间隙,他便不声不响爬上去,拿起指挥棒,挥舞起短短的手臂。正式演出时,舟舟总是站在侧幕指挥着好像属于他的乐队。演出结束了,掌声响起了,舟舟无比高兴,好像这也是他的成功。舟舟一天天长大,他对音乐的热情在一天天增加,表演欲望也越来越强,一个"指挥梦"随之产生。

请问:舟舟是一个心理健全的孩子吗?舟舟的成长经历给予我们怎样的启示?现代医学背景下如何衡量健康与疾病?什么才是真正的心理健康呢?

 同步练习

(一)选择题

A1 型题

1. 大学生心理健康日是　　　　　　　　　　　　　　　　　　　　　（　）
　　A. 5.25　　　　　　　　　　　　　　B. 5.26
　　C. 4.25　　　　　　　　　　　　　　D. 6.26
　　E. 6.25

2. 不是青少年期自我意识发展的特点的是　　　　　　　　　　　　　（　）
　　A. 独立性增强　　　　　　　　　　　B. 身体发育快
　　C. "成人感"出现　　　　　　　　　　D. 评价能力提高
　　E. 性意识建立

3. 学校增进学生心理健康的主要途径和方法是　　　　　　　　　　　（　）
　　A. 进行大规模问卷调查　　　　　　　B. 心理健康教育
　　C. 心理测验　　　　　　　　　　　　D. 心理治疗
　　E. 心理咨询

4. 对性问题避而不谈,对异性敬而远之,这属于　　　　　　　　　　（　）
　　A. 性压抑　　　　　　　　　　　　　B. 性变态
　　C. 性恐惧　　　　　　　　　　　　　D. 性回避
　　E. 性错位

5. 不是积极心态的作用的是　　　　　　　　　　　　　　　　　　　（　）
　　A. 信心　　　　　　　　　　　　　　B. 成功的意识
　　C. 浮躁　　　　　　　　　　　　　　D. 内心平静
　　E. 制定切合实际的目标

6. 青少年时期的年龄范围大概是　　　　　　　　　　　　　　　　　（　）
　　A. 11～14 岁　　　　　　　　　　　　B. 11～16 岁
　　C. 10～18 岁　　　　　　　　　　　　D. 11～18 岁

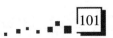

E. 10～16 岁

7. 人的健康不仅要有健康的身体,还要有 （ ）

  A. 健康的习惯   B. 健康的人格

  C. 健康的生活   D. 健康的心理

  E. 健康的行为

8. 在心理健康欠佳的中小学生中,在相当多的个体表现出来的是 （ ）

  A. 心理障碍   B. 心理失调

  C. 心身疾病   D. 神经症

  E. 精神异常

9. 当个体的活动具有一定自觉的目的,不是缺乏主见或盲目决定、一意孤行时,这个个体是

                            （ ）

  A. 意志健全   B. 智力正常

  C. 人际关系和谐   D. 情绪稳定

  E. 适应社会

10. 情绪对健康的影响是 （ ）

  A. 积极和消极影响   B. 积极影响

  C. 消极影响   D. 无影响

  E. 无法确定

A2 型题

11. 有一女,易受暗示,情绪多变,容易激动,自我中心感强,因而得了癔症,这主要表明下列哪个因素对心理健康的影响 （ ）

  A. 人格类型特征   B. 体质因素

  C. 器质性因素   D. 遗传因素

  E. 环境因素

12. 一位 68 岁的健康老人进行饮食咨询,给他提出的建议不应该包括 （ ）

  A. 少量多餐   B. 精米精面为主食

  C. 多吃蔬菜   D. 饮食多样化

  E. 多食易消化食物

13. 有些父母坚持认为"望子成龙,养儿防老",对子女过于严厉,甚至失去了爱,导致儿童心理健康出现问题,这主要表明影响儿童心理健康的因素是 （ ）

  A. 父母亲的文化修养

  B. 父母亲的个性特征

  C. 父母亲之间的关系

  D. 父母亲的教养思想、教养态度和教养方式

  E. 父母亲与孩子之间的关系

(二)名词解释

1. 心理发展   2. 健康   3. 心理健康

(三)简答题

1. 简述心理发展的基本特征。

2. 简述健康和心理健康的概念。

3. 简述心理健康的标准。

4. 简述青年期常见的心理问题。

（蔡春燕）

第五章

心理应激

学习目标

掌握　心理应激、应激源的概念;心理应激的过程。
熟悉　应激源的分类;心理防御机制的常见类型。
了解　常见的应激源。

第一节　心理应激概述

当一个充满气体的气球遇到外力或高压时发生爆炸,这种外力在物理上称为压力或者应力。面对压力或困难时,个体通常会出现紧张、焦虑等情绪反应。除此以外,个体还会有躯体和行为上的反应,机体的这种状态我们称之为应激状态。心理应激是人一生中不可避免的。适度的应激反应有利于提高机体的警觉水平,以利于机体更好地适应环境,但如果反应过于强烈、持久,就会损害人的心身健康。研究证明,应激反应与一些功能性疾病的症状或心身障碍之间,常常具有直接联系。目前严重影响人类健康的疾病中,多数与心理应激因素的长期作用有关,这些疾病即是心身疾病。从应激的心身反应,到心身障碍的心身症状,再到心身疾病,在逻辑上显然存在某种必然的联系,这就是病因心理学的重要研究领域,也是心理应激理论和实际研究的重要课题。

(一)塞里的应激基本理论

应激是机体对各种内、外界刺激因素所做出的适应性反应的过程。应激的最直接表现是精神紧张。应激一词,首先由加拿大学者塞里于1936年将其引入生物学和医学领域,并提出了心理应激学说。临床上他发现各种不同的患者,如严重感染、外伤、晚期癌症及大出血患者,虽然他们的临床表现各不相同,却有着许多相似的症状和体征,如食欲下降、体力减退、体重减轻、全身不适等。他通过多次临床和实验研究,提出了应激和一般适应综合征的理论,当个体受到应激作用时,就会产生一种相应的反应,并在新的情况下逐渐地适应。如果个体不能适应这种刺激,就可能在生理上或心理上产生异常,甚至可能发生疾病。塞里把应激反应动态地描述为3个阶段。

1.第一阶段警戒期　这一期又可分为休克期和抗休克期。休克期时,可出现血压下降、血管渗透性增高、血液浓度降低及体温下降等休克症状。抗休克期的表现与休克期相反。

2.第二阶段抵抗期　此时机体与应激源的对抗进入相持阶段,个体出现各种防御手段,使机体能适应已经改变了的环境,以避免受到损害。

3.第三阶段衰竭期　此期机体用于对抗的生理的和心理的能量已经消耗殆尽,机体需要得到休息与补充。长期的慢性不良刺激可造成长期的警戒与抵抗状态,机体很容易出现各种应激性疾病或严重的功能障碍,导致全身衰竭,直至死亡。

塞里的应激理论虽然起到了开创性的作用,但是它忽视了应激的心理成分,因此,许多学者在塞里的应激理论的基础上进行了修正和充实,提出了应激的准确概念。

(二)心理应激的概念

"应激"一词,在物理学上译为压力、应力,是指个体在察觉需求与满足需求的能力不平衡时,倾向于通过整体心理和生理反应表现出来的多因素作用的适应过程。简单地说是指一个系统在外力作用下竭尽全力对抗时的超负荷状态。目前,在医学心理学领域,应激的含义可以概括为以下几个方面。

1.应激是引起机体产生应激反应的一种刺激物,刺激物来源相当广泛,引起机体产生应激反应的刺激物称为应激源,包括各种躯体性、心理性、社会性及文化性应激源。

2.应激是机体对有害刺激的一种反应,应激是对不良刺激或应激情景的反应。塞里认为,应激是一种机体对环境需求的反应,也是机体固有的,并具有保护性和适应性功能的防卫反应,包括生理反应、心理反应和行为反应。

3.应激是一种觉察到的威胁,Lazarus 提出应激发生于个体无法应对或调节的需求之时,它的发生并不伴随于特定的刺激或特定的反应,而是发生于个体察觉或估价到一种威胁情景时。由此可见,应激与个人的认知评价、应对方式、社会支持、个性特征和个人经历等因素有关,特别是认知评价是关键性因素。由于个体对情景的察觉和估价存在差异,所以不同的个体对应激源做出的反应也就有所不同。

总的来说,应激是个体"觉察"环境刺激对生理、心理及社会系统产生过重负担时的整体现象,所引起的反应可以是适应或适应不良。

一般认为,应激是一个过程或是一种状态,心理社会因素中的各种紧张刺激,形成应激源,导致一种身心紧张状态,并伴有躯体功能以及心理活动的改变,这种状态就称为心理应激。从心理过程看,心理应激是个体在特定的情景中被引发出来的具有较高激动水平或持续紧张的情绪状态。

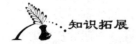知识拓展

实验说明了什么问题

有一个著名的实验,让被试者看一个故事片,故事片中讲述三个故事:一个工人被锯子锯去了一个手指尖,另一个工人被锯去了整个手指,

还有一个工人被木头击倒在地,不省人事。被试者分为3组,第一组为对照组,不给任何暗示,要求把注意力集中在故事情节上;第二组为理性组,要求被试者边看边评价工人安全操作的环节和有效性;第三组为否认组,被告知这是演员的特技表演,结果显示,理性组和否认组的被试者对影片的内容没有明显的情绪反应,而对照组被试者却出现了非常明显的情绪反应及相应的生理反应,如心率加快、血压升高。

第二节　心理应激的过程

应激过程的模式如图5-1。此模式表明,一个应激过程可以分为输入、中介、反应、结果4个部分。其中以认知评价为主的心理中介是关键部分。

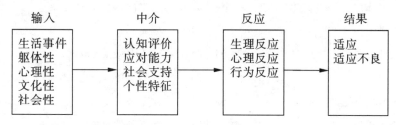

图 5-1　应激过程

一、应激源

(一)应激源的定义及分类

应激源是指能够引起机体产生应激反应的各种刺激物。按照应激源的性质,大致可分为以下4类。

1.躯体性应激源　指作用于人的躯体而直接产生刺激作用的刺激物,包括各种理化、生物学刺激。例如高温、低温、噪声、辐射、电击、损伤、微生物和疾病等。

2.心理性应激源　指来自人们头脑中的紧张性信息。包括个体的强烈需求、过高期望、不祥预感、认知障碍及人际关系的冲突等。

3.社会性应激源　包括重大的政治经济制度变革、社会动荡与自然灾害、世代间的社会环境变异、生活状况与工作条件的变化、婚姻与家庭问题、文化程度的差异等。

4.文化性应激源　指因语言、风俗习惯、生活方式、宗教信仰等方面的改变造成的刺激或情景。如从熟悉的环境迁移到陌生环境中所面临的各种文化冲突和挑战,往往会对个体造成持久而深刻的影响。

生活事件是指人们在日常生活中遇到的各种各样的社会生活的变动,包括负性事件和正性事件。负性事件如意外事故、疾病、亲人死亡、失业等;正性事件如结婚、升学、事业上的成功、晋升、获奖等,正性事件一般有利于健康,但如果过分强烈持久,也会产生不利的后果。生活事件会引起个体产生生理和心理的变化,常常是导致心理失常或精神疾病的原因。目前这方面研究较多,也较深入。为了检测生活事件对个体的心理刺激强度,美国心理学家霍尔姆斯(Holmes),根据5 000多人的调查结果,对生活事件进行了定性和定量分析,编制了社会再适应评定量表(Social Readjustment Rating Scale,SRRS),该量表包含43个生活变化事件,以生活变化单位(1ife change units,LCU)为计量单位加以评分(表5-1)。利用此表检测发现LCU的升高与多种疾病明显相关,如与高血压病、脑血管意外、心肌梗死、溃疡病、糖尿病、癌症等发病率的增高有一定的关系。并在一项研究中发现LCU与10年内的重大健康变化有关。比如,若在1年内LCU累计小于150者,则预示个体来年可能平安健康;若在1年内LCU累计在150～300之间者,次年50%可能性会患病;若在1年内LCU累计大于300者,则次年高达75%可能性会患病。当然,这种分析有一定的片面性和绝对性,应用到具体个体时还应考虑到个体生理和心理素质的差异性。

表5-1 社会再适应评定量表(SRRS)

等级	生活事件	LCU	等级	生活事件	LCU
1	配偶死亡	100	23	子女离家	29
2	离婚	73	24	婚姻纠纷	29
3	夫妻分居	65	25	个人取得显著成就	28
4	坐牢	63	26	配偶参加或停止工作	26
5	家庭成员死亡	63	27	上学或毕业	26
6	个人受伤或患病	53	28	生活条件的变化	25
7	结婚	50	29	个人习惯的改变	24
8	被解雇	47	30	与上司的矛盾	23
9	复婚	45	31	工作时数或条件变化	20
10	退休	45	32	搬迁	20
11	家庭成员健康变化	44	33	转学	20
12	妊娠	40	34	娱乐改变	19
13	性功能障碍	39	35	宗教活动变化	19
14	家庭增加新成员	39	36	社会活动变化	18
15	业务上的新调整	39	37	抵押或贷款少于万元	17
16	经济状况的改变	38	38	睡眠习惯上的改变	16
17	好友死亡	37	39	生活在一起的家庭成员人数变化	15
18	工作性质变化	36	40	饮食习惯改变	15
19	夫妻不和	35	41	休假	13
20	抵押超万元	31	42	圣诞节	12
21	抵押品赎回权被取消	30	43	轻微违法行为	11
22	工作职责上的变化	29			

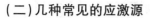

（二）几种常见的应激源

1.工作应激　又称为职业应激、职业紧张，它产生于人与工作之间的相互作用，主要是指在某种职业环境中客观或认知上的要求与个体适应能力之间失衡时所产生的心身紧张状态及其反应。

（1）工作条件方面的应激源　拥挤（缺少个人空间），温度不适宜，噪声，照明不足，刺眼或闪烁不定，座位不适，空气污染，存在有毒物质，路途过远，交通不便等。

（2）人际关系方面的应激源　激烈的竞争、相互间缺乏信任、交流不够、矛盾冲突、得不到尊重等。

（3）工作性质方面的应激源　经常出差，工作地点不定，重复性工作变动少，工作负担过重或责任过大，轮班作业，有时间压力与限制，个人才能未能充分利用或过度使用，机器对人的要求过高，工作不稳定等。

（4）管理方面的应激源　任务分配不清、责任不明确、反馈不足、岗位更换等。

工作应激的应激源还可分成物质性的和社会性的两种，个人素质、人格特征和社会支持，起着缓解或加剧紧张效应的作用。在工作中个体对某种工作负荷过重的反应称为职业精疲力竭症，是由各种各样持续的工作应激源引起的，其中人际关系应激源起主要作用。

2.家庭危机和紧张应激

（1）渐发性自然事件应激源　指在家庭生活周期中自然产生的事件，比如怀孕、生子、父母去世、儿女长大离家等，当面对生活周期的转折点时，人容易变得脆弱。

（2）消耗性危机应激源　即由于持续的紧张，应付期过分延长而逐渐产生的危机，例如长期贫困度日，家庭成员久病在床。

（3）冲击性危机应激源　指在相对短的时期内发生的事件，如财产被盗、家庭成员突然死亡等。

3.环境应激

（1）灾难性应激源　指影响到少数人的破坏性灾难，它对环境的影响是很严重的，但不经常发生。

（2）背景性应激源　包括噪声、空气污染、过度拥挤和被动吸烟。

二、应激的中介因素

中介机制是指机体将传入信息（应激源）转变为输出信息（应激反应）的内在加工过程，是应激的中间环节。人的一生中会遇到各种各样的刺激。但只有那些对某个体有意义的刺激物，才能引起相应的心理应激反应。而一种事物对于某个体来说是否有意义，在很大程度上取决于其认知评价水平、应对能力、个性特征和社会支持等。

1.认知评价水平　生活事件或外界刺激不一定能引起个体应激反应，同时，应激反应也不一定有特定的生活事件或外界刺激，只有个体察觉或估价认为存在一种有威胁的情景时才会有应激。由此可见，机体内外环境刺激是否成为应激源，关键在于个体是否觉察到威胁，如何评价刺激物，即个体对遇到的应激源的性质、程度和可能的危害情况做出什么样的估计。对同一类应激源可因个体对事物的认知、评价、观念、体验等不同出现差异。比如恋人分手，有的人把情感打击看作是重大挫折，因此而伤心、失落、抑郁甚至轻生,有的人却把它转化为动力,看作是一种重新生活、重新选择的机会,因此不表现出强烈的情绪反应。

2.应对能力　是指个体应对应激自身适应或摆脱某种情景的能力。同样的情景和事件,对不同的人可能引起不同程度的应激反应,这与人们应对环境的能力有关。一个能恰当估计自己应对能力的人,对应激反应能有较好的适应状态,过低估计自己的应对能力,会缺少信心,因而易受生活事件的消极影响,增强应激反应,引起精神更加紧张,造成心理功能紊乱。而过高的估计自己的应对能力,对生活事件的变化没有足够的心理准备,则容易受挫失败,导致强烈的心理生理反应。

3.个性特征　个性可以影响个体对生活事件的感知,甚至可以决定生活事件的形成。事业心太强或性格太脆弱的人容易判断自己的失败。个性特质在一定程度上决定应对活动的倾向性,不同个性类型的个体在面临应激时表现出不同的应对方式。具有良好性格特征的个体能较好、较快地适应新环境,而独立生活能力差,胆怯羞涩的个体面对新环境却不知所措,精神高度紧张,甚至产生神经症或躯体疾病。个性与社会支持也有一定的联系,间接影响客观社会支持的形成,直接影响主观社会支持和对社会支持的利用度。

4.社会支持　是指在应激状态下,来自社会各方面包括亲属、朋友、同事、伙伴等人及家庭、单位、社团组织等精神和物质上的援助,是个体可利用的社会性资源,这些社会资源在应激过程中构成了对个体的社会支持,个体在认知评价阶段可利用这些外部资源进行评价,从而减轻应激的作用。

三、应激反应

应激反应是指个体经认知评价而察觉到应激源威胁时所产生的各种生理和心理变化。应激一旦发生,不管是由何种应激源引起的,都会导致心理和生理反应,而且二者是作为一个整体出现的。应激反应包括应激的生理反应、心理反应和行为反应。

(一)应激的生理反应

机体在应激时常伴有不同程度的生理反应。这些生理反应主要是大脑通过自主神经系统、内分泌系统和免疫系统进行调节的;同时,这些生理反应又通过反馈机制反作用于上述三大系统,使机体尽可能从应激所造成的紊乱中恢复过来。这既是机体对应激的适应过程,也是异常情况下,应激导致心身疾病的发生机制。

1.交感-肾上腺髓质系统　当机体处于应激状态时,这一系统的活动多有明显增强,表现为:心率加快;血压升高;心肌收缩力增强,心排血量增加;呼吸加深加快;各种激素分泌增加;脂类分解加速,血液中游离脂肪酸增多;肝糖原分解加速,血糖升高;出汗;消化道蠕动减慢,分泌减少;凝血时间缩短等。这些生理反应发挥了机体潜在的能力,为机体应对应激源提供了必要的能量和氧气,对个体适应外界环境有重要意义。但持久或过度的应激反应,可使机体内部的能量耗竭,并可引起持久而严重的自主神经功能改变,甚至导致相应的内脏器质性病变。

2.下丘脑-垂体-肾上腺皮质系统　垂体的活动受下丘脑肽能神经元分泌的神经肽的调节,而肽能神经元的活动又受脑内神经递质、体液中性激素和肾上腺皮质激素及多种代谢产物的调节和控制。垂体起着上连中枢神经系统,下接肾上腺皮质等靶腺的桥梁和枢纽作用。

在心理应激状况下,下丘脑-垂体-肾上腺皮质系统活动有所增强。表现为,血浆内皮质醇和促肾上腺皮质激素水平升高;糖原异生,肝糖原增多,糖原分解也增加,使血糖水平升高;有时盐皮质激素也增加,引起血容量增加。当机体处在应激状态时,该系统作用参与分解代谢类激素(如皮质激素、甲状腺素、髓质激素)分泌增多,参与合成代谢类激素(如胰岛素、睾丸素)分泌减少。当机体结束应激状态时,则发生相反的变化。这样,应激期间的生理变化为机体应对应激源提供了燃料,而恢复阶段的生理变化可以帮助机体从应激所造成的紊乱中恢复过来。但这些生理变化若过于强烈或持久,就会导致一些组织器官的功能衰竭,临床上表现出相应的症状或疾病。

3. 免疫系统　有关免疫学的研究表明,在应激状态下,可通过下丘脑及其控制分泌的激素影响机体的免疫功能。在急性应激期间,首先出现免疫功能的抑制,接着可出现一个功能增进阶段。但长期、剧烈的应激可损伤下丘脑,并使血中肾上腺皮质激素水平急剧升高,导致胸腺退化或萎缩,抗体反应受抑制,巨噬细胞活动能力下降,嗜酸性粒细胞减少及阻断中性粒细胞向炎症部位移动,从而抑制了机体的免疫功能,降低了机体对抗感染、变态反应和自身免疫疾病的能力。

(二)应激的心理反应

应激的心理反应可分为积极的心理反应和消极的心理反应。积极的心理反应是指适度的皮质唤醒水平和情绪唤起、注意力集中、积极的思考和动机的调整。消极的心理反应是指过度的焦虑、紧张、情绪过分波动、认识能力降低、自我概念模糊等,这种状态妨碍个体正确地评价现实情境、选择应对策略和正常应对能力的发挥。主要包括各种情绪反应、心理冲突等。在心理应激状态下,个体表现出来的情绪反应主要有焦虑、恐惧、愤怒和抑郁等。

1. 焦虑　是心理应激条件下最常见的一种心理反应。适度的焦虑可提高人的警觉水平,并促使人投入行动,以寻求适当的方法应对应激源。例如,演讲者因存在一种担心失败的焦虑情绪,促使他在演讲之前努力做好充分的准备,最终取得了满意的成绩。过度的焦虑则会妨碍人的智能发挥,不利于应对应激源。例如,在赛场上,过度焦虑的运动员往往发挥不出平时的训练水平。

2. 恐惧　是个体面临危险或即将受到伤害时的一种消极情绪体验。恐惧通常伴随着回避行为,即避免进入危险的境界或从威胁性环境中逃走。适度的恐惧有一定的积极意义,因为适度的危机感能促进个体产生积极的应对行为。例如,司机驶入危险地段时,由于害怕发生意外,才会更加注意行车安全。严重的恐惧则能造成习性失助(坐以待毙,无丝毫行为反应)或情绪释放(哭、笑、喊、唱、跳、闹)等失控行为。

3. 愤怒　多出现于一个人追求某一目标过程中遇到障碍或受到挫折时的情境。人在愤怒时,躯体所发生的一系列生理变化,有助于克服其所遇到的障碍。但是,过度愤怒可使人丧失理智或失去自控而导致不良后果。愤怒情绪经过适当疏导,在一定程度上可以得到化解,如果处理不当,则可激化,并有可能导致攻击性行为的发生。如果愤怒的情绪既没有得到及时疏导,又没有产生攻击性行为而得以发泄,长期积结于心,对个体健康将十分不利。

4. 抑郁　包括一组消极低沉的情绪,如悲观、失望、无助、绝望等。研究表明,灾难性的生活事件(如亲人丧亡)易使人产生抑郁反应;久治不愈、长期受疼痛折磨的患者多有抑郁情绪。严重的抑郁者可能萌发轻生念头。因此对有抑郁情绪的患者,应当深入了解其有无消极厌世情绪,以防止意外的发生。

(三)应激的行为反应

应激往往会引起一些不适的感觉出现,因此人们总会采取一些行动减轻或消除其对机体的影响,这就是适应和应对行为反应。伴随应激的心理反应,个体在外显行为上也会发生某些变化。如脸部肌肉抽搐、声音变调、激动不安、呼吸急促等。这是机体为缓冲应激对个体的影响摆脱心身紧张状态而采取的应对行为策略,以顺应环境的需要。行为反应通常表现为两种类型:一是针对自身的行为反应,即通过改变自己来顺应环境要求,二是针对应激源的行为反应,即通过改变环境(应激源)来消除或减弱心理应激。这种行为反应是积极的,它在一个人身上表现为正视现实、知难而上、分析研究、想方设法解决问题。具体表现为以下行为。

1.依赖与退化　个体受到挫折,使用幼儿时期的方式应付环境变化或满足自己的欲望为退化,目的是为了获得别人的同情、支持和照顾,以减轻心理上的压力和痛苦。依赖即事事依靠别人帮助,主观上不想努力,这是在负性刺激下,经过负强化形式而逐渐形成的一种行为反应。

2.逃避与回避　都是远离应激源,逃避是指已经触到应激源后而采取的远离行动;回避是率先知道应激源将要出现,在未接触之前就采取的远离行动,目的都是为了摆脱情绪应激,排除自我烦恼。

3.躁动　躁动的心理基础是焦虑、恐惧等。在应激刺激下,许多人表现为活动增多、坐卧不安,严重者可出现躁狂。

4.攻击或敌对　攻击或敌对的心理基础是愤怒、怨恨。

5.转换性行为　有些人在应激状态下,一时找不出应对的办法,采用喝酒、吸烟或体力活动等方法做出反应。求助于烟、酒或某些药物来暂时缓解心理应激,都是消极的应对方法,都不能从根本上解决问题。后一种方法是最明智的,因为通过体力活动,大脑会冷静下来,减轻心理压力。

四、应激结果

适度的应激对人体健康和功能活动有促进作用,使人产生良好的适应结果;但长期、强烈的应激则使人难以适应,最终导致如神经症或心身疾病等疾病的产生,同时又是众多心理障碍的诱因,比如,创伤后应激障碍、急性应激障碍和适应性障碍等。

五、心理应激与健康的关系

大量研究表明,心理应激对人体健康的影响是双重的,既有积极的一面,也有消极的一面。

(一)心理应激对健康的积极影响

1.适度的应激是个体成长和发展的必要条件　有研究表明,早期的心理应激经历以丰富个体应对资源,能够培养个体在后来生活中的应对和适应能力,使其可以更好地对抗和耐受各种紧张性刺激和致病因素的影响。"穷人的孩子早当家",而那些小时候受到"过分保护"的孩子,当他们长大脱离家庭走向社会时,往往会发生环境适应障碍和人际关系问题。甚至因长期、剧烈的心理应激而中断学业或患病。这说明,人在幼年时期的艰苦锻炼,是成年后成功迎接社会挑战的重要基础。艰苦的家庭条件与生存环境,锤炼出了他们坚强的意志与毅力,使他们在以后的各种艰难困苦面前应对自如,社会适应能力大大增强。所以有位哲人说过,痛苦和逆境是最好的老师。

2. 适度的应激是维持人体正常功能活动的必要条件 人的一生会遇到各种矛盾和挑战。在解决矛盾、应对挑战时既会有紧张、劳累和痛苦,也会带来成功的喜悦、轻松和欢乐。人离不开刺激,适当的刺激和心理应激有助于维持人的生理、心理和社会功能。缺乏适当的环境刺激会损害人的心身功能,心理应激可以消除厌烦情绪,激励人们投入行动,克服前进道路上的困难。人的生理、心理和社会功能都需要刺激的存在。一只刚出生的猫被蒙上眼睛2个月之后,由于失去了光线的刺激,结果终生失明。经常参加紧张的球赛,运动员的骨骼肌、心、肺功能、神经反射功能,大脑分析、判断、决策功能均得到增强;同样,紧张的学习、工作使人变得聪明、机灵、熟练,大大增强了个体的生存、适应能力。有研究表明,工人在从事单调、重复、缺乏挑战性的工作时,很容易进入疲劳状态,表现出注意力不集中、情绪不稳定、工作效率下降、事故增多等。心理学的许多实验研究证明,人在被剥夺感情或处于缺乏刺激的单调状态超过一定时间限度后,会出现幻觉、错觉和智力功能障碍等身心功能损害。所以,我们可经常见到有些人主动地去寻求紧张性刺激,例如参加各种紧张性比赛、从事某种冒险活动等。

(二)心理应激对健康的消极影响

当心理应激超过人的适应能力就会损害人的健康,因此,心理应激与疾病的发生和发展都有密切的关系。特别是目前这个竞争更加激烈,人际关系更加复杂的社会,更多的疾病与应激有关。从目前人类的疾病谱及死亡顺位的变化也证实了这一结论。

1. 心理应激直接引起心理、生理反应,使人出现身体不适和精神痛苦 强烈持久的心理应激作用于体弱或应激能力差的人,就会导致相应的临床症状出现,因此给人们带来身体不适和精神痛苦。固然,"失败乃成功之母",可以锤炼人的意志和勇气,然而人不能总是失败,总是受挫,总是失意。强度虽小但长期的心理应激常使人出现头晕、疲惫、乏力、心悸、胸闷、心率加快、血压升高等症状和体征,还可以出现各种神经症表现,情感性精神障碍和精神分裂样表现,由于应激反应存在个体差异,故临床表现也不尽相同。

(1)急性心理应激综合征 处于急性心理应激状态的人,往往有较强烈的心理、生理反应,引起的临床表现为急性焦虑反应(如烦躁、震颤、过敏、厌食、腹部不适等)、血管迷走反应(如头晕、出汗、虚弱等)和过度换气综合征(如心悸、呼吸困难、窒息感等)。这些综合征的表现与一些器质性疾病(如冠状动脉粥样硬化性心脏病、甲状腺功能亢进、低血糖等)的临床表现相似,诊断时一定要注意鉴别。

(2)慢性心理应激综合征 处于慢性应激状态的人,常常感到头痛、心悸、呼吸困难、失眠、易疲劳等。这些人常因此而辗转于临床各科与各医院之间,但往往难以达到消除痛苦症状的预期治疗目的。

2. 心理应激加重已有的躯体和精神病情,或使旧病复发 在临床工作中,应激加重病情与使旧病复发的情况非常多见。已患有各种疾病的个体,抵抗应激的心理、生理功能较低,心理应激造成的心理、生理反应,很容易加重原有疾病或导致旧病复发。应激使有生理始基的人易患溃疡病,也可导致冠状动脉痉挛,引起心肌供血不足,直接诱发心绞痛或心肌梗死,患者因此可能发生猝死。心理应激还可诱发高血压,导致血管硬化患者发生脑血管痉挛、脑出血。研究发现,门诊神经症患者的心理应激程度与疾病的严重程度呈线性关系。躯体疾病的例子则更为常见。如高血压患者在工作压力增大时病情加重;冠心病患者在争执或激烈辩论时应激发生心肌梗死;病情已得到控制的哮喘患儿,在亲人离开后哮喘继续发作等。总的来说,心理应激是影响神经症、精神疾病和心身疾病发生、发展和转归的重要因素。

3. 导致机体抗病能力下降　人是身、心的统一体,身可以影响心,心也可影响身。严重的心理应激引起个体过度的心理和生理反应,造成内环境的紊乱,各器官、系统的协调失常,稳态破坏,从而使机体的抗病能力下降,机体处于对疾病的易感状态。体内那些比较脆弱的器官和系统便极易首先受累而发病,如心身疾病。临床上的应激性胃溃疡就是典型的例子,生活中,那些因亲人突然亡故而痛不欲生者,常常一病不起。

心理应激对健康的影响究竟是积极的还是消极的,受许多因素的影响,一般而言,由于青少年处于生命的旺盛时期和心理的可塑阶段,经过科学的教育和心理疏导,多可使心理应激发挥对健康的积极作用。对老弱妇孺则应通过关爱和帮助,尽可能使心理应激对健康的消极作用降到最低程度。

第三节　应激的应对方式

应对是机体的一种适应功能,是指个体在应激状态下,有意或无意地采取一些方法策略,使自身适应或摆脱某种情景的过程。实际上应对是个体面对困难情境做出适应性反应的过程。心理应激的应对形式有两种,即无意识的应对和有意识的应对。

一、无意识的应对(心理防御机制)

无意识的应对是个体在应激时,为对抗、缓解或摆脱应激源引起的心理紧张不知不觉所采用的自我保护机制,又称心理防御机制或心理防卫机制,是弗洛伊德于19世纪末提出来的。心理防御机制有两种作用:一种是积极的作用,它虽只能暂时减轻心理症状,而不能根本解决问题,但可使个体有更多的机会去寻找应对挫折更为有效的方法;另一种则是消极的作用,使个体依赖于心理防御,逃避现实,而不能学会有效地去解决问题。心理防御机制是常见的心理现象。几乎每个人都在不知不觉中使用,使用得当可免除内心痛苦,适应现实,但若使用不当可导致神经症或人格障碍,建立在防御机制之上的心理稳定是脆弱的,如果防御机制突然失效,自我就会突然失去依赖而陷入焦虑,导致心理危机。常见的心理防御机制有4种类型。

(一)自恋型的心理防御机制

心理学的观点认为,这类机制常见于5岁以内的"健康"孩子,也见于成人的梦里和幻想中。精神病患者常极端地采用,故又称为精神病型的心理防御机制,主要有否认、投射和曲解。

1. 否认　是指对已经发生但令人不愉快或痛苦的事情予以否定,就像没有发生过一样,以避免心理上的痛苦和不安。例如,有的恶性肿瘤患者否认自己的病情,坚信医生的诊断是错误的。个体否认这种比较原始而简单的心理防御机制,可以缓冲突如其来的打击,暂时缓解焦虑情绪,让自身有一个适应痛苦现实的心理过程。但是如果使用过度,则会丧失解决问题的最佳时机,导致更大的悲痛。

2.投射　又称外射,指个体将自己遭受挫折和困难的原因归咎于外界,以此减轻自身的焦虑与不安。例如,有的考生考试成绩不好,不是从自身找原因,而是抱怨老师出的试题太难、太偏,监考太严等。

3.曲解　将客观事实做歪曲性的解释,以符合自己的内心需要。为了适合内心需求而重新塑造一个外界现实形象。包括不现实的夸大、满足欲望的妄想和持久的妄想性优越感。例如,将别人对自己的排斥当作照顾,把别人的讽刺当作赞扬,即所谓"自我感觉良好",以保护自尊心不受伤害。

(二)不成熟型的心理防御机制

此类心理防御机制多发生于幼儿时期,但也被成年人采用,其性质是不成熟的。主要有退行、幻想和内射。

1.退行　也称退化,是指当个体遇到挫折无法应对时,放弃已经获得的成人应对方式,用以往较幼稚的方式,来争取别人的同情、帮助和照顾,从而减轻心理上的痛苦和压力,满足自己的欲望。比如成人在疼痛难忍时失声喊叫"妈呀"。此种退化行为常见于癔症和疑病症患者。

2.幻想　指个体在现实生活中遇到了难以实现的愿望和困境时,便脱离现实,想入非非,企图以虚构的方式获得自身满足。例如,穷困潦倒者期盼突然在路边拾到一大笔财富;懒汉希望"天上掉馅饼"。做"白日梦"是对幻想机制的生动写照。

3.内射　与外射作用相反,即将原本指向外界的本能冲动或情感转而指向自身,把责任完全归咎于自己。例如,有人常将自己的不幸归咎于"前世作孽",是"上帝"对自己的惩罚。许多抑郁症患者的自伤、自杀行为,正是由于其对自身过分地自责,把对外界的怨恨转向自己的缘故。

(三)神经症型的心理防御机制

这类机制常见于健康者、神经症和正处于急性应激中的个体。能够改变个人的感受或本能的表达,这一组防御机制常被神经症患者使用,故统称神经症性心理防御机制。主要有合理化、转移和反向。

1.合理化　又称文饰作用,指个体在遭受挫折、无法达到所追求的目标或行为不被社会接受时,就用各种理由或借口为自己辩解,以减轻自身的焦虑不安、痛苦或维护自尊,即"自圆其说"。其实这些理由或借口未必真实,也未必为多数人所认可,之所以这样做,只是为了说服自己,使自己感到心安理得。例如,有的人钱包丢了,就说"舍财消灾";伊索寓言中描写的狐狸,因吃不到长在高处的葡萄,便说"葡萄是酸的"。与此相反,在得不到葡萄而只有柠檬时,就认为柠檬是甜的。这种"酸葡萄心理""甜柠檬心理"都是典型的合理化防御机制。

2.转移　指个体由于某种原因而无法向某一对象直接发泄情感、欲望或态度时,便将其转移到其他替代者身上,以减轻自己的心理负担。例如,某男性在外受气,不便发作,回家后拿妻子出气,妻子就朝儿子发泄,儿子又对小猫小狗乱踢一通。这样,愤怒被逐一转移,各自的心境也就得以平静。"迁怒于人"就是典型的转移表现。

3.反向　是指个体表现出来的外在行为与内在动机截然相反。是指由于社会道德与规范的制约,个体将潜意识中不能直接表达的欲望和冲动,通过截然相反的方式呈现。例如,本想与异性交往的人因为害怕遭到拒绝,反而表现出对异性不屑一顾和根本不感兴趣的样子。"此地无银三百两"的故事就是一种典型的反向作用。反向作用虽然能在一定程度上掩饰个体的真实动机,减轻因此而产生的痛苦,维护了自尊,但是,长期运用会从根本上扭曲自我意识,使动机和行为脱节,造成心理异常。

(四)成熟型的心理防御机制

此类防御机制属于比较成熟有效的适应方式,能够把现实、人际关系和个人情感整合在一起,容易被现实社会所接受,成年人常采用。主要有升华、幽默和理智化。

1.升华　指个体将自己不容易实现的欲望或原始冲动加以改变,并导向比较崇高的目标。这样,既能使自己的欲望获得满足,又能有益于社会,有益于他人。因此它是一种积极的防卫方式。包括有趣的游戏、运动、绘画、跳舞、文学创作等业余爱好,例如,歌德不因失恋而消沉,写下了不朽的名著《少年维特之烦恼》。

2.幽默　指当个体遭遇挫折、处境困难或尴尬的局面时,用自嘲的方式解围,或用善意的玩笑来化解困境。幽默是一种积极的、成熟的心理防卫方式。既明显地表达了欲念和感情,又不使自己感到不舒服,也不会对别人产生不愉快的影响。例如,著名哲学家苏格拉底的夫人脾气十分暴躁,一天,苏格拉底正和学生们一起谈论学术问题,他的夫人突然冲进来,先是对着他大骂一通,接着又往他身上泼了一桶水。面对如此难看的局面,苏格拉底竟然一笑,接着说道:"我早知道,打雷之后,定会下雨。"经此幽默,事情便被化解了。

3.理智化　是指以理智的方式对待紧张的情境,借以将自己超然于情绪烦扰之外。这种机制对于经常与痛苦和死亡打交道的医务人员尤为重要,一个优秀的医务工作者无论面对多么危急复杂的病例,都应保持理智、沉着和冷静。

二、有意识的应对

有意识的应对是个体在应激时,积极、主动地调整自己的心态,重新修正目标,改变认知和行为,保持心理平衡,以达到适应的过程。主要方式有以下几种。

1.正确面对应激,适度压抑情绪反应　每个人在生活、工作和学习过程中,都不可避免地会遇到各种困难和挫折。面对困难和挫折应激,要冷静地分析原因,总结经验教训,改变消极认知,增强战胜困难的信心,以豁达的态度对待应激。同时,应该用意志力量适度地压抑住愤怒、焦虑等不良情绪反应。如果个人的压力和挫折感来源于对客观事物的过高要求或对自身的过高估计,就应重新修正目标,以减轻应激强度。

2.面对现实修正目标　有许多心理压力和挫折感来源于个体脱离现实对客观事物绝对化的要求,或对自己估计过高。因此,必须根据客观实际情况修正期望目标,才能减轻应激强度。

3.改善周围环境,获得社会支持　心理应激时,可通过改善自身的人际关系,获得社会支持系统的关心、指导和帮助,或改变一下造成心理应激的环境,使心身紧张状态得以缓解,从而有效地应对应激。

4.寻找精神宣泄,学会放松技术　遭受应激时,个人应寻找一种能使自己自由表达受压抑情感的情境,让内心痛苦得到发泄,紧张情绪得到缓解。如愤怒时适当地出出气,痛苦时哭一场,心烦时找知己倾吐一番等。另外,人处于放松状态时,自主神经系统及内分泌系统均处于低状态活动水平,可有效地降低应激反应。人们可通过适当的文体活动、散步、听音乐、静坐、做气功等活动,使紧张的身心状态得到放松。

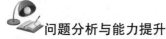 问题分析与能力提升

张某,女,28 岁,未婚,大专,公司会计。身材偏瘦,皮肤白皙。比较斯文、有修养,性格偏内向。大学毕业后在南京工作过 1 年,因某种原因辞职到了温州,现在温州某公司任会计。高中时与一男同学开始恋爱,进入大学后双方断断续续还有书信来往,毕业后分手了。家中有一姐,已婚,孩子已 7 岁;有一个弟弟最近结婚了,其老婆也怀孕了。近 2 年,父母经常催其找对象,不久前,参加一次同学聚会,看到老同学差不多都成双成对,内心压力很大。

一个月前的一天傍晚,近 6 点钟,天蒙蒙黑,张某从公司出来,准备到公交车站坐车,突然感觉到后面有人掏她的背包,转头一看,一个中年妇女的手已经伸进她的包里,她就骂了那个中年妇女一句,中年妇女却冷不防地打了张某一个巴掌,其又惊又气,本想跟她打架,看看周围有几个男子,想有可能是一伙的,心里害怕,所以不敢打她,吓得张某当场就哭了。回家后,又哭了一晚,至今感觉心里还有阴影。近来胃口很差,睡眠本来就不好,经历这一刺激后,经常做噩梦,如梦到自己被蛇咬死、死前很痛苦。自己觉得很累,对外界的一切都没兴趣。每想起这件事,就想哭,觉得生活没有意思。心里一直处于应激状态,焦虑、情绪低落、噩梦不断、身体也不舒服,怀疑自己得了抑郁症。

请问:张某的现状主要是什么原因造成的? 主要有哪些应激源? 可以通过什么方式进行应对?

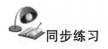 同步练习

(一)选择题

A1 型题

1.当人的愿望受到挫折后,通过想象自己获得了成就或达到了目的方式属于心理防御机制中的哪种表现 （ ）

　　A.转移　　　　　　　　　　　B.升华

　　C.幻想　　　　　　　　　　　D.反向

　　E.退行

2.心理学研究表明,要取得最大业绩,最佳的紧张度是 （ ）

　　A.高紧张状态　　　　　　　　B.低紧张状态

　　C.适度紧张状态　　　　　　　D.无紧张状态

　　E.无法确定

3.相同的应激源对于不同的个体会产生 （ ）

　　A.相同的反应　　　　　　　　B.不同的反应

　　C.积极的反应　　　　　　　　D.消极的反应

　　E.积极和消极反应

4.易受外界的影响而出现情绪波动,或伤心流泪或极度高兴,这一情绪表现是 （ ）

　　A.恐惧　　　　　　　　　　　B.焦虑

　　C.情绪低落　　　　　　　　　D.情感脆弱

　　E.紧张

5.由于缺乏准备,不能摆脱某种可怕或危险情景时所表现出来的情绪状态是 （ ）

A. 恐惧   B. 愤怒

C. 抑郁   D. 悲哀

E. 紧张

6. 人在危险紧急意外事件出现时表现出高度紧张的情绪化是 （   ）

A. 心境   B. 激情

C. 应激   D. 激越

E. 恐惧

7. 吃不着葡萄说葡萄酸,得不到的东西是不好的,这种心理防御机制是 （   ）

A. 投射   B. 合理化

C. 幻想   D. 否认

E. 转移

8. 在全新的生活环境中,不同的风俗习惯和生活方式,会使人产生心理应激,这种应激源属于 （   ）

A. 躯体性应激源   B. 心理性应激源

C. 文化性应激源   D. 社会性应激源

E. 无法确定

9. 相同的应激源作用于不同的个体产生的应激反应不同,其原因是个体对应激源的 （   ）

A. 文化程度不同   B. 反应强度不同

C. 敏感度不同   D. 认识评价不同

E. 承受能力不同

10. 应激事件可引起人们的消极情绪,损害认知功能,并普遍激发机体的反应系统,这称为 （   ）

A. 应对   B. 激励

C. 解脱   D. 回避

E. 自我防御

A2 型题

11. 有位中年技术员在一家公司上班,工作环境温度较高,噪声较大,工作压力也很大,班组的人际关系复杂,因得不到上司的赏识迟迟没能晋升,给他的心理健康带来很大的影响,他所面临的应激源是 （   ）

A. 日常生活应激源   B. 职业性应激源

C. 环境应激源   D. 沟通性应激源

E. 文化性应激源

12. 一位中年妇女由于对工作的过度需求促使个体感到心力疲惫,处于无从应对的状态,平时感到疲劳、头痛、失眠、情绪低落、沮丧消沉、自暴自弃、十分消极,她的这种心身耗竭状态是 （   ）

A. 变态   B. 绝望

C. 失落   D. 崩溃

E. 悲哀

13. 在现代社会中,成年人主要将精力消耗在工作中,他们所在工作的企事业中因政策或政策的执行问题会导致很多有关的应激源,这些应激源不包括 （   ）

A. 职业性人际关系   B. 社会环境的意外

C. 组织的结构与气氛   D. 个人职业经历

E. 组织的气氛

(二)名词解释

1. 应激源   2. 心理应激   3. 应激反应

笔记栏

（三）简答题

1. 什么是心理应激？

2. 常见应激源有哪些？

3. 分析自己常用的心理防御机制，恰当运用心理防御机制，努力采取积极向上、健康有效的防御机制和应对策略。

（蔡春燕）

第六章

心身疾病

🌸 学 习 目 标

掌握　心身疾病的概念及特征。
熟悉　临床常见几种心身疾病的心理社会因素、心理干预方法和心理护理。
了解　心身疾病的诊断标准、人口学特征及范围。

随着科学技术的不断发展,医学科学正在由"生物医学模式"向"生物-心理-社会模式"转变,心理和社会因素对健康和疾病的影响也相应地得到重视。人的生命系统中是一个有机的整体,并且共同作用于个体的全部活动。现代医学和心理学的研究证明,很多种疾病都能找到其致病的心理因素。所谓心理因素,系指个体在心理活动中所产生的冲突、紧张、不良习惯和人格特征等。这些因素与人们熟知的病毒、细菌、遗传一样也能引起躯体疾病。

第一节　心身疾病的概述

(一)心身疾病的概念

心身疾病又称为心理生理疾病,有狭义和广义之分。狭义的心身疾病是指心理社会因素在疾病的发生、发展过程中起重要作用的躯体器质性疾病;广义的心身疾病包括心理社会因素在疾病的发生、发展过程中起重要作用的躯体器质性疾病及应激功能性障碍。

心身疾病与传染病及神经症相比,有其自身的特征:①心身疾病是一组躯体疾病,以躯体症状为主,有明确的病理改变或病理生理过程;②器质性病变主要发生在自主神经系统支配的系统和器官;③疾病的发生发展与心理社会应激或情绪反应有关;④个体生物和躯体因素是某些心身疾病的发病基础,心理社会因素往往起"扳机"作用;⑤某种人格特质是疾病发生的易感因素;⑥心身综合治疗比单用生物学治疗效果好。

(二)心身疾病的诊断标准

按生物-心理-社会医学模式,人类的任何疾病都受到生物因素和心理社会因素的影响,心身疾病的诊断和预防原则,都应该兼顾个体的心理、生理和社会 3 方面。国内外学者从不同角度对心身疾病的心理社会因素进行了评估,如在疾病诊断过程中的采集病史这一步中,不仅对患者的心理、躯体、社会 3 方面的现状做出评估,而且还对个体发育过程中的有意义事件及成长经历中的关键阶段、家庭变迁、事(学)业成就,人际关系进行量化研究,特别关心个体的认知评价能力。目前,学术界对心身疾病的诊断已达成共识:认为临床上应从躯体、心理及相关社会因素进行多方面、多层次、多维度的分析,以进行生物躯体的"器质性疾病"与社会心理的"适应不良"的双向诊断,值得注意的是,这些社会心理因素直接影响躯体疾病的病程、治疗疗效、病情演变及转归。

诊断心身疾病有 6 个标准:①病因主要是心理社会因素;②疾病表现主要是躯体症状和体征;③病理变化主要累及受自主神经所支配的器官组织;④具有遗传和个性特征方面的倾向,即有易感素质;⑤病情的缓解或复发与心理因素的参与有密切关系;⑥不同于神经官能症与精神病。

(三)心身疾病的患病率及人群特征

1. 心身疾病的患病率 由于各国对心身疾病界定的范围不同,导致心身疾病的流行病学调查结果差异甚大,国外调查的人群患病率为 10%~60%;国内门诊与住院调查的结果约为 1/3。

中国协和医科大学杨功焕教授对 1991—2000 年中国人群疾病死亡因素进行的定量分析如下。第一,死亡率呈上升趋势病种群落,主要是恶性肿瘤、脑血管病、冠心病、糖尿病及伤害中的交通伤害。脑血管病死亡率从 1991 年的 80.17/10 万增至 117.75/10万;冠心病死亡率从 1991 年的 24.08/10 万增至 43.47/10 万,10 年增幅近一倍;所有恶性肿瘤总死亡率上升了 31%;糖尿病死亡率 10 年间上升 110%;传染病死亡率从第 1 位退至第 10 位。第二,从地区来看,城市与农村人群死亡率已经接近,农村脑血管病死亡率将超过城市,集中在华北、华中、东北、西北农村;冠心病、恶性肿瘤、糖尿病死亡率城市高于农村。第三,从性别来看,糖尿病、脑血管病死亡率男性高于女性;恶性肿瘤男性死亡率为女性的 1.7 倍。

2. 心身疾病患者特征 ①性别特征:总体上女性高于男性,两者比例为 3∶2,但个别病种男性高于女性,如冠心病、溃疡病、支气管哮喘等。②年龄特征:65 岁以上及 15 岁以下的老少人群患病率最低;从青年期到中年期,其患病率呈上升趋势;更年期或老年前期为患病高峰年龄。③社会环境特征:不同的社会环境,心身疾病患病率不同。以冠心病为例,患病率最高的国家为美国,其次为芬兰、南斯拉夫、希腊及日本,最低为尼日利亚。一些学者认为,这主要取决于种族差异、饮食习惯、人口的年龄组成、体力劳动多寡等社会环境因素的影响。④人格特征:一些心身疾病与特定的人格类型有关,如冠心病及高血压的典型人格特征是 A 型人格。癌症的典型人格特征是 C 型人格,C 型人格癌症的患病率是非 C 型人格的 3 倍。

(四)心身疾病的范围

世界各国对心身疾病的分类方法不同,包括的疾病种类也不一致。以下是日本心身医学会有关心身疾病的分类(表 6-1)。

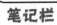

笔记栏

表6-1 心身疾病分类方法及各类主要疾病

分类	各类主要疾病名称
循环系统	原发性高血压、冠心病、冠状动脉痉挛、阵发性心动过速、心脏神经症、血管神经症、功能性早搏、雷诺病、原发性循环动力过度症等
呼吸系统	支气管哮喘、过度换气综合征、神经性咳嗽、心因性呼吸困难、喉头痉挛、消化性溃疡、溃疡性结肠炎、过敏性结肠炎、食管痉挛、贲门或幽门等
消化系统	痉挛、反胃症、反酸症、心因性多食症、习惯性便秘、直肠刺激综合征、气体潴留症、腹部饱胀感等
内分泌系统	肥胖症、糖尿病、神经性低血糖、心因性尿崩症、心因性烦渴、甲状腺功能亢进等
泌尿生殖系统	夜尿症、过敏性膀胱炎、原发性性功能障碍(阳痿、早泄、性欲低下等)、尿道综合征等
神经系统	偏头痛、紧张性头痛、自主神经功能紊乱、心因性知觉障碍、心因性运动障碍、慢性疲劳症、面肌痉挛、寒冷症、神经症(包括器官神经症和神经衰弱、癔症以及焦虑症、抑郁症、恐怖症、强迫症、疑病症等)
妇产科	痛经、原发性闭经、假孕、月经失调、功能性子宫出血、经前紧张症、妇女不适感综合征、更年期综合征、心因性不孕症、原发性外阴瘙痒症、孕妇焦虑症、孕妇疼痛症、泌乳障碍、扎管后综合征等
骨骼肌系统	慢性风湿性关节炎、全身肌痛症、脊柱过敏症、书写痉挛、痉挛性斜颈、局限性肌痉挛等
外科	外伤性神经症、频发手术症、手术后神经症、器官移植后综合征、整形术后综合征等
儿科	哮喘、直立性调节障碍、复发性脐疝、心因性拒食、神经性腹痛、遗粪症、遗尿症、神经性尿频、心因性发热、夜惊症、口吃、睡眠障碍、心因性咳嗽等
皮肤科	神经性皮炎、原发性皮肤瘙痒症、银屑病、斑秃、多汗症、慢性荨麻疹、过敏性皮炎、慢性湿疹等
耳鼻咽喉科	眩晕综合征、嗅觉异常、过敏性鼻炎、咽喉异感症、神经性耳鸣、神经性耳聋、晕动症、癔症性失音等
眼科	原发性青光眼、飞蚊症、精神性大小变视症、眼部异物感、癔症性视力障碍、心因性溢泪、眼肌疲劳、眼睑痉挛、眼睑下垂等
口腔科	特发性舌痛症、口臭、口腔黏膜溃疡、部分口腔炎、心因性牙痛、异味症、唾液分泌异常、口腔异物感、原发性颞颌关节痉挛、心因性三叉神经痛等
老年病科	老年冠心病、老年原发性高血压、老年心律失常、老年脑血管疾病(包括暂时性脑局部缺血发作、原发性高血压、原发性脑出血、高凝状态、脑栓塞等)、老年性甲亢、老年糖尿病、部分老年癌症、老年性痛风、吸收不良综合征、老年尿失禁、老年性皮肤瘙痒、风湿性特发性肌痛、老年神经症、老年肥胖症等

随着心身医学研究的不断深入，人们越来越重视心理社会因素在疾病的发病、诊断、治疗和预后中发挥作用，新的心身疾病不断被人们提出。例如，过去被认为是纯生

物学病因的疾病——乙型肝炎,现在发现与心理社会因素关系密切。

第二节　常见的心身疾病

一、原发性高血压

原发性高血压是危害人类健康最严重的心身疾病之一。高血压发病率较高,特别是在现代化大城市中,成年人患病率在 10% 以上,并发症多,是脑卒中、冠心病的主要危险因素。高血压的病因学说是多源的,除与遗传因素有关外,心理社会因素和行为因素在原发性高血压的发病中也有重要作用。

(一)心理社会因素

1.社会环境与生活事件　早期跨文化研究表明,原发性高血压多见于应激、冲突明显的社会。流行病学调查表明:在社会经济水平低下和犯罪率高的社区,居民的血压水平偏高;在传统文化解体或变迁的社会中,居民的血压水平较高;城市居民血压高于农村居民;从事紧张、高注意力工作及休息不足的人员,血压水平偏高;重大生活变故及创伤性事件与高血压的发病有关,如第二次世界大战期间,被围困在圣彼得堡(时称列宁格勒,旧称彼得格勒)达 3 年之久的人,高血压患病率从战前 4% 上升到 64% 。

2.情绪因素　20 世纪以来,在对原发性高血压的相关研究中发现,焦虑、紧张、愤怒的负性情绪常为高血压的诱发因素。还有研究认为,焦虑情绪反应和心理矛盾的压抑,即抑制性敌意是高血压发病的重要心理原因。汉克逊(Hokanson)的实验研究,给所有被试者同等强度的激怒,一组允许他们发泄自己的愤怒,另一组不准发泄愤怒。结果,那些被强力压抑而具有敌意的人易发生高血压。

3.人格特征　人格特征对高血压发病的影响一直受到关注。迄今尚未能确定高血压的特异性人格特征。有报道称高血压患者具有好斗、急躁易怒、好奇任性、要求过高过急、敌意等 A 型行为特点。李明德(1993 年)的研究发现,高血压病患者中 A 型行为模式者占 63.6% ,而对照组仅为 36.4% 。孙丽娟等(1998 年)对 82 例高血压患者进行 16 项人格特质测验表明,高血压患者反应性、应激性高于正常人,情绪多不稳定,易激动焦虑,缺乏耐心,好强固执。

4.不良行为因素　研究证明,高血压发病率与高盐饮食、超重缺少运动、大量吸烟及饮酒等因素有关。而大量调查和实验研究结果证明,这些不良行为因素又直接或间接地受心理或环境因素的影响。

(二)心理干预

药物治疗是临床对中、重型高血压最常用的方法,但由于原发性高血压病因的多元性,单一生物学治疗往往受限。目前,对高血压病的综合防治干预,效果较好。

1.松弛疗法　松弛疗法是目前治疗高血压比较常用的一种行为治疗方法。尽管各种松弛训练的含义和模式各不相同,但松弛训练的疗效已被近年来的临床和实验结果所证实。Norton 等(1982)提出,松弛训练后体内多巴胺-β-羟化酶活性下降。一部

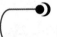

分患者的肾素-血管紧张素-醛固酮系统作用减弱,亦使患者的交感紧张减弱,从而使血压下降。

2.生物反馈疗法 它利用现代生物学仪器,通过人体生理或病理信息的自身反馈,使患者经过特殊训练后能够有意识地用"意念"控制、消除病理反应,恢复健康。此疗法不仅能使患者血压下降,而且可以达到不用药物就能长期降压的效果。

3.支持性疗法 建立良好的护患关系,指导患者正确认识疾病,掌握应对方法,改变不良生活习惯,正确宣泄负性情绪(如适度运动)等。

4.其他非药物疗法 减轻体重、限盐、戒烟和控制饮酒是降压的有效措施,可以通过行为矫正疗法加以解决。减轻体重适用于所有的高血压患者,肥胖者的效果最明显。

(三)原发性高血压患者的心理护理

高血压是一种慢性疾病,起病隐匿,病程较长。患者早期常表现为紧张、焦虑、压抑性愤怒,又因为对疾病认识不足、早期代偿期症状轻,常忽视疾病。当处于失代偿期,症状再次出现时,患者又会再度紧张。护理人员针对患者的心理反应,可以从以下几个方面进行心理护理。

1.缓解心理应激 护士要善于运用沟通技巧,评估患者的心理状态、制定有效的护理措施,使患者学会随遇而安,有效应对生活事件,缓解心理应激,减轻心理压力。

2.运用心理治疗的方法 在生物治疗的基础上,运用运动疗法、松弛疗法及生物反馈疗法都可有效降低心搏次数,减少血压波动,降低收缩压和舒张压。对1期高血压与临界高血压患者运用生物反馈疗法尤其可以取得非常好的疗效。

3.指导自我护理 首先应使患者对该病有正确的认知,改变不良的生活习惯、保持健康体重,教会患者调控情绪,合理安排工作和休息,以利于稳定血压。

二、冠心病

冠心病是冠状动脉硬化性心脏病的简称,是当今严重危害人类健康的内科心身疾病之一。大量研究提示,冠心病的发生发展与生物因素以及行为和社会因素有关。

(一)心理社会因素

1.社会环境与生活事件 社会生活中的应激因素如亲人死亡、环境变化等常被认为是冠心病的重要病因之一。研究表明,与冠心病相关的常见应激源有家庭关系不和睦、工作不顺心、丧偶等;强烈或持续的心理应激可致儿茶酚胺过量释放、心肌内钾离子减少,血压升高、局部心肌供血下降,使患者和原有心肌供血不足者发生冠心病。

Rahe 等(1974 年)对 279 名心肌梗死存活者及 226 名心源性猝死者配偶的调查发现,病前 6 个月生活事件明显增加。Dobson 等(1991 年)报道,澳大利亚大地震的 4 d内,心肌梗死及冠心病死亡率异常升高。有人调查,在事业上有过 4 次或者更多的重大挫折者,比未受重大挫折者冠心病的发病率高 4 倍。西方发达国家的冠心病发病率高于发展中国家、城市居民高于农村居民、脑力劳动者高于体力劳动者。国内有学者研究证实,负性生活事件与心肌梗死发生的相关程度较高,并与血液黏度增高有关。职业类型中,脑力劳动者,其致动脉硬化指标水平及血液黏度均高于体力劳动者。

2.人格特征 M. Friedman 等(1959 年)把人的行为特征分为 A、B 两型。A 型行为类型(type A behavior patterm,TABP)的特点是好胜心强、雄心勃勃、努力工作而又急躁易怒,即具有时间紧迫感和竞争敌对倾向等特征。与之相对应的是 B 型行为类型,表现为按部就班、不争强好胜、从容不迫、享受生活等行为特征。Friedman 指出,A 型行为类型者容易发生冠心病,且与冠心病病情加剧有关。西方协作组研究计划在 20 世纪 60 年代对 3 000 多名中年健康男性雇员进行了近 10 年的追踪观察。结果发现 A 型行为者在整个观察期间冠心病总发生率以及各种临床症状包括心肌梗死、心绞痛等的出现率 2 倍于 B 型行为者。这一研究说明,A 型行为类型不是冠心病发病后出现的行为改变,而是冠心病的一种危险因素。故有人将 A 型行为类型称为"冠心患者格"。1978 年世界心肺和血液研究协会确认 A 型行为模式的人易导致高胆固醇血症,因此,A 型人格是一种独立的冠心病危险因素。国内近年来临床研究也提示冠心病患者中 A 型者多于 B 型者,还发现,A 型特征愈明显,冠心病病变程度愈重,且其脂代谢异常及血液黏度升高。

3. 不良行为习惯　冠心病的不良行为习惯还包括吸烟、缺乏运动、过食与肥胖,以及对社会压力的适应不良等。它们是冠心病的易发因素,也是冠心病病情发展和治疗困难的重要因素。

(二)心理干预

心理干预对治疗冠心病具有重要意义。Friedman(1982 年)曾对 1 035 例心肌梗死患者随访了 1 年,并在部分患者中进行心理干预,结果发现接受心理干预组并发症发生率为 2.9% ~ 4.2%,死亡率为 0.9% ~ 1.8%,而未接受心理干预组则为 8.9% 与 4.8%,两组差异显著。

1. 认知行为疗法　A 型行为的矫正主要采用认知行为疗法,包括两方面的内容,即认知重建技术和自我控制技术。认知重建技术是在患者认识冠心病及 A 型行为的基础上,进一步帮助患者在自我意识、理想、信念、态度、目的等方面做出再评价和进行自我矫正,以便从根本上消除产生 A 型行为的心理基础。自我控制技术,一般包括对环境的控制和对个人行为的调节,通过这种措施逐渐矫正患者的 A 型行为。另外松弛训练(要求将松弛反应泛化到日常生活中)、生物反馈治疗以及想象疗法、书画练习、音乐欣赏等对矫正 A 型行为都有帮助。

2. 社会支持疗法　社会支持包括同事、朋友、家庭成员的关心、帮助和监督,这对鼓励和维持个体 A 型行为矫正有独特的意义。这种支持能够给患者提供行为矫正的反馈信息,从而有利于矫治程序的顺利进行。

3. 综合性心理治疗　对冠心病患者出现的多种情绪问题,可采用多种方法,合理情绪治疗、积极暗示、放松训练,以及书画练习、音乐欣赏等活动。

(三)冠心病患者的心理护理

冠心病患者常会出现焦虑、抑郁等负性情绪。患者因胸痛、胸闷被诊断为冠心病后,焦虑的程度取决于患者对疾病的认知。倾向于悲观思维模式的患者充满对预期死亡的焦虑,甚至继发抑郁。冠心病的危险度会随着焦虑水平提高而增加,猝死型冠心病与焦虑水平是呈正相关的。大量的研究表明,重性抑郁与冠心病的患病率及死亡率有关。冠心病患者抑郁症的患病率为 17% ~ 22%,是普通人群的 3 ~ 4 倍,对已经发生急性心肌梗死患者的一个研究证实,心肌梗死患者 6 个月内死亡的独立危险因素仍然是重性抑郁,故抑郁发作可作为患者死亡的一个明显预兆。护理人员针对患者的心理反应,可以从以下几个方面进行心理护理。

1. 指导正确认知　帮助患者对冠心病的形成原因、诱发因素及用药常识形成正确的认识,从而改善患者的情绪反应,达到良好的治疗效果。

2. 实施行为矫正　护士应评估患者的行为方式是否属于 A 型行为,并分析其心理根源,与患者共同探讨训练计划,采用综合性的方法如松弛训练、改变期望、人际交往训练等长期、逐步地改变、矫正患者的行为方式。

3. 积极调整心态　开导患者以平和的心态对待竞争,学会随遇而安,凡事不必追求完美,调整心态,减轻心理压力。

三、消化性溃疡

消化性溃疡主要发生于胃及十二指肠,是最常见的心身疾病。

(一)心理社会因素

1. 社会环境与生活事件　20 世纪 40 年代 Cannon 观察到动物的胃液分泌会因受惊吓而被抑制。其后 Wolf(1941 年)等通过对胃造瘘合并有黏膜疝的患者进行观察发现,情绪愉快时,胃黏膜分泌和血管充盈增加,胃壁运动增强;而悲伤、自责、沮丧时,胃黏膜苍白,分泌减少;焦虑以及有攻击性情绪时,胃黏膜分泌与血管充盈又增加,胃运动亦增强。

国外有人曾把 1 980 名消化性溃疡患者与正常人配对研究,发现患者患发病前经历的负性生活事件(如家庭矛盾、经济压力、不良习惯等)明显高于对照组。肖水源、杨德森等对消化性溃疡患者和正常人各 100 例采用生活事件量表进行测评,发现患者组病前 1 年的生活事件数目、生活事件紧张总值及负性生活事件总值均高于正常人组。

2. 人格特征　消化性溃疡患者的人格特征多被描述为性格内向、神经质、易怒但又常常压抑愤怒、依赖、情感易受挫折、雄心勃勃、有魄力等。近年来,国内外学者多倾向于对胃、十二指肠溃疡分开研究,认为十二指肠溃疡患者人格特征更具有典型意义。

(二)心理干预

1. 认知行为疗法　通常采取认知领悟疗法,指导患者调整各种不良的生活方式与饮食习惯,消除各种心理社会压力。例如帮助患者建立正确的自我观念,不苛求自己,不给自己造成过重的压力;学会放松和表达自己的内心感受;适当处理自己的不良情绪。还可以采取放松训练、系统脱敏疗法、自我训练法等。这些方法对有社会心理应激史和紧张、焦虑、抑郁等情绪反应的患者有较好的疗效。

2. 生物反馈技术　通过生物反馈技术,可使患者学会控制自己的胃酸分泌,从而起到治疗作用。

3. 心理支持治疗　主要采用解释、鼓励、安慰、诱导、启发、支持等心理疏导方法,消除患者的紧张情绪以缓解心理应激状态。

(三)消化性溃疡患者的心理护理

消化性溃疡患者由于上腹痛症状而往往表现出紧张、焦虑的情绪,尤其病情较重的患者因担心引发严重并发症而惶恐不安,情绪不稳定。溃疡病通常病程漫长,病情反复发作,给家庭、经济造成不同程度的负担,患者自觉痛苦和拖累家人,常常会出现自责、抑郁。溃疡患者在出现剧烈腹痛时,精神极度紧张、恐惧,担心急性穿孔、消化道大出血及溃疡的恶变。而过度的紧张、恐惧会引起胃部收缩增强或痉挛、胃酸分泌增多,形成恶性循环,加重溃疡的程度。护理人员针对患者的心理反应,可以从以下几个方面进行心理护理。

1.指导正确认知　患者因缺乏对疾病的正确认知,容易出现焦虑、抑郁、恐惧等情绪。因此,护士应通过通俗易懂的语言解释所患疾病的病因、特点、治疗手段,从而消除患者的不良情绪、建立良好的心理状态,战胜疾病。

2.提供心理支持　护士应耐心倾听患者内心的压力与烦恼,教会患者运用自控技术调节负性情绪,有效应对生活事件,避免不良情绪对机体的伤害。

3.协调人际关系　要帮助患者协调好护患关系、患者之间的关系及患者与亲属之间的关系,有利于患者在温馨和谐的人际氛围中尽快康复。

4.防止疾病复发　指导患者出院后保持平和的心态,合理安排生活,避免精神紧张,遵医嘱,按时、按量服用药物。介绍疾病防治的相关知识,有效预防溃疡的穿孔出血及癌变等并发症的发生。

四、糖尿病

糖尿病是由于胰岛素分泌缺陷或以对胰岛素抵抗为特征的代谢性疾病。目前认为糖尿病的发生既有生物学因素也有心理社会因素。生物学因素包括遗传、肥胖、"节约基因"、免疫机制异常等,心理社会因素包括都市化生活方式、各种心理应激、心理冲突及环境影响等。

(一)心理社会因素

1.情绪状态与应激　研究发现,情绪应激状态下所有患者均可显示出糖尿病的某些症状,而且焦虑、紧张、忧郁、苦闷等情绪应激都与血糖水平有关,说明情绪应激可影响糖代谢,但非糖尿病患者在应激解除后可恢复正常,而糖尿病患者却不能恢复正常。

2.生活事件　Rohe调查糖尿病的发生同各种生活挫折有关,生活压力越大,糖尿病患者的病情也相对越重。

3.人格因素　回顾性调查显示,糖尿病患者大多性格不成熟、优柔寡断、拘谨、抑郁、自卑、神经质、有攻击倾向。

(二)心理干预

1.心理支持　尽力营造一个和谐、温暖的环境,贯彻糖尿病经过积极正确的处理是可以缓解的理念,树立战胜疾病的信心。

2.改变生活方式　由专科护士讲解戒烟限酒、控制体重的重要性,因人而异,制订合适的生活计划,耐心解答患者心中的疑问,鼓励成员之间进行交流并点评。

3.其他　邀请心理专家讲解心理因素对糖尿病的影响,鼓励成员敞开心扉,释放抑郁、焦虑等不良情绪,分享心得体会。

(三)糖尿病患者的心理护理

糖尿病属于终身性疾病,患者一经确诊,就会表现出各种悲观、愤怒、抑郁与失望的负性情绪,对生活失去信心,情绪低落,精神高度紧张。糖尿病患者的饮食要求及生

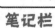

活方式的改变会让患者拒绝治疗饮食甚至拒绝使用胰岛素,上述心理反应均会影响正常治疗计划的实施,从而加重患者的病情。随着病程迁延,多器官、多系统并发症的出现,患者对未来生活失去信心,适应生活的能力下降,开始自暴自弃,甚至出现自杀行为。护理人员针对患者的心理反应,可以从以下几个方面进行心理护理。

1. 糖尿病患者及其家属的健康教育　开展对糖尿病患者及其家属的健康宣教,让他们了解糖尿病的基本知识、血糖的检测、胰岛素的正确使用方法。

2. 改变生活方式　饮食治疗是糖尿病患者的基础治疗手段,要求患者严格执行医嘱按食谱进食,通过一些行为治疗方法提高患者的依从性。

3. 心身自护,调整不良情绪　教会患者调整不良情绪,学会心身自护,建立与疾病做长期斗争的信心。

五、支气管哮喘

支气管哮喘是由过敏原或其他非过敏因素引起的呼吸道普遍性、阻塞性肺部疾病。

它是儿童较常见的一种心身疾病。有人认为 5% ~ 10% 的儿童在儿童期的某一阶段曾发生过支气管哮喘。在儿童中,男女发病率之比约为 2∶1。

(一)心理社会因素

1. 情绪因素　焦虑、失望、愤怒、恐惧、沮丧等可诱发哮喘的发作或使哮喘持续。例如,有一位女性患者无意中发现一个好友在偷看自己的东西,感到非常失望和愤怒,当时就出现了哮喘大发作。有人用 8 名学龄患儿做试验,让他们观看感到厌恶的电影或强迫做一些复杂的枯燥无味的数学题,结果表明他们全部出现呼吸道阻力增加的症状。

2. 人格特点　哮喘患者的人格特点多表现为依赖性强,易焦虑,易激动,有时有癔症样发作,情绪不稳定,暗示性强,性格内向,常常希望得到别人的照顾等。国内学者对 62 例支气管哮喘患者用艾森克人格问卷测查,发现有 46.77% 的人神经质分偏高,健康对照组为 18%。

3. 早期习得经验　典型的支气管哮喘是条件化的。一个早年因为过敏或其他因素引起哮喘症状而受到他人特别关注(如儿童受到父母的过分照顾)的人,有可能会发展成为典型的哮喘。

(二)心理干预

1. 心理支持疗法　消除不良的心理因素,改变家庭教育模式,改善环境,并指导和鼓励应用最好的自我照顾方法,提高安全感。

2. 行为治疗　有用催眠、暗示等治疗成人支气管哮喘成功的报道。Creer(1973 年)应用前额肌电反馈放松训练对哮喘儿童进行治疗,取得了较好的疗效。Feldman(1976 年)报道对患有哮喘的儿童,在改变下呼吸道的阻力上,短期生物反馈训练的效果与异内肾上腺素的治疗相同。他提出某些儿童通过使用生物反馈治疗以控制呼吸道的阻力至少可获得某些症状的改善。

(三)支气管哮喘患者的心理护理

多数支气管哮喘患者具有依赖性强、较被动顺从、敏感、易受暗示、情绪不稳定、希望被人照顾和以自我为中心等人格特点,这主要是因为过度焦虑、依赖及心理压力等心理因素影响自主神经系统,继而影响支气管平滑肌,导致哮喘发作。当哮喘初次发作时,由于发病突然,症状明显,加之患者对本病缺乏足够的了解和心理准备,往往产生紧张、焦虑等情绪反应。因哮喘多在夜间发作,患者自觉呼吸困难、胸闷、被迫坐位、张口呼吸、发绀、大量出汗、易疲劳;哮喘持续发作时,支气管舒张剂效果不佳,致使患者筋疲力尽,有濒死感。对此患者易表现出烦躁、恐惧,对各项检查和治疗缺乏耐心和信心,过于担心疾病预后。护理人员针对患者的心理反应,可以从以下几个方面进行心理护理。

1. 了解发作诱因 支气管哮喘主要的原因是过敏和自主神经功能紊乱,重要诱因是情绪的强烈变化。

2. 针对性护理 采取针对性情绪疏导,缓解患者紧张;使患者尽量远离刺激源;训练患者改善敏感个性,调节焦虑情绪。

3. 指导患者自我护理 指导患者建立一份"档案",记录每次发作的时间轻重程度、周围环境、当时的情绪、有无特殊事件、疲劳或剧烈活动,以便找出其哮喘发作的诱因,采取适当措施避免疾病复发。

六、慢性疼痛

国际疼痛分类学研究联合会(international association for the study of pain,IASP)对慢性疼痛的定义是:慢性疼痛是指疼痛感超过了3个月或在创伤痊愈后疼痛仍持续存在。慢性疼痛常伴发持久的苦恼、失眠、易激惹以及丧失工作能力或不能从事其他活动。与其他疾病相比,慢性疼痛更是经常伴发抑郁。患者的生活被疼痛的症状破坏了,情绪发生了改变,身体上丧失了能力,严重破坏了患者的生活质量。

(一)心理社会因素

1. 认知因素 疼痛不是一种单纯病理生理过程,它包括情绪、认知、动机以及生理多种成分的复杂的生理心理过程。绝大多数的人均表示他们所承受的疼痛远远不止躯体伤害本身,而更多地受到疼痛带来的紧张、焦虑等不愉快心理的影响,而心理因素反过来对疼痛的认知产生则有一定的调控作用。

注意力转移可以影响我们对疼痛的感觉,注意集中能增加疼痛的感受,当患者有隐痛时,我们应设法转移其注意力,主动与其交谈,讲有趣的事情或做些轻微的手工活,使患者忘记疼痛。

言语暗示能影响我们对疼痛的感觉,言语暗示对痛觉既有增强、延长的作用,也有抑制、减轻或消除的作用。例如有人因为怕疼而不愿意打针,护士说:"我慢慢打,让你感觉不到疼。"也可以让做过手术的患者向正要做手术的患者介绍术中经验,事先告诉患者:"当你手术醒后,会感觉到疼,但是可以忍受。"这些语言的暗示,能大大减低疼痛的感受。

2. 情绪因素 疼痛实际上是一种感觉——情绪体验,同时也是影响生活质量一个重要因素,当一个人感到的疼痛越多,他的生活质量很有可能就越低。同时疼痛往往伴随着恐惧、沮丧、愤怒、焦虑、抑郁等情绪反应。

3. 人格特点 抑郁情绪是慢性疼痛患者特有的人格特征。研究发现,抑郁质人格

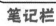

特征的患者,更多地把注意力集中于自身的躯体不适及与其相关的事件,增加了个体精神紧张,导致其疼痛的敏感性增高,易于产生疼痛感觉。

(二)心理干预

对于疼痛的干预,首先要查明疼痛的原因,对于躯体病变引起的器质性疾病,干预重点在于治疗躯体疾病,常采用手术、药物等治疗措施。同时还应针对心理社会因素对疾病的影响采取心理干预措施。

1. 认知行为方法　认知干预是力图改变可能使疼痛加重的负性思维和自我陈述。认知重构、模仿、想象和注意力分散技术是认知策略中常见的治疗方法。例如,向患者及其家属讲授有关疼痛行为的观点及社会强化因素在维持这种行为中所起的作用,教导家属忽略患者的疼痛行为,奖励其良好的行为。同时让患者家属记录下疼痛行为以及伴随这种行为的反应。此外,进行有规律的体育锻炼。

2. 生物反馈技术　借助生物反馈仪,进行渐进性肌肉松弛训练,减轻或控制肌肉紧张性疼痛。

3. 应激接种训练　①对疼痛的感知成分,采用放松和呼吸调节的技术控制;②对疼痛的情感成分用转移注意、人为想象获得减轻;③对疼痛认知评价成分采用自我指导的训练方法加以控制。

(三)慢性疼痛患者的心理护理

慢性疼痛患者常见心理反应有抑郁、焦虑、疑病等。患者常常紧张、担心、害怕、多思多虑、担心失控,有时会心慌、出汗、手抖、心神不定、坐立不安。护理人员针对患者的心理反应,可以从以下几个方面进行护理。

1. 解释、安慰、疏导　人们患疼痛性疾病时常有一种巨大的精神压力,因此,向患者讲明道理,帮助患者解除疑虑极为重要。通过解释让患者对自己的疼痛产生正确认识,让他们把心里压抑的痛苦感觉倾吐出来,医护人员要以同情、关心、谅解的态度听其诉说,有针对性地加以诱导,为做好心理治疗创造有利条件。

2. 松弛疗法　这种方法主要用于消除紧张和焦虑,打断"焦虑-肌肉紧张-进一步焦虑"所形成的恶性循环。方法是教育患者先松弛肢体的一组肌肉,然后到全身松弛。

3. 催眠法　让患者平卧于床上保持沉静、使全身肌肉放松,令患者双目注视一个指定的物体,几分钟后治疗人员用柔和、单调的语令反复暗示,一旦患者进入催眠状态,可以通过交谈来了解被遗忘的创伤体验从而消除其症状。当辅以药物催眠疗法以达到催眠状态。

4. 音乐疗法　音乐可影响人的身心行为。音乐的速度、旋律、音调和音色的不同能使人表现出兴奋、抑制或起到降低血压及镇痛的效果。

5. 暗示疗法　心理治疗中有很多场合利用暗示疗法,是通过语言或运用姿态、表情及环境衬托,是患者不经逻辑判断、直接接受医务人员给他的观念来消除症状的方法。医务人员的权威性、知识和治疗力量是暗示的重要条件。

6. 心理安慰　护士的同情、安慰和鼓励是心理护理得以见效的首要条件。先稳定其情绪消除其心理障碍,患者会更好地与医生护士合作,能在一定程度上自己控制疼痛。若情况允许,应把有关知识介绍给患者。告诉他疼痛的原因和治愈的希望。患有相同疾病的病友,用现身说法介绍克制疼痛的经验和治愈过程,都是帮助患者消除思想焦虑增强信心的有效方法。意识和注意力的转移能减轻疼痛。轻松愉快的谈话、能引起患者注意的报纸杂志、电视节目、下棋等娱乐活动,都可以把集中在疼痛上的注意力分散到其他方面,能兴奋精神减轻疼痛。要做好心理护理就要和患者建立感情,取得患者的信任,否则心理护理难以奏效。

七、癌症

癌症是一种严重威胁人类健康的疾病,其病因尚未完全阐明,但许多研究表明心理社会因素在疾病的发生发展过程中起着一定的作用。

(一)心理社会因素

目前研究结果显示,心理社会因素是癌症形成的重要影响因素之一;反过来,癌症患者的不良心理行为反应,又严重影响着疾病的发展和患者的生存期。

1. 环境及生活事件　国内外不少研究发现,癌症患者发病前的生活事件发生率较高,其中尤以家庭不幸等方面的事件如丧偶、近亲死亡、离婚等为显著。Leshan(1966年)指出,肿瘤症状出现前的最明显心理因素是对亲密人员的感情丧失。姜乾金等(1987年)调查发现,癌症患者发病前的家庭不幸事件发生率比对照组的普通患者高。在一组接受心理治疗的癌症患者中,大多数人在发病前半年到8年期间曾遭受过亲人(配偶、父母、子女)丧亡的打击,而对照组则少得多。动物实验结果也证实,某些应激性刺激(限制活动、电击等)可以促使某些动物癌症发生率显著增加。研究均证明,负性生活事件通过应激的途径而与某些癌症的发生有密切联系。

2. 负性情绪反应　一般情况下,负性情绪如焦虑、抑郁等是生活事件所致的应激反应。F. Ippoliti(1991年)曾对乳腺癌妇女确诊前5年的心理状况包括抑郁和人格特征等进行调查,并与40名正常妇女做对照,结果发现,乳腺癌组抑郁程度显著偏高。国内高北陵等对245例癌症患者的调查显示,癌症组患者在病前大部分时间有负性情绪倾向,以抑郁多见,焦虑次之。提示负性情绪对癌症发病不可忽视。

3. 人格特征　Temoshok(1977年)提出癌症患者为C型行为模式(type C behavior pattern,TCBP)的概念,其核心特征是不善于表达自己、高度顺从社会、过分压制自己的负性情绪等。M. Sabbioni(1991年)对人格特征与癌症发生的关系的有关研究结果做了总结,认为癌症易感者的人格特征主要是内向、不善于与人交往等;另有学者认为,某些人格特征例如过分谨慎、忍让、追求完美、情绪不稳定而又不善于疏泄负性情绪等,往往使个体在同样的生活环境中更容易"遭遇"生活事件,在相似的不幸事件中也容易产生更多的失望、悲伤、忧郁等情绪体验。C型行为模式被认为与癌症的发生有关。

4. 心理社会因素与癌症的发展　相对来讲,关于肿瘤的生长和扩散过程及癌症的发展和转归是否受患者的心理行为特征的影响问题,结论比较肯定。不少学者(如B Stol,1982年)证明,具有以下一些心理行为特点的癌症患者,平均生存期明显较长:①能始终抱有希望和信心;②能及时表达或宣泄自己的负性情绪;③能积极参加有意义的和有快乐感的活动;④能与周围人保持密切联系,取得较广泛的社会支持。相反,悲伤、抑郁、焦虑、封闭、孤独等消极的心理行为反应则加速癌症的恶化过程。因此,给予癌症患者有针对性的、及时有效的心理干预,帮助其改善心身反应过程,增强治病信心,对延长癌症患者生存期和提高其生活质量具有重要的临床意义。

(二)心理干预

1.告知患者真实信息　癌症诊断会给患者造成沉重的心理打击,同时也不可避免地会使其产生一系列情绪反应,并影响机体的抗病力。为了防止患者出现强烈的心理反应,不少人主张对患者实行信息封锁。但大多数学者,包括世界卫生组织都主张在恰当的时机给癌症患者提供诊断和治疗计划的真实信息。这样一方面有利于患者了解自己的病情接受患癌的事实,及时适应患者角色,积极主动配合治疗;另一方面有利于良好医患关系的建立,纠正患者对癌症的错误认识,帮助患者增强治愈疾病的信心。

在向患者提供真实信息时,要注意方式方法,根据患者的人格特征、心理状态、应对方式、病情以及患者对癌症的认识,审慎灵活地选择时机和方式,并使用恰当的语言交流,注意始终保护患者的期望和信念,避免闪烁其词或表现出无能为力的态度。

2.改善不良情绪　大多数癌症患者都有负性情绪反应,而身心的交互影响会进一步导致恶性循环,加重病情变化。可允许患者在短时期内采用"否认"防御机制,但要积极加以引导。实际研究显示,癌症患者较少有真正意义上的否认机制。多数情况下是癌症患者对自己情绪有意识的强行控制,被称为情感压制。情感压制的结果往往进一步恶化患者的心理环境,产生更多更复杂的消极心理反应。可采用支持性心理治疗、宣泄性心理指导或理由转移机制,帮助患者宣泄压抑的情绪,减轻紧张和痛苦。

放松技术、音乐疗法、气功和正确应对技巧可改善患者的情绪状态,严重者可适当使用抗焦虑剂或抗抑郁剂。

3.支持性心理治疗　应帮助患者树立战胜疾病的信念:①癌症是一种具有严重危害性的疾病,但"癌症不等于死亡",它是可以攻克的;②体内的免疫机制是癌症的"克星",而积极的情绪和心态有助于增强免疫力;③目前抗癌治疗已取得很大进展,正确的治疗可取得良好效果。医生要协助家庭、社会给予患者更多的心理支持,创造轻松良好的环境氛围,可以请已治愈患者"现身说法",往往可以起到意想不到的效果。

(三)癌症患者的心理护理

发现期的患者的心理反应主要表现为焦虑伴否认。一方面因害怕恶性肿瘤被证实而焦虑,另一方面又存在"诊断有误"的否认心理。确诊期的患者通常表现为:①恐惧;②怀疑与否认;③愤怒与沮丧;④认可和依赖。治疗期患者的心理活动常随着治疗及病情的变化而变化。如放疗和化疗的患者可由于治疗的毒副作用,出现痛不欲生等严重的心理反应。护理人员针对患者的心理反应,可以从以下几个方面进行心理护理。

1.慎重告知诊断　根据患者的个性特征、病情程度、病程及对癌症的认识等,慎重决定如何告知患者真相及告知的时间及方法,避免给患者带来过大的精神打击。

2.指导行为矫正　C型行为特征与患癌症具有高相关性,护士应使患者认识到不良行为习惯的危害性,并指导其行为矫正。

3.积极心理暗示　护士可运用暗示性言语、安慰剂等心理暗示方法减轻患者的疼痛等。

4.重视榜样示范　病友的榜样示范,对增强患者抗击癌症的决心具有非常重要的

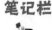

作用。

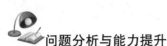 问题分析与能力提升

1.吴先生,今年46岁,已经有5年的时间,他经常感到胸闷胸痛。几年来,他吃了多种治疗冠心病的药物。为了治好病,他都是吃最好最贵的药,但效果并不好,相反,症状越来越重,发作越来越频繁。有好几次,医生劝他做冠状动脉造影检查,可他总是下不了决心,想想这么年轻就在心脏上放支架,心里总觉得不是滋味。最后医生说实在不行,先做64排螺旋CT看看心脏的血管狭窄到什么程度了,然后再放支架。螺旋CT结果显示:冠状动脉只有轻度狭窄,不能解释他那么重的心脏病。吴先生带着忐忑不安的心情,决定到北京看看,咨询北京专家的意见。

结合本案例,谈谈如何鉴别心身疾病与心理疾病,并提出防治心身疾病的策略。

2.王女士,21岁,大学二年级学生。因双侧乳房胀痛1年就诊。平时性格内向,少与人交往。高中前2年学习成绩优良,进入高三后感到学习吃力,成绩从前几名下滑至十余名,为此焦虑不安,上课无法集中精力,失眠,整日抑郁寡欢,唉声叹气,担心自己考不上大学。后发现双侧乳房经常胀痛,触摸时似有小肿块。情绪好时疼痛减轻,情绪不好时加重。高中阶段由于学习紧张,没给予太多关注,高考结束后好转。进入大学后,对学校和专业都不满意。又出现抑郁寡欢,失眠,乳房疼痛持续存在。感到双侧肿块越来越大,到医院检查,诊断为乳腺肿瘤,行手术切除。半年后,又感到双侧乳房胀痛,情绪好时疼痛消失,情绪低落时,疼痛明显减轻。为此痛苦不堪而前来就诊。

请问:此患者手术后为什么还出现乳房胀痛?如何缓解疼痛?

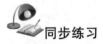 同步练习

(一)选择题

1.关于心身疾病的特点,不正确的叙述是　　　　　　　　　　　　　　　　　　(　　)
　　A.疾病的发生和发展与心理社会因素有关,通过心理中介或生理中介而发病
　　B.必须有明确的器质性病变或躯体功能性障碍的症状
　　C.心身疾病通常发生在非自主神经支配的系统或器官
　　D.遗传和人格特征与心身疾病的发生有一定的关系,不同人格特征的个体对某些心身疾病的易感性不同
　　E.同样性质或强度的心理社会因素,对于一般人,只引起正常范围内的生理反应,而对于心身疾病易感者,则引起明显的病理生理反应

2.关于心身疾病的干预目标,不正确的选项是　　　　　　　　　　　　　　　(　　)
　　A.消除生物学症状　　　　　　　　　　B.消除心理社会刺激因素
　　C.消除心理学病因　　　　　　　　　　D.改变个性
　　E.消除环境污染因素

3.A型行为容易患　　　　　　　　　　　　　　　　　　　　　　　　　　　(　　)
　　A.冠心病　　　　　　　　　　　　　　B.高血压
　　C.癌症　　　　　　　　　　　　　　　D.糖尿病
　　E.偏头痛

4.C型行为容易患　　　　　　　　　　　　　　　　　　　　　　　　　　　(　　)
　　A.冠心病　　　　　　　　　　　　　　B.高血压
　　C.癌症　　　　　　　　　　　　　　　D.糖尿病
　　E.偏头痛

笔记栏

5. 以下疾病属于心身疾病的是 （ ）
    A. 肺炎   B. 颅脑外伤
    C. 抑郁症   D. 精神分裂症
    E. 消化性溃疡

6. 屡败屡战的心态容易导致 （ ）
    A. 肺炎   B. 高血压
    C. 抑郁症   D. 精神分裂症
    E. 消化性溃疡

7. 慢性患者由于病程较长、症状固定或反复发作,易出现 （ ）
    A. 心境抑郁   B. 揣测心理
    C. 恐惧心理   D. 乐观面对
    E. 情绪紧张

8. 糖尿病是一种慢性疾病,治疗的任务是长期的,有赖于患者的密切配合,常常要求患者 （ ）
    A. 经常运动   B. 多增加社会支持
    C. 改变多年来养成的生活习惯和行为模式   D. 改变自己的个性特征
    E. 学会处理日常生活事件

9. 关于心身疾病的发病机制,不正确的叙述是 （ ）
    A. 个体潜意识中未解决的心理冲突
    B. 身体器官对疾病的脆弱易感性
    C. 交感神经系统功能的过度活动性
    D. 有一部分心身疾病的发病机制属于非条件反射性学习
    E. 下丘脑−垂体−肾上腺轴、自主神经系统的递质、中枢神经与免疫系统的活动

(10~11 题共用题干)

张女士,55 岁。丧偶 8 年,现独居,嗜烟酒,不爱运动。平日性情抑郁,过分容忍,办事无主见,常顺从别人。1 个月前行胃癌切除,术中及术后情绪低落,兴趣下降,独自流泪,有轻生之念。

10. 患者病前的行为特征为 （ ）
    A. A 型   B. B 型
    C. C 型   D. D 型
    E. 混合型

11. 患者术后的情绪反应属于 （ ）
    A. 焦虑   B. 抑郁
    C. 恐惧   D. 哀伤
    E. 其他

(二)名词解释

1. 心身疾病   2. 冠心病   3. 糖尿病

(三)简答题

1. 通过学习,你怎样认识心身疾病?
2. 怎样预防心身疾病的发生?

(汪玉兰)

第七章

心理障碍

🎯 学习目标

掌握 心理障碍、神经症及人格障碍的概念;心理障碍的诊断标准;神经症的
　　　共同特点。
熟悉 人格障碍、神经症的常见类型;常见成瘾行为的症状。
了解 性心理障碍的主要类型及其症状。

第一节　心理障碍概述

　　心理障碍也称精神障碍或心理异常,指个体心理、行为偏离正常,以存在精神病症状、社会功能下降、本人感到精神痛苦为特征。

　　心理障碍的发生常常是心理、社会、生物、药物等多种因素相互作用的结果。正常人在某种特殊情况下可有各种反常的行为表现。个体有异常行为只能说明其具有心理障碍的可能性,只有当异常行为严重到影响个体社会功能时才能初步判断其有心理障碍。

一、心理障碍的诊断标准

　　心理障碍属于偏离常态的心理、行为现象,具有病态特点。但有些异常现象则不能归为病态,如处于催眠或药物作用等特殊条件下的行为异常。所以心理、行为的常态与病态,在某些情况下是相对的,即使正常人也有心理偏离的现象。可以说心理的常态与病态没有截然界限,判断心理行为正常与否也没有绝对标准,一般进行判断时须遵循以下4条标准。

　　1.经验标准　以经验为标准辨别心理行为正常与否,须凭借两方面的信息来源,即检查者的主观体验与患者的主诉。检查者的主观体验与其临床经验有关,患者的主诉则与其自身的主观体验有关,可见这种方法主观性较强。虽然辨别结果在很大程度上受研究者和医务人员主观体验与经验的影响,但通过专业知识教育及临床实践,在

笔记栏

具备丰富的临床经验基础上,还是能够形成大致相似的判断标准。但此标准不适用于缺乏自知力的精神患者和某些人格障碍患者。

2. 医学标准　又称症状与病因学标准,是依据病因与症状存在与否,通过各种生理生化检查发现相应病理指标作为判断标准。这一标准将心理障碍与躯体疾病一样看待,可有效用于器质性病变引起的心理异常。目前大部分心理障碍还找不到脑器质性病变和其他理化检查异常的依据,故医学标准有局限性。

3. 统计学标准　统计学标准来源于对正常心理特征的测量。对普通人群的心理特征进行测量的结果常常呈常态分布,位居中间的大多数人属于心理正常范围,而远离中间的两端则被视为异常。因此,决定一个人心理正常与否,就以其心理特征偏离平均值的程度作为依据。由于对心理特征进行了量化,故此标准比较客观也便于操作。但这种标准也存在不足,因为某些心理特征和行为未必按常态分布。此外,有些偏离常态的心理特征不可视为异常,如智力测验中的低智商属于病态,而高智商则不属病态。

4. 社会适应标准　这是以社会常模为标准,对个体行为正常与否进行衡量。社会常模是指正常人符合社会准则的心理与行为。人生活在特定的社会环境中,其行为与社会环境协调一致,称为适应性行为。如果个体心理行为与社会常模不相适应,便被认为存在心理行为方面的问题,甚至心理行为障碍。使用这一标准要考虑社会环境因素的差异,如不同国家、民族、地域,风俗文化不同,社会常模也有所不同。

可见,上述每一种标准都有其根据,对于判断心理正常或异常都有一定的使用价值,但又都不能单独用来解决全部问题。故应互相补充,并通过大量的临床实践,对各种心理现象进行科学分析,才能判断个体是否有心理障碍。

二、心理障碍形成的原因

心理障碍的产生是生物因素、心理因素和社会文化因素综合作用的结果。

(一) 生物因素

1. 遗传　精神发育迟滞、精神分裂症、情感性精神病、某些神经症,某些异常行为如性偏好障碍、心理发育障碍、人格障碍及神经系统疾病等都与染色体异常、基因异常、基因异位或畸变以及尚未明确的遗传因素有关。研究发现,遗传因素直接影响各种酶的合成,进而影响机体代谢过程。

2. 脑部病变　心理是脑的功能,脑是心理活动的物质基础。凡是脑部病变如感染、中毒、颅脑损伤、脑寄生虫病、脑血管疾病、脑肿瘤、脑发育不全等,均可引起心理障碍。

3. 生化改变　乙酰胆碱、去甲肾上腺素、多巴胺、5-羟色胺等中枢神经递质,是一类对神经冲动传导与抑制有重要影响的物质,这类物质代谢异常可诱发心理障碍。如精神分裂症患者中枢神经系统的乙酰胆碱含量增高。研究证实,抑郁症患者血浆皮质激素和17-羟皮质类固醇含量增高。

4. 易感素质　许多心理障碍患者虽然没有明显的遗传缺陷或脑器质性病变,但在面临各种精神刺激时,比其他人更易产生心理障碍。这种人在躯体、大脑功能或结构方面存在某种潜在缺陷,是心理障碍易感素质。临床发现,躁郁症患者的神经类型多为强而不平衡型,精神分裂症、抑郁症、恐怖症患者神经类型多为弱型。

(二)心理因素

与心理障碍有关的心理因素主要指各类心理应激源、特殊人格、应对机制、防御机制不合理应用、行为的不良学习等。

精神分析理论认为潜意识中的本能欲望与现实环境存在冲突,个体在进行自我调整时,如果不能合理使用压抑、否认、转移、文饰、反向、投射等心理防御机制,可导致心理障碍。

行为主义理论认为,与心理障碍有关的不良行为是由于个体长期的不良学习、模仿以及反复强化而形成的。

人本心理学理论认为,人的主动性、自我实现、自我指导的倾向受到外界过分限制,使个体失去自尊、潜能压抑、发展停滞、心理失调,从而导致心理、行为异常。

某些人格类型是心理障碍的患病基础,被称为易患性心理素质。研究资料表明,各种精神疾病,尤其是神经症性障碍多有相应的人格基础。癔症的人格基础是表演型人格,表现为以自我中心、情感肤浅、情绪不稳定、易受暗示、动作夸张等。过于追求完美、循规蹈矩的强迫型人格易患强迫症。多疑而情绪不稳定的神经质型人格,易患疑病性神经症。精神分裂症被认为与孤僻、内向、喜欢幻想、多疑敏感等人格特征有关。

个体应对生活事件及自身不平衡状态的能力存在差异。心理障碍者,尤其是各类神经症患者的发病与其应对能力相对不足、难以解决面临的困难、难以适应生活变化直接相关。

心理应激源如动机冲突、挫折、创伤经历等,可引起各种消极情绪体验,如焦虑、抑郁、沮丧、悲忧、愤怒、恐惧、狂喜等。这些消极情绪不仅是心理障碍的组成成分,也是引发其他心理、行为障碍的原因之一。

(三)社会文化因素

与心理障碍有关的社会文化因素,包括政治、经济、宗教、文化教育、伦理道德、风俗习惯、家庭和人际关系等。不同的文化背景与生活方式,常可形成特殊的心理问题。

社会生活中的重大变化、制度改革、竞争激烈等种种社会问题都会增加心理障碍的发生率。当社会变化剧烈,超出个体适应能力,可导致个体出现社会适应失调,产生心理障碍。生活事件,如家庭矛盾、婚恋变故、升学就业压力、职业变动、亲人亡故、经济压力、司法纠纷、人际冲突等往往是造成心理障碍的直接诱因。

家庭环境对个体心身健康有密切关系,如父母教养方式直接影响子女的心理健康。有研究表明,神经症的发生与父母冷漠型、严厉型、过度保护型教养方式有关。

三、心理障碍的分类

心理障碍的分类有不同观点与方法,心理学一般主张现象学分类,而精神病学则主张病因与症状学的分类。现象学分类是按目前心理现象归类法,将心理行为障碍分为认识过程障碍、情感过程障碍、意志过程障碍以及意识障碍。

1.认识过程障碍 有感觉障碍;知觉障碍,包括错觉、幻觉、感知综合障碍等;思维障碍,包括思维形式障碍和思维内容障碍;注意障碍,包括注意增强、减弱、涣散、狭窄、固定等;记忆障碍,包括记忆增强、减退、遗忘症、错构症、虚构症、似曾相识等;智能障

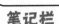

碍,如智能低下、痴呆;自知力障碍;定向力障碍,包括周围定向障碍、自我定向障碍。

2. 情感过程障碍 包括情感高涨、情感低落、焦虑、情感脆弱、情感暴发、易激惹、情感迟钝、情感淡漠、情感倒错、病理性激情、矛盾性情感、病理性心境恶劣等。

3. 意志过程障碍 有意志障碍,包括意志增强、意志减退、意志缺乏、意向倒错、矛盾意向等;行为障碍,包括兴奋状态、木僵状态、违拗症、被动性服从、刻板动作、模仿症、强迫性动作等。

4. 意识障碍 包括周围环境的意识障碍:如以意识清晰度降低为主的意识障碍——嗜睡状态、混浊状态、昏迷状态、昏睡状态;以意识范围改变为主的意识障碍——意识蒙眬、神游症;以意识内容改变为主的意识障碍——谵妄、精神错乱状态、梦幻状态。自我意识障碍:如人格解体、交替人格、双重人格、人格转换等。

心理障碍的精神病学分类也较复杂,目前国际常用的分类有 ICD-10 与 DSM-Ⅳ。ICD-10 是由世界卫生组织编写的《国际疾病与相关健康问题统计分类》第 10 版,DSM-Ⅳ 是美国《精神疾病诊断和统计手册》第 4 版。我国中华精神科学会从国情出发,参考以上两种分类法,制定了中国精神障碍的分类,目前已修订到第 3 版,即《中国精神疾病分类方案与诊断标准》第 3 版(CCMD-3)。

第二节 人格障碍

一、人格障碍概述

(一)概念与特征

人格障碍指一种人格发展的内在不协调,在没有认知过程障碍或者没有智力障碍的情绪下出现的情况反应,动机和行为活动的异常。亦称变态人格、人格异常、病态人格等。主要表现为情感和意志行为方面的障碍。有人格障碍的人一般能处理自己的日常生活、工作,智能是正常的,意识是清醒的,但由于缺乏对自身人格的自知,常与周围人发生冲突,但很难从错误中吸取应有的教训并加以纠正。人格障碍是指人格发展的畸形与偏离状态,表现为根深蒂固的和持续不变的行为模式,从儿童或少年期开始延续到成人生活的大部分时期,虽然进入中老年期以后其明显程度有所减弱。人格异常表现在其组成成分的平衡性方面或其性质与表现方面或其总体表现方面。因为人格异常,患者感到痛苦或使社会其他人受到损害,对个体或社会有不良影响。

人格障碍具有如下共同特征:①有特殊的行为模式,这种行为模式通常表现在多个方面;②特殊行为模式是长期的、持续的;③患者的特殊行为模式具有广泛影响,使其社会功能或职业功能明显受损;④患者智能正常,主观上感到痛苦,但不能吸取教训;⑤患者的特殊行为模式始于童年、青少年或成年早期。

(二)心理社会因素与人格障碍

由于我们对人格的正常变异原因所知甚少,所以,对形成人格障碍的原因尚不明确。有关人格障碍形成因素的研究很少,这可能是因为这类研究特别困难的原因。与人格障碍形成有关的事件发生于童年早期,而人格障碍为人注意时已是成年,其间的关系很难辨别。不过,人们通常认为,和其他心理障碍往往有复合的原因一样,形成人格障碍的因素也不会是单一的。人格障碍可能是由生物、心理和社会文化诸因素共同作用形成的。

1.生物学因素　有一些证据表明,正常人格部分是遗传的,但对人格障碍还没有取得满意的遗传证据。家谱调查及遗传学研究表明,人格异常者亲属中,凡血缘关系越近者,人格异常的出现率越高。Shields(1992年)对人格的正常变异进行研究,调查44对单卵双生子,其中有些出生后就分开生活,人格测验结果显示,分开长大的双生子评分与那些生活在一起的相似,提示遗传有重要影响。Mayer Gross 等曾提出人格障碍可能由于极端的遗传变异,但迄今没有直接证据证明这一假说。这些异常也可能由于与孕期或乳幼儿时期营养不良以及神经系统的损伤等原因有关,因而较早出现人格障碍特征。

2.心理因素　在人格发育过程中,儿童早期的环境和家庭教育被认为是非常重要的因素。许多心理学家研究认为,父母离异或被父母抛弃是儿童产生人格障碍的首要原因。因为这类儿童得不到父爱与母爱,情感上的冷漠不仅使其在人际间保持较远的距离,而且令人难以捉摸和不好接近,因而也就不可能与别人保持热情、温暖和亲密的关系。他们虽然从形式上学习和接触了社会生活,但是却不具备理解和分担他人情绪的能力,也不能从思想情感上把自己融入他人的心境,做不到将心比心。此外,这类儿童的父母多表现为反复无常,无一定的赏罚和教育原则,对孩子的要求也缺乏一致性。因此,造成孩子无所适从和没有明确的自我认同感。在儿童时期的家庭教育方面,父母的养育方式无疑是形成人格障碍的重要原因,如果父母对孩子冷淡无情,甚至凶狠残暴,或者溺爱放纵、过分苛求都可能产生不良影响,使其出现逃学、懒散、撒谎、违抗等现象,以致逐渐发展为人格障碍。

3.社会-文化因素　社会-文化因素对人格障碍的形成可能有重要影响,恶劣的社会环境和不合理的社会制度是造成人格障碍的关键因素。少年儿童由于情绪波动大、行为自控能力差、伦理道德尚未形成等特点,极易通过观察、模仿、教唆等而习得不良性格与行为。行为学者认为人格障碍是学习原理支配,受环境影响而获得的适应不良性行为的模式,故人格障碍是社会学习的结果。

二、常见人格障碍的类型

1.偏执型人格障碍　偏执型人格障碍多见于男性,以猜疑和偏执为主要特征。他们对挫折和遭遇过度敏感;对侮辱和伤害不能宽容,长期耿耿于怀;多疑,容易将别人的中性或友好行为误解为敌意或轻视;明显超过实际情况所需的好斗,对个人权利执意追求;易有病理性嫉妒,过分怀疑恋人有新欢或伴侣不忠,但不是妄想;过分自负和以自我中心的倾向,总感觉受压制、被迫害,过分警惕和抱有敌意。

偏执型人格障碍无精神病症状,因而要与精神分裂症的妄想与偏执相区别。

2.分裂样人格障碍　分裂样人格障碍以男性为多见,以观念、外貌和行为奇特,人际关系有明显缺陷,且感情冷淡为主要特征。性格明显内向(孤独、被动、退缩),与家庭和社会疏远,除生活或工作中必须接触的人外,基本不与他人主动交往,缺少知心朋友,过分沉湎于幻想和内省;表情呆板,情感冷淡,甚至不通人情,不能表达对他人的关心、体贴及愤怒等;对赞扬和批评反应差或无动于衷;缺乏愉悦感;缺乏亲密、信任的人际关系;在遵循社会规范方面存在困难,导致其行为怪异;青春期以后对异性不感兴趣;患者往往喜欢智力性思考,其业余爱好也往往是智力性的。

分裂样人格障碍在童年早期出现且长期存在,不会发生精神衰退。虽然分裂样人格障碍可成为精神分裂症病前的人格基础,但它本身不是真正的精神病。

3.反社会型人格障碍　反社会型人格障碍又称悖德型人格障碍。这是一种严重的人格缺陷,以行为不符合社会规范、经常违法乱纪、对人冷酷无情为主要特点。男性多于女性。本组患者往往在童年或少年期(18岁前)就出现品行问题。成年后(指18岁后)习性不改。其行动无计划或有冲动性;不尊重事实,如经常撒谎、欺骗他人,以获得个人利益,对他人漠不关心,如经常不承担经济义务、拖欠债务、不赡养子女或父母;不能与他人维持长久的关系,如不能维持长久的(1年以上)夫妻关系;很容易责怪他人,或对其与社会相冲突的行为进行无理辩解;对挫折的耐受性低,易激惹,微小刺激便可引起冲动,甚至暴力行为,如反复斗殴或攻击别人,包括无故殴打配偶或子女;危害别人时缺少内疚感;不能从经验,特别是受到惩罚的经验中获益。

4.冲动型人格障碍　冲动型人格障碍又称暴发型人格,以情感暴发伴明显行为冲动为主要特点,男性明显多于女性。易与他人发生争吵和冲突,特别在冲动行为受阻或受到批评时;有突发的愤怒和暴力倾向,对导致的冲动行为不能自控;对事物的计划和预见能力明显受损;不能坚持任何没有即刻奖励的行为;心境不稳定和反复无常;容易产生人际关系的紧张或不稳定,时常导致情感危机;易出现自杀、自伤行为。

5.癔症型人格障碍　癔症型人格障碍又称戏剧型人格障碍,以女性为多见。富于自我表演性、戏剧性、夸张性地表达情感;情感反应过分,"大惊小怪",过分做作,表情夸张,但缺乏真正的深刻情感体验,往往给人肤浅、虚假的印象。以自我为中心,自私、自恋、处世幼稚或娇气,只关心自己的享受和兴趣,不体贴别人。以自己的好恶判断别人,没有固定的交友模式,很难维持良好的人际关系。暗示性和依赖性较高,易受他人影响。为引起他人关心和注意,往往会做出些哗众取宠的行为,或者夸大其词,掺杂幻想的情节。

6.强迫型人格障碍　强迫型人格障碍指以过分的谨小慎微、严格要求与完美主义及内心的不安全感为特征。男性多于女性。强迫型人格障碍的人做事循规蹈矩、墨守成规、刻板固执,不能随机应变。过分追求完美,做事过于仔细谨慎,按部就班,一旦"常规"变更,便无法接受,异常恼火。因个人内心深处的不安全感导致优柔寡断、怀疑及过分谨慎;需在很早以前就对所有的活动做出计划并不厌其烦;凡事需反复核对,因对细节的过分注意,以致忽视全局;过分谨慎多虑、过分专注于工作成效而不顾个人消遣及人际关系;因循守旧,缺乏表达温情的能力;经常被讨厌的思想或冲动所困扰,但尚未达到强迫症的程度。

由于其认真和对自己的高要求,他可能在工作中取得成就,并可获得满意婚姻,但其生活拘谨吝啬,缺乏业余爱好和挚友。

7.回避型人格障碍　回避型人格障碍也称焦虑型人格障碍,以一贯感到紧张、提心吊胆、不安全及自卑敏感为特征,总是需要被人喜欢和接纳,对拒绝和批评过分敏感,因习惯性地夸大日常生活中的潜在危险而倾向于回避某些活动。回避型人格障碍者非常害怕自己受到别人的批评,因此他们尽量避免与他人交流,以减少受到批评的可能性。他们可能会选择社会隔离性较高的职业,如野外巡逻员。当必须和别人交流时,会表现得非常拘谨、紧张,并且对可能受到批评的迹象非常敏感。担心自己会说出一些非常愚蠢的话或者做出让自己尴尬的事情。很容易感到孤独和抑郁。虽然他们渴望与其他人建立一定的关系,但通常会认为这种关系是没有价值的,因而把自己孤立起来。

8. 依赖型人格障碍　依赖型人格障碍以过分依赖为特征,女性多见。依赖型人格者缺乏独立性,经常感到自己无助、无能和缺乏精力,害怕被人遗弃。对亲近和归属有过分的渴求。这种渴求是强迫的、盲目的、非理性的,与真实的情感无关。他们会宁愿放弃自己的个人兴趣、人生观,只要他能找到一个人依靠,时刻得到别人对他的温情就心满意足了。他们将自己的需求依附于他人,把责任推给他人来应付困难,过分顺从他人的意志,要求和容忍他人安排自己的生活。当与他人的亲密关系终结时有被毁灭的体验。由于处处委曲求全,他们会产生越来越多的压抑感,这种压抑感阻止着他为自己干点什么或有什么个人爱好。

三、人格障碍的心理干预

大量研究与调查结果指出,人格障碍在个体发展的早年,一般是 15 岁以前就开始形成。人格障碍形成后,矫正的难度很大。因此,预防比治疗更具有实际意义。这样,儿童的早期教育对人格障碍发生、发展和预防工作就相当重要。家庭、幼儿园、学校和社会应给予及时、良好的教育,及时发现和纠正不良行为。此外,社会上应当大力开展心理健康教育工作,实现家庭和睦,减少或消除家庭暴力和家庭纠纷,在幼儿园和学校教育中要大力提倡团结友爱、互相帮助的精神,在社会上创造良好的人际关系、生活环境和氛围,这些对人格障碍的预防和纠正都具有非常重要的意义。

由于社会化问题是人格障碍最关键和最重要的因素,所以心理防治首先应重建他们的心理和社会环境,创造关心、爱护和不受歧视的氛围。鼓励他们尽量多参加一些公益性事业活动,并同时进行尊重他人和尊重自己的教育,逐渐改造其不良人格。

心理治疗的基本过程是在稳定患者心态的前提下,逐渐促进病态人格的改变。首先,要深入接触并建立良好的关系,取得信任以便于沟通。然后逐渐帮其认识人格缺陷,说明人格可以改变的道理,鼓励他们树立坚定的信心,启发其自我认同和同情心,改善与家庭、同学、同事的人际关系。经过较长时间的稳定之后,逐渐检讨自己的性格缺陷,寻找人格障碍矫正的途径。当然,必要时可以进行危机干预,以避免在感情喜怒不定和冲动时造成意外。切不可当面探讨和分析其潜意识境界,否则会出现恐惧反应、猜疑或逃跑现象。此外,对反社会型人格障碍者的心理干预,很少采用开放性的心理治疗和心理咨询方法,要在特定场所进行管理和训练。

此外,药物治疗、自我控制疗法,即自我松弛训练的合理应用对人格障碍也有一定疗效。治疗性团体是一种集体心理干预方式,能创造一种良好的学习和生活环境,应大力发展。

第三节 神经症

一、神经症概述

(一)神经症的概念

神经症是病因、发病机制和临床表现颇不一致的一类精神障碍,主要表现为精神活动能力下降,并伴随有烦恼、紧张、焦虑、抑郁、恐怖、强迫症状、疑病症状、分离症状、转换症状或各种躯体不适感。

神经症,旧称神经官能症,1769 年由苏格兰医生 William Cullen 首次提出,是一组主要表现为焦虑、抑郁、恐惧、强迫、疑病症状或神经衰弱症状的精神障碍。本症患者病前多有一定的易患素质和人格特征;疾病的发生与发展常受心理社会(环境)因素的影响;没有可以证实的器质性病变作为基础,与患者所处的现实环境不协调;患者对存在的症状感到痛苦和无能为力,自知力完整或基本完整,有求治要求;病程多迁延。

需要说明的是,伴随躯体疾病或其他精神疾病所出现的各种神经症症状不能诊断为神经症。癔症一病,以往属于神经症的一种类型,但新近的《中国精神疾病分类方案与诊断标准》第 3 版(CCMD-3)已将癔症从神经症中分离出来,单列为一病。

(二)神经症的共同特征

作为一组人为合并起来的疾病单元,神经症的各亚型有着各自不同的病因、病机、临床表现、治疗反应及病程和预后。尽管不同类型神经症之间的相异点多于相同点,但多年的研究发现,神经症患者仍有不少共同之处。

1. 起病与心理社会因素有密切关系 心理社会应激因素与神经症的发病有关。许多研究表明,神经症患者在病前较他人遭受更多的应激性生活事件,主要以人际关系、婚姻与性关系、经济、家庭、工作等方面的问题多见。一方面可能是遭受应激事件多的个体易患神经症;而另一方面则可能是神经症患者的个性特点更易于对生活感到"不满",对生活事件更敏感,或者是其个性特征易于损害人际交往过程,从而导致生活中产生更多的冲突与应激。

2. 患者病前有一定的易患素质和个性基础 许多学者认为,在遭遇相同负性生活事件的群体中,最后发展成神经症者毕竟是少数,提示个体的易感素质或人格特征对于神经症有重要的病因学意义。有关神经症的遗传流行病学和其他神经生物学的某些研究发现,对神经症的传统概念提出了挑战。如遗传学研究表明,某些神经症亚型如惊恐障碍、强迫症、恐怖症在单卵双生子的同病率高于双卵双生子。尽管现在尚未找到致病基因,多数学者认为亲代的遗传将对神经症的易感个性产生重要影响。

一方面,患者的个性特征决定着个体罹患神经症的难易程度。如巴甫洛夫认为,神经类型为弱型或强而不均衡型者易患神经症;艾森克等认为,个性古板、严肃、多愁善感、焦虑、悲观、保守、敏感、孤僻的人易患神经症;另一方面,不同的个性特征可能与所患的神经症亚型有关。如有强迫型人格特征者易患强迫症,有表演型(癔症)人格特征者易患癔症,有 A 型行为倾向者易患焦虑症等,而临床上也的确难以见到有表演型性格特征者罹患强迫症的情况。

3.没有相应的器质性病变为基础　各种神经症的症状均可见于感染、中毒、物质依赖、代谢或内分泌障碍及脑器质性疾病等多种躯体疾病之中,尤其在疾病的早期和恢复期最为常见,此时不能诊断为神经症,而只能诊断为"神经症样综合征"。由此可见,神经症的症状产生必须是"功能性的"。然而,绝对的功能性的症状是不存在的,异常的精神活动必须以异常的物质活动为基础。因此,此处的"功能性"变化是指,就目前的科学技术水平还未能发现肯定的、相应的病理学和组织形态学变化。可以预料,随着科研水平的提高,现在的所谓"功能性精神障碍",如神经症、精神分裂症等疾病都会找到器质性病因学证据。

4.社会功能基本完好　神经症患者的社会功能基本完好可以从以下 2 个角度诠释:一方面,相对于重性精神病的发作期而言,多数神经症患者的社会功能是完好的,即使在疾病发作期,他们一般能生活自理,甚至能勉强坚持工作或学习,他们的言行通常都保持在社会规范所允许的范围以内;另一方面,如果与正常人比或与患者病前相比,其社会功能只能是相对完好,他们的工作、学习效率和适应能力均有不同程度的减退。此外,社会功能相对完好是从神经症这一群体水平来考虑,并不排除某些神经症患者可能有严重的社会功能障碍。

5.一般没有明显或持续的精神病性症状　神经症患者罕见明显或持续的精神病性症状,如幻觉、妄想、思维障碍,也罕见行为紊乱、怪异行为。尽管极少数患者可能出现牵连观念、幻听等症状,多持续时间短暂,绝非主要临床表现。个别强迫症患者的强迫行为可能显得非常古怪,但患者能就此做出心理学上的合理解释,通常是为了缓解内心焦虑。当然,临床上也可见到某些疑病症患者的疑病观念可能达到妄想的程度。

6.一般自知力完整,有求治欲望　重性精神病患者在疾病发作期一般均有不同程度的自知力损害。而多数神经症患者即使在疾病的发作期均保持较好的自知力,他们的现实检验能力通常不受损害,他们不仅能识别他们的精神状态是否正常,也能判断自身体验中哪些属于病态,他们常对病态体验有痛苦感,有摆脱疾病的求治欲望。但是,有无自知力却不能作为判断精神病与神经症的唯一或特别的指标,因为在临床上也可见到某些重性精神病患者亦有痛苦感,也能意识到自己的病态;而有些神经症患者,社会功能受损也可能相当严重,也可能自知力不完整,如严重的疑病症患者、某些慢性的强迫症患者等。

（三）神经症的流行病学资料

国内外的调查均显示,神经症是一组高发疾病。我国 1982 年进行的 12 地区精神疾病流行病学调查资料显示:神经症的总患病率为 2.2%;女性高于男性;以 40 ~ 44 岁年龄段患病率最高,但初发年龄最多为 20 ~ 29 岁年龄段;文化程度低、经济状况差、家庭气氛不和睦者患病率较高。我国 1990 年的调查结果为:神经症总患病率为 1.5% ,其中神经衰弱为 0.84% ,抑郁性神经症为 0.30% ,癔症为 0.13% 。国外,Hagnell(1966 年)报道在瑞典居民中神经症的终生患病率为 13% ,神经症的总患病率国外报道在 5% 左右,比国内高,差异可能与样本的构成、诊断标准、东西方社会文化差异等因素有关。

（四）神经症的治疗

心理治疗与药物治疗的联用是治疗神经症的最佳办法。一般来说,药物治疗对于控制神经症的症状是有效的,但由于神经症的发生与心理社会应激因素、个性特征有密切关系,因此病程常迁延波动,可因生活事件的出现而反复发作。因此成功的心理治疗可能更重要,不但可以缓解症状,还有可能根治部分患者。

1.心理治疗 在神经症的各种治疗措施中,心理治疗有着十分重要的地位,神经症患者的人格特征和所遭受的社会心理因素,对神经症的产生、发展和预后都有着重要的影响。对于易感素质和人格类型的矫正,使患者恢复与社会环境的协调,都是药物难以解决的,而必须依靠心理治疗。目前,我国在神经症治疗中较常用的心理治疗方法:①森田疗法;②钟氏认知领悟心理疗法;③认知疗法;④松弛训练;⑤行为疗法;⑥暗示与催眠疗法;⑦支持性心理治疗等。

心理治疗方法的选择取决于患者的人格特征、疾病类型以及治疗者对某种心理治疗方法的熟练程度与经验。具体的心理治疗方法见本书心理治疗章节。

2.药物治疗 治疗神经症的药物种类较多,如抗焦虑药、抗抑郁药等。药物治疗系对症治疗,可针对患者的症状选药。药物治疗的优点是控制靶症状起效较快,尤其是早期与心理治疗合用,有助于缓解症状,提高患者对治疗的信心,促进心理治疗的效果与患者的遵医行为。临床常用治疗药物包括:

(1)苯二氮䓬类 如硝西泮、地西泮、阿普唑仑等。

(2)三/四环类抗抑郁药 如阿米替林、丙米嗪、马普替林等。

(3)选择性5-羟色胺再摄取抑制剂 如氟西汀、帕罗西汀、舍曲林等。

(4)β-受体阻滞剂 如普萘洛尔等。

应该注意的是,用药前一定要向患者说明所用药物的起效时间及治疗过程中可能出现的副作用,使其有充分的心理准备,以增加治疗的依从性。否则许多神经症患者可能因求效心切或因过于敏感、焦虑、疑病的性格特征而容易中断、放弃治疗或频繁变更治疗方案。

二、常见神经症类型

(一)焦虑性神经症

焦虑性神经症又称焦虑症。以焦虑的情绪障碍为主要临床表现,表现为发作或持续地出现焦虑、紧张、恐惧,伴有头晕、心悸、胸闷、呼吸急促、出汗、口干等自主神经系统症状、肌肉紧张和运动性不安。其焦虑情绪并非由具体的、实际的威胁引起,而是一种没有明确客观对象和具体观念内容的恐惧不安的心情,焦虑症患者往往体验到一种莫名其妙的恐惧和烦躁不安,对未来有不祥预感,同时伴有一些躯体不适感。焦虑性神经症的焦虑是原发的。

焦虑症曾被称为心脏神经官能症、激惹心脏等名称。患病率为1.48‰(中国,1982年),女性多于男性,男女两性患病率之比约为1:2。

焦虑症的预后在很大程度上与个体素质有关,如处理得当,大多数患者能在半年内好转。一般来说,病程短、症状较轻、病前社会适应能力完好、病前个性缺陷不明显者预后较好,反之预后不佳。

1.焦虑性神经症的分类及临床表现 焦虑性神经症有2种最主要的临床表现形式:惊恐障碍(急性焦虑)和广泛性焦虑(慢性焦虑)。

笔记栏

（1）惊恐障碍　又称"急性焦虑"。其典型表现是发作常突然产生,患者突然处于一种无原因的极度恐慌状态,呼吸困难、心悸、喉部梗塞、震颤、头晕、无力、恶心、胸闷、四肢发麻,有"大祸临头"或濒死感,少数患者发作时有晕厥表现。此时,观察患者可发现其面色苍白或潮红、呼吸急促、多汗、运动性不安,甚至会做出一些不可理解的冲动性行为。病情较轻者可能只有短暂的心慌、气闷。患者往往试图离开自己所处的环境以寻求帮助。急性焦虑发作的持续时间为数分钟至数十分钟,可自行缓解。发作之后,一切恢复正常,但其间患者常因担心再次发作而惴惴不安,有期待性焦虑。在躯体方面,患者往往害怕自己因为心脏或呼吸系统疾病而致死。由于发作时过度换气,有可能引起呼吸性碱中毒,从而出现其他与之相关的症状。据统计约占焦虑症的41.3%,故并不少见。其特点是发作的不可预测性和突然性,反应程度强烈,患者常体会到濒临灾难性结局的害怕和恐惧,而终止亦迅速。60%的患者由于担心发病时得不到帮助而产生回避行为,如不敢单独出门,不敢到人多热闹的场所,发展为场所恐怖症。惊恐发作常伴有抑郁症状,使这类患者自杀倾向增加,故应引起医务人员重视。

（2）广泛性焦虑　又称慢性焦虑症,是焦虑症最常见的表现形式,占焦虑症的57%。常缓慢起病,以经常或持续存在的焦虑为主要临床表现。具有以下表现:①精神焦虑,精神上的过度担心是焦虑症状的核心。表现为对未来可能发生的、难以预料的某种危险或不幸事件的经常担心。患者常有恐慌的预感,终日忧心忡忡、心烦意乱,坐卧不安,有大祸临头之感。②躯体焦虑,表现为运动不安与多种躯体症状。运动不安可表现搓手顿足,不能静坐,不停地来回走动,无目的的小动作增多等。有的患者表现舌、唇、指肌等细小关节震颤或肢体震颤。躯体症状表现为胸骨后的压迫感,常伴有气短。肌肉紧张表现为主观上的一组或多组肌肉不舒服的紧张感,严重时有肌肉酸痛,多见于胸部、颈部及肩背部肌肉,紧张性头痛也很常见。自主神经功能紊乱表现为心动过速、皮肤潮红或苍白,口干,便秘或腹泻,出汗,尿频等症状。有的患者可出现早泄、阳痿、月经不调等症状。③觉醒度提高,表现为过分的警觉,对外界刺激敏感,易于出现惊跳反应;注意力难于集中,易受他人干扰;难以入眠、睡中易惊醒;情绪易激惹;感觉过敏,有的患者能体会到自身肌肉的跳动、血管的搏动、胃肠道的蠕动等。④自主神经症状,以交感神经系统活动过度为主,如口干、上腹部不适、恶心、吞咽困难、胀气、肠鸣、腹泻、胸闷、呼吸困难或呼吸紧迫、心悸、尿频等。

2.焦虑性神经症的治疗　对焦虑性神经症的心理治疗,应首先引导患者正确认识疾病的性质是功能性的,告知其病可以治愈,以消除其精神负担和恐惧心理。对患者进行启发、劝告、暗示,提高患者的感性认识,改善其情绪、增强其意志和自控能力,从而消除患者的痛苦,改善其社会适应能力。对惊恐发作者还要指出反复发作的原因,以避免患者因害怕焦虑而再次发作,增强患者对治疗的信心。另外,对患者进行放松训练,这样可以调节神经内分泌及自主神经系统的功能,减轻患者的焦虑程度。在对患者进行心理治疗的同时,可辅助一定的药物治疗,常用的有抗抑郁药、抗焦虑药。

（二）抑郁性神经症

抑郁性神经症又称神经症性抑郁,是由社会心理因素引起的,也往往与患者的个性偏离有关;是以持久的心境低落为主要特征的神经症性障碍,严重程度可起伏波动;常伴有焦虑、躯体不适和睡眠障碍。患者有治疗要求,但无明显的运动性抑制或幻觉、妄想,生活工作不受严重影响。

1.临床表现

（1）兴趣减退甚至丧失　对日常活动和娱乐的兴趣明显减退,体验不到乐趣和愉快。他们常常回避热闹的场合,也无意留恋美丽的风景。

（2）对前途悲观失望　认为工作和事业已到了无法挽回的地步,个人前景暗淡,认为一切事物都毫无希望。

（3）感到精神疲惫　精力明显不足,打不起精神,想振作也振作也不起来。对生活和事业缺乏动力和热情,似乎什么都不想做,也不想动。

（4）无助感　对自己的痛苦处境感到无力自拔,即使别人帮助自己,也感到无济于事,只能听之任之。

（5）自我评价下降　过分夸大自己的缺点,常常自卑、自责、内疚,认为自己是无用的人,看不到自己的优点与长处。也有些患者埋怨他人,感到委屈。

（6）感到生命缺乏意义与价值　认为活着已没有任何意义,常认为活着不如死了好。遇事老往坏处想,甚至企图自杀,但在具体实施上,则又显得顾虑重重。

此外,患者意志活动是减低的,虽想参与社交,但又缺乏社交的勇气和信心,处处表现被动与依赖。患者常用空虚、孤独、与人有隔阂来表述自己的处境。常感到思考问题困难,脑子反应迟钝。常述脑子空了不会想事情了。

除了精神症状以外,不少患者多伴有失眠、头痛、头昏、眼花、耳鸣等躯体症状。尽管如此,患者仍可勉强工作、学习,其社会功能无明显受损。有自知力,知道自己心情不好,可主动求治。常伴有焦虑,也可有强迫症状出现。

病前多有抑郁性人格,表现为缺乏自信或自尊,追求自我完美,对人过分依赖,对逆境易产生心境低落等倾向。其抑郁的发作与生活事件也有较大关系。

2.治疗　抑郁性神经症的治疗以心理治疗为主,辅以抗抑郁剂治疗。可采用认知疗法改变患者的错误认知,通过自我检查、医生帮助分析,提高其心理认知能力,纠正错误认知,以便改善情绪状况和应付方式。也可采用行为疗法纠正其不良行为和进行心理训练,转变行为方式,改善社会适应关系,提高精神卫生水平,增强心理防卫功能,达到治疗目的。

（三）强迫性神经症

强迫性神经症是一种以强迫症状为主的神经症,其特点是意识的自我强迫和反强迫并存,二者强烈冲突使患者感到焦虑和痛苦。患者体验到观念或冲动系来源于自我,但违反自我意愿,虽极力抵抗,却无法控制。患者也意识到强迫症状的异常性,但无法摆脱。病程迁延者可表现仪式动作为主而精神痛苦减轻,但社会功能严重受损。

此病平均发病年龄为20岁左右,患病率为0.3‰(中国,1982年),国外有资料显示,估计普通人群患病率为0.5‰(Nemiah,1985年)。男女患病率相近。部分患者能在1年内缓解。病情超过1年者通常有持续波动的病程,可达数年。症状严重或伴有强迫人格特征及持续遭遇较多负性生活事件的患者预后较差。多在无明显诱因下缓慢起病。其基本症状为强迫观念、强迫情绪、强迫行为。可以一种为主,也可为几种症状兼而有之。

1.临床表现

（1）强迫观念　①强迫性思维:患者脑中常反复地想一些词或短句,而这些词或句子常是患者所厌恶的。如一个笃信宗教的人,脑中反复想着一些淫猥或渎神的词句。②强迫性穷思竭虑：患者对一些常见的事情、概念或现象反复思考，刨根究底，自知毫无现实意义，但不能自控。如反复思考"究竟是先有鸡还是先有蛋""人为什么要长两只眼睛"等。③强迫怀疑：患者对自己所做过的事的可靠性表示怀疑，需要反复检查、核对。如门窗是否关好、钱物是否点清等，而患者自己能意识到事情已做好，只是不放心而已。④强迫联想：患者脑子里出现一个观念或看到一句话，便不由自主地联想起另一个观念或词句，而大多是对立性质的，此时叫强迫性对立思维。如别人说"好人"他便想到"坏蛋"；想起"欢迎"，马上就联想到"批判""痛斥"等。⑤强迫回忆：患者意识中不由自主地反复呈现出经历过的事情，明知没有必要，无法摆脱，常引起患者恐惧和焦虑。⑥强迫意向：患者体会到一种强烈的内在冲动要去做某种违背自己意愿的事情，但一般不会转变为行动，因患者知道这种冲动是非理性的、荒谬的，故努力克制，但内心冲动无法摆脱。如一女性患者不敢抱着孩子靠近阳台，只要靠近就有一种想把孩子扔下去的冲动。

（2）强迫行为　①强迫检查：多继发于强迫怀疑，为减轻强迫怀疑引起的焦虑而采取的措施。常表现为反复检查门窗、煤气是否关好，账目是否搞错等，严重者检查数十遍还不放心。②强迫洗涤：患者为了消除被污染的担心而反复洗手、洗衣物、抹桌子等。患者不但自己洗，有时还要求别人也帮助洗，以缓解焦虑。往往花费大量的精力和时间，自知没有必要，但控制不住。③强迫性仪式动作：这是一种反复出现的动作。通常是为了对抗某种强迫观念所引起的焦虑而逐渐发展起来的。病初强迫行为总是简单的，以后简单的动作已不足以缓解焦虑，于是增添新的内容。如一位学生开始出现强迫观念时便摇头对抗，果然有效，但好景不长，摇头不能抵抗强迫观念，于是就增加一项手拍桌子的动作，此法开始有效，但效力逐渐下降，于是患者又增加一项跺脚的动作以加强对抗作用。久而久之，患者即发展了一套复杂的仪式化程序，先摇几下头，接着拍几下桌子，然后跺脚……④强迫询问：强迫症患者常常不相信自己，为了消除疑虑或穷思竭虑给自己带来的焦虑，常反复询问他人（尤其是家人），以获得解释与保证。

（3）强迫情绪　表现为患者担心在接触某些事物或某种特殊环境中控制不住自己的情绪，做出不理智的甚至违法的行为。如害怕自己失控，担心自己会伤害别人。

2. 治疗　对强迫性神经症的治疗应首先详细了解发病原因，帮助患者提高对本病的认识，分析其人格缺陷，引导其正确对待疾病，减少精神负担和焦虑，树立战胜疾病的信心。要鼓励他们积极参加集体活动和进行适当的体力劳动。让患者重复接触某些刺激因素，直到其没有反应或者感到厌恶为止。如对强迫观念患者，可用橡皮圈疗法，当强迫观念出现时要连续拉橡皮圈直到症状消失为止。同时可以辅助使用抗焦虑药物以改善其焦虑情绪，缓解症状。

（四）疑病性神经症

疑病性神经症是一种以担心或相信自己患严重躯体疾病的持久性优势观念为主的神经症，患者因此反复就医，各种医学检查的阴性和医生的解释均不能打消其疑虑。即使患者有时存在某种躯体障碍，也不能解释所诉症状的性质、程度，或患者的痛苦与优势观念，常伴有焦虑或抑郁。

这类患者最初多就诊于内、外各科，精神科医生所遇到的往往是具有多年就诊经历、大量临床检查资料、用过多种药物甚至外科手术后效果不佳的病例。由于目前各

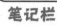

科医生对此类患者的识别率较低,故常常造成对此类疾病诊断和治疗的延误,并由此造成巨大的医药资源浪费。因此,提高当代各科医生对疑病性神经症的识别能力无疑具有重要的现实意义。

1. 临床表现

(1)对身体健康的过分关注:如有人特别注意心跳,或特别注意消化道症状,或特别注意肝部症状,这和其家族长辈死因或自己易罹患器官有关。

(2)对身体外部感觉和内脏感觉的过分注意和关注。

(3)有疑病的强迫观念:坚信不疑地认为自己某一脏器已患癌症,并有强迫自己四处求医的行为表现,但经检查无任何病后,仍不能消除其强迫观念。

(4)有焦虑、恐惧、抑郁、强迫思维等神经症症状。

2. 治疗　疑病性神经症的治疗应以心理治疗为主,通过支持、保证、暗示、解释以及森田疗法等,辅之以抗抑郁或抗焦虑药物,以缓解抑郁或焦虑情绪。

(五)恐怖性神经症

恐怖性神经症简称恐怖症,是一种以过分和不合理的惧怕外界客体或处境为主要表现的神经症。患者明知没有必要,但仍不能防止恐惧发作,恐惧发作时往往伴有显著的焦虑和自主神经症状。患者极力回避所害怕的客体或处境,或是带着畏惧去忍受。如恐蛇症患者明知繁华的闹市区不会有蛇出没,但仍会因怕蛇而足不出户,甚至不敢听别人提到"蛇",不敢看"蛇"字。

1. 恐怖症的分类与临床表现　恐怖症表现形式多种多样,按患者恐惧对象可分为特定恐怖症、场所恐怖症、社交恐怖症等。

(1)特定恐怖症　又称单一恐怖症。患者所恐怖的对象主要为特定的物体,如动物、鲜血、尖锐锋利的物体等。最常见的是动物恐怖,害怕猫、老鼠、狗、鸟、蛇或小昆虫等小动物。患者不敢摸、不敢碰、不敢看,严重的甚至不敢听到或看到与它们有关的事物。这类恐怖症状在儿童中较常见,部分患者是儿童,恐怖症状一直持续至成年;部分患者则是在青壮年起病,但回顾既往史,常可发现他们在童年期有过这类现象。

(2)场所恐怖症　患者恐怖的对象主要为某些特定的场所或环境。如广场恐怖症、幽闭恐怖症、恐高症等。广场恐怖症是患者对公共场所产生恐惧,不敢到这些地方去,如商店、剧院、车站、机场、广场等拥挤的场所。在这些场所,患者在看到周围都是人时,会产生极度恐惧,担心自己昏倒而无亲友救助,或失去自控又无法迅速离开或出现濒死感等。

(3)社交恐怖症　患者恐怖的对象主要为社交场合和人际接触。在我国的心理咨询服务中,所见到的恐怖症大多为此类。患者的核心症状是对人际交往感到紧张和害怕,因而避免和其他人打交道。患者在大庭广众面前怕被人注视,担心当众出丑,故在人际交往时害羞、胆怯、局促不安、尴尬、笨拙。严重者可出现面红耳赤、出汗、心慌、震颤、呕吐、眩晕等。病情较轻者,会害怕见生人。病情较重者可能因恐怖而回避朋友,与社会隔绝而仅与家人保持接触,无法坚持正常学习、工作和社会活动。有的患者害怕与别人对视,怕看别人的眼睛,或担心自己目光伤人,称为视线恐怖;有的患者害怕与人相处时会脸红或坚信自己见人就脸红,称为赤面恐怖。

2. 治疗　对于恐怖症的心理治疗应鼓励患者面对现实,发挥主动性,树立积极的生活态度及战胜疾病的信念。在医生的指导下进行渐进性训练,使患者逐渐克服对物体或处境的恐惧。运用肌肉松弛训练、系统脱敏、暴露或冲击疗法等行为治疗方法效果较明显。另外,抗焦虑药和抗抑郁药常用于治疗恐怖症,其疗效主要在于解除焦虑和抑郁,但是药物治疗只是一种辅助疗法。

(六)神经衰弱

神经衰弱指一种以脑和躯体功能衰弱为主的神经症,以精神易兴奋却又易疲劳为特征,表现为紧张、烦恼、易激惹等情感症状及肌肉紧张性疼痛和睡眠障碍等生理功能紊乱症状。这些症状不是继发于躯体或脑的疾病,也不是其他任何精神障碍的一部分,多缓慢起病,就诊时往往已有数月的病程,并可追溯导致长期精神紧张、疲劳的应激因素。

在15~59岁居民中,我国神经衰弱患病率为1.3%(1982年)。国外少见大规模的流行病学报道。

多数患者起病缓慢,病程波动。如及时消除病因并给予适当治疗,大多可在半年至2年内缓解。一般认为,起病较急,病前诱因明显、病程较短、治疗适当、无异常人格素质特征者预后较好。

1.临床症状

(1)脑功能衰竭症状　①精神易兴奋、易激惹,如联想、回忆增多、难以自制,注意力涣散,感觉过敏,怕吵,畏强光等,常出现急躁、发怒、伤感、烦恼、焦虑等情绪体验;②精神易疲劳、脑力下降是神经衰弱患者的主要特征,用脑稍久便感到十分疲惫、记忆力差、注意力不集中、整天昏头昏脑,严重的甚至一旦用脑和看书就觉得头昏脑涨,学习效率明显下降。

(2)情绪症状　主要表现为烦恼和易激惹。这些情绪在健康人中也可见到,一般认为这些情绪症状必须具备以下特点才算病态:①患者感到痛苦或影响社会功能而求助;②患者感到难以自控;③情绪的强度及持续时间与生活事件或处境不相称。焦虑、抑郁情绪在神经衰弱的患者中一般程度较轻,不持久,有些患者可以完全没有抑郁情绪。

(3)心理生理症状　神经衰弱患者常常有大量的躯体不适症状,经各种检查找不到病理性改变的证据。这些症状实际上是一种生理功能紊乱的表现,多与患者的心理状态有关。最常见的有睡眠障碍与紧张性头痛。睡眠障碍多表现为入睡困难、多梦、易惊醒、醒后觉得不解乏、睡眠觉醒节律紊乱、全身酸痛或头痛等。而紧张性头痛最典型的描述是"头部像有一个紧箍咒,头脑发胀",紧张性头痛往往持续存在,但程度不严重,部位不固定,似乎整个头部都不适。可伴有头昏,典型的描述是"整天昏昏沉沉,云里雾里的",这种头昏不同于头晕,患者并无眩晕感,只是感到思维不清晰,不敏捷,"渴望有一种水洗后的清新感"。

2.治疗　采用以心理治疗为中心的综合治疗,通过讲解疾病机制,矫治患者人格弱点,调整作息时间,以言语暗示为主,辅之相应的药物、针灸、注射或理疗等手段来加强暗示的效果。

(七)癔症

癔病性障碍简称癔症,指一种以解离症状和转换症状为主的精神障碍,这些症状没有可证实的器质性病变基础。所谓解离症状指部分或完全丧失对自我身份的识别和对过去的记忆,CCMD-3称之为癔症性精神症状。所谓转换症状指在遭遇无法解决的问题和冲突时产生的不快心情,以转化成躯体症状的方式出现,CCMD-3称之为癔症性躯体症状。本障碍有癔症性人格基础,起病常受心理社会(环境)因素影响,除癔症性精神病或癔症性意识障碍有自知力障碍外,其他情况下自知力基本完整,病程多反复迁延。

癔症是精神病学诊断术语中最为古老的病名之一,而有关其发病机制和疾病归属也一直争论不休。现今虽然大多数学者认为癔症是社会心理因素与个体易感素质共同作用所致,但对其发病机制尚无公认的结论。近年来把癔症划出神经症的意见已占大多数,但为什么要划出去,划到哪里,除了理论上的争辩外,尚缺少实验研究的证据。

癔症的患病率报告不一。在15~59岁人口中,患病率为3.55‰(中国,1982年),占全部神经症病例的16%,居神经症中第二位,仅次于神经衰弱。其农村患病率(5.00‰)明显高于城市(2.09‰)。国外有关统计资料显示,居民中患病率女性为3‰~6‰,男性少见。近年的流行病学资料显示,发病率有下降趋势,原因不明。多数学者认为文化落后地区发病率较高。首发年龄以20~30岁最多。

一般认为癔症的预后较好,60%~80%的患者可在1年内自发缓解。

1.临床表现 多在精神因素的促发下急性起病,并迅速发展到严重阶段。临床表现复杂多样,变化多端,有人把癔症患者喻为"疾病模仿家"。归纳起来可分为下述3类。

(1)癔症性精神障碍 又称分离性障碍,是指对过去经历与当今环境和自我身份的认知部分或完全不相符合,是癔症较常见的表现形式。主要表现为以下几种:①意识障碍,癔症患者的意识障碍包括对周围环境的意识障碍和自我意识障碍。对周围环境的意识障碍又称意识改变状态,主要指意识范围的狭窄,以蒙眬状态或昏睡较多见,严重者可出现癔症性木僵,也有的患者表现为癔症性神游;自我意识障碍又称癔症性身份障碍,包括交替人格、双重人格、多重人格等,也较常见。②情感暴发,是癔症发作的常见表现,患者表现为在精神刺激之后突然发作,时哭时笑、捶胸顿足、呼天撞地、吵闹不安,有的自伤、伤人、毁物,有明显的发泄情绪的特征。在人多时,可表现得更明显,内容更丰富。历时数十分钟,可自行缓解,多伴有选择性遗忘。③癔症性痴呆,为假性痴呆的一种。表现为对简单的问题给予近似回答者,称Ganser综合征;表现为明显的幼稚行为时称童样痴呆。④癔症性遗忘,又称阶段性遗忘或选择性遗忘,其遗忘往往能达到回避的目的。表现为遗忘了某阶段的经历或某一性质的事件,而那一段事情往往与精神创伤有关。⑤癔症性精神病,为癔症性精神障碍最严重的表现形式。通常在有意识蒙眬或漫游症的背景下出现行为紊乱、思维联想障碍或片断的幻觉妄想以及人格解体症状,发作时间较上述各种类型长,但一般不超过3周,缓解后无遗留症状。⑥身份识别障碍,患者有时在不同时间以不同身份出现。此时患者言谈举止完全变成另外一个人,而原本的身份则被忘记。这种一反常态,变成另外一个人的表现也称双重人格。同一患者先后表现两种以上的身份则称多重人格。中国农村的所谓"走阴间",认为鬼神附体,患者以死过的人的口气说话,也属身份识别障碍。

(2)癔症性躯体障碍 又称转换性障碍,是指精神刺激引起的情绪反应以躯体症状的形式表现出来。其特点是多种检查均不能发现神经系统和内脏器官有相应的器质性损害。①运动障碍:较常见为痉挛发作、局部肌肉抽动或阵挛、肢体瘫痪、行走不能等。其中痉挛发作与癫痫大发作十分相似,但无口舌咬伤、跌伤及大小便失禁,持续时间也较长,抽动幅度大,多发生于有人在场时。局部肌肉抽动和肌阵挛与癫痫局部发作或舞蹈症十分相似,两者区别主要靠脑电图与临床观察。癔症性肢体瘫痪可表现为单瘫、截瘫或偏瘫,伴有肌张力增强或弛缓,无神经系统损害的体征,但病程持久者可有失用性肌萎缩。部分患者可出现言语运动障碍,表现为失音、缄默等。②感觉障碍:包括感觉过敏、感觉缺失(局部或全身的感觉缺失,缺失范围与神经分布不一致)、感觉异常(如咽部梗阻感、异物感,又称癔症球;头部紧箍感,心因性疼痛等)、癔症性失明与管视、癔症性失聪等。

(3)癔症的特殊表现形式　流行性癔症或称癔症的集体发作是癔症的特殊形式。多发生在共同生活、经历和观念基本相似的人群中。起初为一人发病,周围目睹者受到感应,在暗示和自我暗示下相继出现类似症状,短时内暴发流行。这种发作一般历时短暂,女性较多见。如《北京日报》2010 年 05 月曾报道陇西学生"集体癔症"事件。其他还有赔偿性神经症、职业性神经症等,有人认为也属于癔症的特殊表现形式。

2.治疗　暗示疗法是消除癔症性症状的有效疗法。在催眠状态下,医生结合患者的症状,用语言引导患者,对所患症状有针对性地进行暗示。同时可配合药物治疗,采用镇静、催眠和抗精神病类药物,但药量不宜过大。

第四节　性心理障碍

一、性心理障碍概述

性心理障碍又称性变态或性欲倒错,泛指在两性行为方面的心理和行为明显偏离正常,并以这类偏离为性兴奋、性满足的主要或唯一方式的一组心理障碍,从而不同程度地影响、干扰或破坏了正常的性活动。

目前性变态的概念包含了以下 3 方面:第一,其行为不符合社会认可的正常标准。但不同的社会和不同的历史时期这种标准并不相同。例如,同性恋在我国被认为是违反习俗,是一种性变态,但在欧美、阿拉伯国家的某些地区却被认为是合法的。第二,其行为对他人可能造成伤害,如诱奸儿童和严重施虐狂。第三,本人体验到痛苦,这种痛苦与其生活的社会态度有关,其性欲冲动与其道德标准之间发生了冲突或认识到对他人带来了痛苦。

性变态由于其行为违反社会习俗,常引起法律问题。对其责任问题看法尚不一致。但认为他们是性行为偏离正常,并非精神病性障碍,因此,一般认为不能完全免除其责任能力。另一方面,性变态可能存在生物化学或心理因素,引起性心理发展偏离正常,采用适当的医药措施和心理治疗,对矫正性行为偏常可能是有益的。

(一)特点

性心理障碍主要表现为寻找性欲满足的对象和性行为方式与常人不同,而在其他方面的缺陷一般并不突出。在理解性心理障碍时需要注意以下几点。

1.性心理障碍者大多并非性欲亢进的淫乱之徒,他们大多性欲低下,甚至不能完成正常的性生活。

2. 他们并非全是道德败坏、流氓成性的人,大多数患者一般社会生活适应良好,工作尽责、个性内向、害羞、文雅,具有正常人的道德伦理观念,对自己的性心理障碍行为触犯社会规范多有愧疚之心。

3. 他们没有突出的人格障碍,除了单一的性心理障碍所表现的变态行为屡教不改外,一般没有其他反社会行为。

4. 他们对寻求性欲满足的异常行为方式有充分的辨认能力与削弱的控制能力,事后多有愧疚之心,想改变却又无能为力。

(二)判别标准

对性心理和性行为正常与否的判别,只能使用相对的标准,以生物学属性和社会文化特征为基础,结合变态心理的一般规律和性变态的特殊性进行评价,具体内容包括以下几个方面:①以现实的社会性道德规范为准则;②以生物学特点为准则;③以对他人或社会的影响为准则;④以对本人的影响为准则。

对有心理生理障碍时的性功能障碍、由境遇造成的暂时的性生活替代行为、继发于某些精神病和神经系统疾病的性变态行为统称为继发性性变态,不应诊断为性心理障碍。

(三)分类

在世界卫生组织颁布的《国际疾病与相关健康问题统计分类》(ICD-10)中规定,性心理障碍包括性指向障碍、性偏好障碍、性身份障碍及与性发育和性取向有关的心理与行为障碍。

1. 性指向障碍 同性恋、恋物癖、恋兽癖、恋尸癖、恋童癖。
2. 性偏好障碍 异装癖、露阴癖、窥淫癖、摩擦癖、施虐癖、受虐癖。
3. 性身份障碍 易性癖。
4. 其他 口淫癖、恋灌肠癖、乱伦、电话淫语癖、淫书淫画癖等。

二、常见的性心理障碍及心理干预

(一)常见的性心理障碍

1. 同性恋 这是以同性为性爱指向对象的心理障碍。即在正常条件下对同性在思想、情感和性爱行为等方面有持续表现性爱的倾向。在性心理障碍中最为常见,可发生在各种年龄,男性多于女性。

2. 恋物癖 指反复出现以异性躯体的某部分或其使用的物品为性满足的刺激物的心理障碍。几乎全发生于男性。

3. 异装癖 这是一种反复而强烈的涉及异性装扮的性渴求与性想象,并付诸实施的心理障碍。多见于男性。

4. 露阴癖 主要表现是以反复在异性和陌生人面前暴露自身性器官的性渴求和性想象,获取性满足的心理障碍。在性心理障碍中较多见,且多见于男性。

5. 窥淫癖 其特征是以窥视异性裸体或性交行为活动,达到性兴奋的强烈欲望,获取性满足的心理障碍。多见于男性。

6. 摩擦癖 亦称性摩擦癖。这是一种以在拥挤场所趁人不备,以生殖器或身体的某些部位摩擦异性躯体或触摸异性身体的某一部位,以引起性兴奋为特征的心理障碍。仅见于男性。

7. 性施虐癖和性受虐癖　前者特征是向性爱对象施加虐待,以获得性兴奋,多见于男性。后者以接受性爱对象的虐待而获得性兴奋,多见于女性。两者可以单独存在,也可并存。

8. 易性癖　其特点是在心理上对自身性别的认定与生理解剖的性别特征相反,持续地存在改变自身性别的生理解剖特征以达到转换性别的强烈愿望,其性爱倾向为同性恋。

此外,还有恋兽癖和恋尸癖等罕见种类,文献报道均发生于男性。

(二)性心理障碍的心理干预

由于性心理障碍患者通过异常的性行为可以获得快感的特点,故一般不会积极主动求医。多在亲人发现或行为被揭露后才就诊。

对性心理障碍一般采用心理治疗的方法。在训练正常两性生活的同时,矫正变态性行为,最常用的是行为疗法中的厌恶疗法,即当变态性意念或性行为出现时,立即给予厌恶性刺激。由于性心理障碍行为短期内反复出现,因而抑郁、焦虑、自责心境明显者,可给予适量的抗焦虑或抗抑郁药等。对于坚持要求以手术方式改变自己的生殖器官、坚持要求使用异性激素改变自己的第二性征的易性症患者,手术和药物并不能彻底改变患者的形态与功能特征,相反还有一些副作用,应尽量避免使用。

此外,性心理咨询也是对性心理障碍进行心理干预的重要手段。但性心理咨询范围相当广泛,除一般的性问题外,还有病理的性问题,如性功能障碍、性心理障碍、性疾病等。

第五节　成瘾行为

一、成瘾行为概述

成瘾行为不仅危害自身健康,也危害家庭和社会。从变态心理的角度看,成瘾行为是人们对精神应激的一种应对方式,是一种社会适应不良行为。传统上,成瘾行为是指个体出现强烈、被迫地连续或周期地求得某种有害物质的行为,其目的是取得或维持某种特殊的心理快感或避免停用时的痛苦,为此用量有逐渐增加的趋势。

导致成瘾的物质有毒品、烟酒和某些药物等,它们作用于人的中枢神经系统,影响精神活动,所以又称为精神活性物质。《中国精神疾病分类方案与诊断标准》(CCMD-2R)中对"精神活性物质所致的精神障碍",其诊断标准如下:①有使用精神活性物质的证据,其用量和使用时间足以引起精神障碍;②使用精神活性物质后,出现心理或生理症状、行为改变;③社会功能下降。

二、常见成瘾行为类型

(一)酒瘾(酒精使用障碍)

酒瘾亦即酒精饮料依赖,包括对酒精的心理依赖、生理依赖与耐受性3个方面。心理依赖是因长期饮酒而形成嗜好,经常渴望饮酒。生理依赖指长期大量饮酒,中枢神经系统发生了某种生理、生化改变,一旦体内的酒精浓度降低到一定水平,就会出现躯体不适,发生戒断症状,为避免戒断症状的出现,酒瘾者不得不经常饮酒。耐受性指反复饮酒之后,酒量越来越大。

酒精成瘾的病因尚不十分明确。普遍认为其影响因素有生物遗传因素、病理心理因素、社会文化因素以及对嗜酒行为的政策影响等。

酒瘾危害自身健康,急性酒精中毒可抑制延髓呼吸中枢,甚至致死。长期大量饮酒,可致个体慢性酒精中毒,从而引起一系列生理与心理疾病。酒瘾对神经系统、消化系统、生殖系统都有损害,并可由此造成家庭不和及对社会的不良影响。

以戒酒为目的对酒瘾进行心理干预,一般多用厌恶疗法。其中药物厌恶法可用阿扑吗啡、依米丁和琥珀胆碱作为厌恶剂,也可用想象厌恶法、电刺激厌恶法、行为自我调节等方法。如果患者住院且与医生合作,一般可取得令人满意的效果。出院后的康复治疗也十分重要。

(二)烟瘾(尼古丁使用障碍)

烟瘾又称烟草依赖,指过量吸烟或过分依赖烟草。DSM-Ⅲ将烟瘾诊断标准规定为:持续吸烟至少1个月;至少有下述中的1项,包括①郑重地企图停用或显著减少烟草使用量,但未能成功;②停止吸烟而导致停吸反应;③不顾身患严重疾病,虽自知吸烟会使其加剧,但仍然继续吸烟。

吸烟可危害健康,吸烟时烟雾中主要成分为尼古丁,它可引起胆碱能受体兴奋,然后再转入长时间抑制。尼古丁还促进儿茶酚胺释放,使心率加快,血压升高,心输出量增加,末梢血管收缩及血液中游离脂肪酸增多。尼古丁对各器官的先兴奋后抑制作用,除可使神经系统出现震颤和痉挛,还会引起慢性支气管炎、肺癌、肺气肿、心血管病、消化系统溃疡等。孕妇吸烟会影响胎儿发育。

戒烟时可有焦虑、兴奋、全身不适等戒断症状,其严重程度与吸烟数量、唾液中尼古丁浓度、吸烟深度呈正相关。一般女性的戒断症状较男性突出。

社会对吸烟问题的重视是预防烟瘾和解决烟草依赖的关键。广泛宣传吸烟的危害,特别是限制青少年吸烟行为及公共场合的禁烟规定,都是对烟瘾进行干预的有效手段。对个体烟瘾进行心理干预,多用厌恶疗法,当引起对吸烟的厌恶感时,会产生满意的干预效果。寻求有效途径改变吸烟行为及其观念,将是今后心理行为干预的重要任务。

(三)药物依赖

药物依赖亦称药物成瘾,是指对药物有一种强烈的渴求,并反复地应用,以获取快感或避免停药后产生痛苦为特点的一种精神和躯体的病理状态。

药物依赖有3个方面效应:一是心理依赖,指患者渴求使用某种药物,以期获得服药后的特殊快感;二是生理依赖,指反复服用某种药物,使中枢神经系统发生某些生

笔记栏

理、生化变化,以致需要药物持续留存体内,否则便会出现称之为戒断综合征的现象。三是药物耐受,重复使用某种药物后,临床效应逐渐减低,必须加大用药剂量,才能得到与用药初期相同的效应。

常见的药物依赖有:阿片类依赖、巴比妥类及其他镇静安眠药依赖、抗焦虑药物依赖、苯丙胺类药物依赖、大麻依赖、致幻剂依赖等。

药物依赖须住院治疗,可分为脱瘾、康复、回归社会的 3 个阶段,心理干预贯穿于始终。脱瘾指缓慢递减或快速停用成瘾药物或精神活性物质,使患者戒除对成瘾药物或精神活性物质的依赖。心理治疗是康复阶段的重要措施,须综合应用认知疗法、感情支持与行为矫正等方法。戒除药物依赖非短期可奏效,故应立足于预防,重视社会宣传和相应的控制措施,使人们普遍认识药物依赖的严重性及危害性,以达到寓治于防的目的。

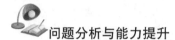

问题分析与能力提升

某女,已婚,40 岁,个性外向,善于社交,朋友很多,对家庭很照顾,以家庭为荣。她怕猫。但对两个小孩所养的各种小动物,譬如乌龟、小鸟等,都很喜欢,但就是不喜欢猫,不仅不喜欢,而且是怕得要命,一看到猫或想到猫,就会感到紧张、焦虑,惊惶得不知所措。虽然明知猫没有什么好怕的,但总是担心突然出现的猫跳到她身上,抓她、咬她。听到小孩学猫叫,她立刻恐惧万分,呼吸急促,手足冰凉,全身大汗,身体僵直不能挪动。她自己也知道不太可能发生这种事,但就是挥不去这个念头,一想起来就会紧张得要命。如果知道某人家里养猫,她就避免踏入那个人的家里。不只怕猫,她也怕像猫一样的皮毛制品,在大众交通工具上,旁边的乘客若穿毛皮大衣,她就会觉得浑身不自在,从而避得远远的。最后,连书本上的猫图片或电视上出现猫的镜头,也让她全身起鸡皮疙瘩。家中严禁一切与猫有关的东西。

这位妇女的心理表现正常吗？她患了什么病？

同步练习

(一)选择题

A1 型题

1.临床实践中,哪条不是判断心理正常与否的标准 （　　）

  A.经验标准   B.社会适应性标准

  C.经济水平标准   D.统计学标准

  E.医学标准

2.心理过程障碍不包括 （　　）

  A.感知障碍   B.人格障碍

  C.情感障碍   D.智能障碍

  E.思维障碍

3.人格障碍的特征不包括 （　　）

  A.意识障碍   B.人格严重偏离正常

  C.智力正常   D.是从童年或少年期开始

  E.不易改变

4.以"刻板固执、墨守成规、缺乏灵活性"为特点的人格障碍是 （　　）

A.偏执型人格障碍   B.强迫型人格障碍

C.分裂样人格障碍   D.焦虑型人格障碍

E.癔症型人格障碍

5.以"具有高度的暗示性和幻想性、情感易变化、高度的以自我中心"为特点的人格障碍是

                                                      ( )

A.分裂样人格障碍   B.偏执型人格障碍

C.回避型人格障碍   D.癔症型人格障碍

E.强迫型人格障碍

6.惊恐发作为下列哪一项神经症的症状   ( )

A.焦虑症   B.恐怖症

C.强迫症   D.抑郁症

E.神经衰弱

7.抑郁症最严重的后果是   ( )

A.自杀   B.睡眠障碍

C.思维迟缓   D.躯体症状

E.意志丧失

8.强迫症的表现有   ( )

A.强迫观念   B.强迫意向

C.强迫动作   D.强迫洗涤

E.以上都是

A2 型题

9.某女教师,1年前在火车上发生胸闷、心跳加速、晕倒的现象。当时被送入医院,检查未发现任何器质性改变。以后,她每乘火车、汽车、飞机都会出现上述反应。甚至在人群比较拥挤的场所都会产生晕厥,而每次晕厥后送医院检查都未发现器质性改变。此教师的障碍是   ( )

A.心脏器质性疾病   B.广泛性焦虑

C.强迫性障碍   D.社交恐怖性障碍

E.广场恐怖性障碍

10.某中学生,几乎每次考试都感到时间太紧张。原因是她做下一题时总是担心上一题做错,因此不得不反复检查,因而浪费了很多时间,尽管她也觉得没有必要,但是就是控制不住自己,这种障碍是   ( )

A.强迫性障碍   B.广泛性焦虑

C.恐怖性障碍   D.抑郁性障碍

E.以上都不是

11.一中年男性,在某部门任经理。近几个月来,他在公众场合讲话常出现心慌、手脚凉、语无伦次的现象。因此他非常害怕在大庭广众下讲话。最后,他不得不辞去这份工作。他的这种障碍是   ( )

A.单纯性恐怖障碍   B.社交恐怖性障碍

C.广泛性焦虑   D.惊恐障碍

E.广场恐怖性障碍

12.某女性,由于工作过度劳累,近几个月来出现脑力迟钝,注意力不集中,记忆力差,卧床后常辗转不安、极难入睡,多汗,心动过速,感觉过敏、心慌、怕声、怕冷、怕热,尤其害怕嘈杂的环境。该女性患有   ( )

A.强迫症   B.抑郁症

C.恐怖症   D.神经衰弱

E.焦虑症

（二）名词解释

1.心理障碍 2.人格障碍 3.神经症 4.恐怖性神经症 5.焦虑性神经症 6.强迫性神经症

7.反社会型人格障碍

（三）简答题

1.简述心理正常与否的判断标准。

2.简述人格障碍的特征及其常见类型。

3.简述神经症具有的共同特征。

（顾红霞）

第八章

心理评估

医护心理学与许多应用科学一样,非常重视客观量化的研究。心理评估的目的就是对各种正常或异常的心理现象做出客观和量化的描述。随着医学模式的转变,心理评估在临床医学工作中越来越显示出其重要性,它是健康评估的重要组成部分,也是医护人员必须了解和掌握的基础知识。

第一节　心理评估概述

一、心理评估的概念

心理评估是以心理学的技术、方法和工具为主获得信息,对个体的心理状态、行为等心理活动做全面、系统和深入的客观描述、分类、鉴别与诊断的过程。

人的心理活动可分为内在与外在的心理活动两部分。内在的心理活动是人脑对客观现实的反映过程,主要包括认知、情感和意志。认知是人的认识、思维、记忆、理解、判断和推理的过程,反映人们的思维能力。人们对所有属于自己的身心和社会状况的认识又构成人的自我概念。人们在认识客观事物和自己的过程中所持的态度,使人们体验到喜悦、悲哀、恐惧等各种情绪与情感。此外,人在与社会及其周围环境相互作用过程中还有许多外在心理活动如压力与应对。对个体的心理评估应涵盖上述心理活动,即人的自我概念、认知水平、情绪与情感以及压力与应对。

二、心理评估的目的

心理评估在心理学、医学教育、人力资源、军事司法等领域有多种用途。其中为临床目的使用时被称为临床心理评估。临床心理评估主要应用在心理或医学诊断、心理障碍防治措施的制定、疗效判断等方面，也是医学和心理学研究的常用方法。心理评估在心身疾病研究、健康心理学及临床各科都有着非常重要的作用。并且也是一种重要的科研手段。

心理评估的目的：单独或辅助做出心理或医学诊断；指导制定心理障碍或医学疾病的防治措施，并常作为判断疗效的指标；为估计心理障碍或医学疾病预后提供依据；医学科学或心理学研究的方法；其他如预测个体未来成就，作为人才选拔的方法，以及作为司法鉴定的方法。

三、心理评估的常用方法

心理评估的常用方法包括以下几种。

(一)观察法

这里所指的观察法是通过对被观察者行为表现直接或间接(通过摄影录像设备)的观察或观测而进行心理评估的一种方法。观察法可分为自然观察法与控制观察法两种。

1. 自然观察法　自然观察法是被观察者的生活、学习或工作处于未被干扰下的原本状态。在自然情境下对被观察者进行观察有时是十分必要的，因为当事人或其周围的人所提供的情况很可能与实际情况不一致而需要观察者在实际情境中进行观察、加以判断。例如，一个学生被认为上课不守纪律、不注意听讲。但在课堂的实际观察中却发现，有些老师的课讲得实在糟糕，许多学生都不爱听，在下面玩闹，这个学生也经常被他周围的人干扰，不得不卷入其中。自然观察法虽然有效，但也面临着一些困境。一是观察者到被观察者的自然生活情境中去观察实际上有许多困难和麻烦，同时也干扰及影响被观察者的反应，失去了一定的自然真实性。如果偷偷地观察，不让其发现，又面临着道德和法规的约束，有时是不被允许的。目前，在一些场所如教室、车间及一些公共场所加装监控录像设备似乎是比较可行的方式，但也需要谨慎。

2. 控制观察法　是心理评估者人为设置的，可控制的情境，在这样的情境下观察并记录被评估者的反应。此种方法用得较多，如儿童行为的观察及对一些特定的人群的行为观察，如入院的精神障碍者，需要司法鉴定的犯罪嫌疑人等。观察方式可采用比较传统的"单向玻璃室"，即被观察者在一间房间活动，观察者在另一间房间可通过一个单向的玻璃看到他们的活动，而被观察者却看不到观察者。目前，摄像技术在此种方法中的应用也较为普遍，对被观察者的行为可以进行重演、分析和研究。但必须要注意到，除了一些特殊的情况，如被观察者有犯罪的嫌疑或其不具备自知能力，一般被观察者需要被告知他(她)正在被观察。对那些不具备自知能力的被观察者也需要告知其监护人或家属。这是心理学的伦理道德规则所规定的。

(二)会谈法

会谈法也被称作"交谈法""晤谈法"等，在心理评估和心理治疗中均有重要作用。其基本形式是一种面对面的语言交流，也是心理评估中最常用的一种基本方法。会谈是一种互动的过程。评估者掌握和正确使用会谈技巧是十分重要的。会谈技巧包括言语沟通和非言语沟通(如表情、姿态等)两个方面。在言语沟通中，包括听与说。在

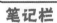

非言语沟通中,可以通过微笑、点头、注视、身体前倾等表情和姿势表达对被评估者的接受、肯定、关注、鼓励等思想感情,从而促进被评估者的合作,启发和引导他(她),将问题引向深入。会谈的形式可分为3种。

1. 标准化访谈　是根据评估目的预先设计一定的结构和程序,谈话内容有所限定,效率相对较高。一般可编制一个评估大纲或评估表,在会谈时逐项提问,再根据受试者的回答进行评定。在应用标准化访谈时检查者既可以根据自己的经验对被评估者的反应做出评定,也可以简单地依据一份详细的评估记录单记分。标准化访谈的最大优点是节省时间,效率高,但有时也会使被评估者感到拘谨,有例行公事的感觉。

2. 半标准化访谈　按照一个粗线条式的访谈提纲而进行的非正式的访谈。该方法对访谈对象的条件、所要询问的问题等只有一个粗略的基本要求,访谈者可以根据访谈时的实际情况灵活地做出必要的调整,至于提问的方式和顺序、访谈对象回答的方式、访谈记录的方式和访谈的时间、地点等没有具体的要求,由访谈者根据情况灵活处理。

3. 非标准化访谈　分为深度访谈和自由访谈。它是一种无控制或半控制的访谈,事先没有统一问卷,而只有一个题目或大致范围或一个粗线条的问题大纲,由访谈者与被访谈者在这一范围内自由交谈。具体问题可在访谈过程中边谈边形成边提出。对于提问的方式和顺序、回答的记录、访谈时的外部环境等,也没有统一要求,可根据访谈过程中的实际情况做各种安排。同标准化访谈相比,非标准化访谈的最主要特点是弹性和自由度大,能充分发挥访谈双方的主动性、积极性、灵活性和创造性,但访谈调查的结果不宜用于定量分析。

(三)调查法

有些资料不可能从当事人那里获得(当事人不能提供信息或提供的信息可信度不够),或者为得到更为详细、全面的信息而从相关的人或材料得到相应信息的方法。包括历史调查和现状调查两个方面。历史调查主要包括档案、文献资料和被评估者过去经历的人调查等内容。现状调查主要围绕与当前问题有关的内容进行。调查对象包括被评估者本人及其周围的"知情人",如同学、同事、父母、亲友、老师、领导、兄弟姐妹等。调查方式除一般询问外,还可采用调查表(问卷)的形式进行。调查法的优点是可以结合纵向和横向两个方面的内容,广泛而全面。不足之处是调查常常是间接性的评估,材料真实性容易受被调查者主观因素的影响。

(四)测验法

在心理评估中,心理测验占有十分重要的地位。心理测验可以对心理现象的某些特定方面进行系统评定,并且测验一般采用标准化、数量化的原则,所得到的结果可以参照常模进行比较,避免了一些主观因素的影响。心理测验的应用范围很广,种类也十分繁多。在医学领域内所涉及的心理测验内容主要包括器质和功能性疾病的诊断中与心理学有关的各方面问题,如智力、人格、特殊能力、症状评定等。

(五)心理生理法

心理评估不仅涉及外显行为的测量,同时也包括心理生理测量。所谓心理生理测量是指测量个体对某种情境刺激的心理生理反应,这些反应由自主神经系统所控制,包括心跳、血压、呼吸、皮肤电阻、肌电及皮肤电活动等,这些生理反应的变化提供了有关个体心理活动的重要信息。

第二节　心理测验

　　心理测验是能够对人的智力、潜能、气质、性格、态度、举止等心理素质进行有效测度的标准化测量工具。心理测验是心理学研究的重要方式之一,是心理学中的较年轻的分支,始于欧美,20世纪传入中国。我国始于汉代、兴于隋唐的科举取士制度就被中外学者公认为世界上最早的心理测验的实践。首先倡导科学心理测验的学者是英国生物学家和心理学家高尔登。在心理测验的历史上有两个重要的里程碑。一是第二次世界大战期间,美国选拔飞行员,开始时只采用传统的生理指标作为选拔的依据,这样选拔出来的人员在地面训练时成绩都很好,而在上天飞行训练时,合格率仅为35%,后来军方请来心理学家,在选拔程序中加入了心理测验,合格率一下就提高到了72%;二是美国将心理测验的方法引入到教育考试中,引发了测验的客观化运动,极大地推动了美国教育考试的科学性。由于心理测验在军事和教育上的成功运用,在战后被广泛地运用于工商企业、医疗和政论等各行各业的人才评价、选拔、诊断、安置等实际工作中。

一、心理测验的概念

(一)定义

　　心理测验是一类对行为样本进行客观描述的标准化测量工具。这个定义主要包含了4个基本的要素。

　　1. 行为样本　行为是人在主客观因素影响下产生的一系列外部活动。通常情况下,人的心理活动如认知过程、情绪和情感、个性心理特征等都是通过人的行为表现出来的。行为样本是指人群中有代表性的样本。心理测验就是引起人行为的工具,必须慎重地选择出行为样本。心理测量非常复杂,只有在全部了解行为样本的意义以后,才能正确使用心理测验。

　　2. 标准化　标准化是对测验全过程的规范和统一,使得外界因素对测验结果的影响降到最低。测验的条件对所有的被试者都必须是相同的。

　　3. 难度的客观测量　难度水平必须客观,客观性总是测验编制的目标。各种心理测验的客观性高低也是不同的,相对而言,神经心理测验客观性最高,智力测验也较高,人格问卷次之,而投射测验的客观性较差。

　　4. 工具　一种心理测验就是一套工具或器材,这套工具包括测验材料和手册。测验材料就是测验的内容,通过被试对其做出的反应来测查他们的心理现象;使用手册则对如何实施测试,如何量化和描述测验结果给予了详细说明,还有该测验的目的、性质和信度、效度等测量学资料的必要介绍。

(二)特点

　　1. 相对性　在对人的心理特性和行为进行比较时,没有绝对的参照点,亦即没有绝对零点,有的只是一个连续的行为序列。因此心理测量的度量单位是相对的。如一个人的智力高低和能力大小等,都是就其在所在团体的整个分数序列、行为序列中的地位来说的,其测量的分数单位是相对的。心理测量是在等级量表上进行的,往往把等级量表转换成以标准差为单位的等距量表。

2.间接性 心理测验只能通过一个人对问题情境的反应来推论其心理特质,也就是说从个人的外在行为模式来推知受试者内在的心理特性,所以心理测验是间接的。

3.客观性 客观性是对一切测量的基本要求。由于任何测量都有误差,因此心理测量的客观性实际上也就是心理测验的标准化问题。标准化是指量具的编制、实施、计分和分数解释过程的一致性,减少主试和被试的随意性,从而尽可能地控制和减少误差,进而保证测量结果的准确性和客观性。

心理测验在理论和方法上目前还不很成熟,测验的结果也不能简单地作为衡量智力和人格的指标。但是,心理测验在一定程度上有助于我们了解人类的心理活动,并从中得到帮助。在现实生活领域,心理测验可以用于对各种智能缺陷、精神疾病和脑功能障碍的临床诊断;还可以帮助评价个人的智力水平和了解个性特征;心理测验可以为特殊人才的选拔提供参考;心理测验结合心理咨询有助于消除情绪困扰和人格障碍,提高生活品质。

由心理测验的性质,我们知道了心理测验是一门严肃的科学,心理测验的工作人员必须要接受专业的培训,从测验的内容到解释的方法,都是保密的。心理测验在心理障碍和智力缺陷的客观评定和精神疾病的早期发现、治疗和预后评定,在鉴定工作效率及心理发展等方面都是一种有效的工具。也成为教育、职业选拔、临床诊断等方面的辅助工具。但心理测验不应随便使用,更不能滥用,必须严格地像使用精密仪器一样,要合乎规则地使用心理测验。我们一般看到的趣味性心理测试,不是真正意义上的心理测验,带有一定的娱乐性,通常是使用的投射测验的一些原理,有一定的道理,但我们不能把它当成心理测验。

二、心理测验的分类

(一)以沟通方式来分类

1.言语测验 言语测验是心理测验中会谈法的一种基本方法。其基本形式是主试者与被评估者面对面的语言交流。在会谈过程中评估者起着主导和决定的作用。会谈技术包括言语沟通和非言语沟通(如表情、姿态等)两方面。言语沟通中,包含了听说,听有时比说重要。

2.操作测验 操作测验多属于对图案、实物、工具、模型的辨认和操作,无须使用文字作答,所以不受文化因素的限制,可用于学前儿童和不识字的成人。此种测验的缺点是大多不宜团体实施,在时间上不经济。

(二)按施测方式分类

1.个别测验 通常以一对一的形式,一次一个被试。个别测验的优点在于主测者对被测者的行为反应有较多的观察与控制机会,尤其对某些人(如幼儿或文盲)不能使用文字而只能由主试记录其反应时,就非采用个别测验不可。个别测验的主要缺点是时间不经济,对主测者要求较高的训练和素养,一般人不易掌握。

2.团体测验 由一个或几个主试者对较多的被试同时实施测验,主要用在学校、团体、军队等。主试者不必接受严格的专业训练。团体测验优点主要在于时间经济，可以在短时间内收到大量资料，因此被各个领域广泛应用；缺点在于受测者的行为不易控制，容易产生误差。

（三）按测验目的分类

1. 智力测验　智力测验是评估个人一般能力的方法，它是根据有关智力的理论或概念经标准化过程编制而成。智力测验在教育、临床医学、司法鉴定、人事管理等诸多领域都有广泛应用。临床上智力测验主要用于儿童智力发育的鉴定以及作为脑器质性损害和退行性病变的参考指标，此外还可以作为特殊教育或职业选择时的咨询参考。常用的工具包括比奈-西蒙智力量表、韦克斯勒成人智力量表和儿童智力量表、丹佛发育筛查测验等。

2. 人格测验　人格是指一个人的思维、情绪和行为的特征模式，以及这些模式背后隐藏或外显的心理机制，即每个人身上都存在的一些持久、稳定的特征。测验人格的技术和方法很多，包括观察法、晤谈法、行为评定量表、问卷法、投射测验等。最常用的为问卷法即自陈量表，包括明尼苏达人格调查表、罗夏墨迹测验（Rorschach inkblot test, RIBT）、主题统觉测验（thematic apperception test, TAT）以及艾森克人格问卷等。目前这些测验临床上主要用于某些心理障碍患者的诊断和病情预后的参考，也用于科研或心理咨询时对人格的评价等。

3. 神经心理测验　神经心理测验是神经心理学研究的重要方法之一，用于人类大脑功能的评估，包括感知觉、运动、语言、注意、记忆、思维等。主要包括一些个别能力测验，如感知运动测验、记忆测验、联想思维测验等，还有一些成套测验，主要是以 H-R 神经心理学测验为代表。这些测验可用于脑器质性损害的辅助诊断和脑与行为关系的研究。

（四）按测验材料的客观程度分类

1. 客观测验　只需被试者直接理解，无须发挥想象力来猜测和遐想。绝大多数心理测验都属于这类。

2. 投射测验　测验材料无严谨的结构，如一些意义不明的图像、一片模糊的墨迹或一句不完整的句子。要求受试者根据自己的理解随意做出回答，借以诱导出受试者的经验、情绪或内心冲突。多用于测量人格。具有代表性的有罗夏墨迹测验、主题统觉测验、自由联想测验和句子完成测验。

三、心理测验的条件

无论哪一类心理测验，如果作为标准化心理测验存在，必须具备下述 5 个方面的条件。

1. 样本　心理测验作为衡量某一心理品质的标尺产生于样本，人的心理活动千差万别，故取样要有代表性。取样的代表性取决于以下两个方面。

（1）问卷项目的有效性　按照测验的性质、目的，选择足以代表所要测定的心理特征或行为特征的问题。如智能测定时，分析智能这一心理功能，考虑如何做最能使其在行为中表现出来，抓住要素，并具体给予作业或问题来进行测定。根据取样结果来使测验标准化，该样本就是测验的标准化样本。

（2）样本的适用性 即样本与被试情况是否相应。一般来说，要考虑样本的年龄、性别、地区、民族、教育程度、职业等基本特征。如果是临床量表，还应有疾病诊断、病程及治疗等背景。被试情况与样本相应，所测量的结果与样本才有可比性。

2.常模 常模是指某种测验在某种人群中测查结果的标准量表，即根据对被试群体的标准化样本的测试，而后对取得的分数结果予以统计处理，所求出的一个具有代表性的正常平均分值。它可为我们提供一个比较的标准，以便对测验结果做出解释。有了常模，所研究的对象样本的测验才能通过比较而得出优、劣或正常、异常。

3.信度 信度是指测验结果的可靠性或一致性程度。它既包括在时间上的一致性，也包括在内容和不同评分者之间的一致性。信度用系数来表示。一般来说，系数越大，一致性就越高，所测分数也就更可靠。

4.效度 效度是指测量的真实性、准确性程度。也就是指测验是否能够真实地反映所要测定的内容。测验的效度越高，表示它所测量的结果越能代表所测行为的真实特征。

5.方法的标准化 任何的标准化心理测验都要有统一的实施办法、标准指导语、实施时间及明确的计分标准，以保证测量结果不受时间、地点、人员等的影响。

四、常用的心理测验

（一）智力测验

智力是人的一种综合认知技能，是人认识世界并运用知识解决实际问题的起基础作用或保障作用的能力的总和，包括观察力、记忆力、注意力、理解力、思维能力等。智力测验是目前心理测验中应用最广泛影响最大的测验之一。智力测验不仅是为测定人们的智力而编制的客观科学的测量工具，也是用测验的方式衡量人的智力水平高低的一种科学方法。

智商（intelligence quotient，IQ）是智力的量化单位，即通过智力测验将智力水平数量化，用数字的形式表达出来，以便于人们进行理解和比较。智力量表编制后，经过科学的采样（样本必须代表性好，其测验成绩正态分布），可以将智力水平根据 IQ 值进行分级，通常是将智商平均值（100）和其上、下一个标准差（15）的范围定位为"平常智力"，其余依据高于或低于平常智力水平依次分级，其分级方法如下（表8-1）：

表8-1 智力水平的分级

智力水平	IQ	标准差范围(SD)
天才	145～160	+3～4
极超常	130～144	+2～3
超常	115～129	+1～2
平常	85～114	±1
边界	70～84	−1～2
轻度智力低下	55～69	−2～3

续表 8-1

智力水平	IQ	标准差范围(SD)
中度智力低下	40～54	−3～4
重度智力低下	25～39	−4～5
极重度智力低下	<25	−5 以下

以上介绍的是国际常用的分级方法,有智力量表编制者使用自己的分级方法,应用时要仔细阅读该智力表的使用手册。

1.斯坦福-比奈智力量表(Stanford-Binet Intelligence Scale,S-B)　世界上第一个智力测验是 21 世纪初法国政府为鉴别低能儿而聘请心理学家比奈（Binet）和他的同事西蒙（T.西蒙）编制的比奈-西蒙智力量表,一共 30 个题目。1905 年首次发表,并于 1908 年和 1911 年做过 2 次修订。目前常用的是美国斯坦福大学教授推孟（L M．Terman)于 1916 年修订而成的斯坦福-比奈智力量表。该测验以个别方式进行,通常幼儿不超过 30～40 min,成人被试不多于 90 min。测验程序是以稍低于被试实际年龄组开始,如果在这组内有任何一项目未通过则降到低一级的年龄组继续进行,直至某组全部项目都通过,这一年龄组就作为该被试智龄分数的“基础年龄”;然后再依次实施较大的各年龄组,直至某组的项目全部失败为止,此年龄组作为该被试的“上限年龄”。我国陆志韦于 1937 年修订过 1916 年版本,1982 年吴天敏根据陆志韦修订版再做修改,称作《中国比内测验》。

2.韦克斯勒智力量表　韦氏智力量表是当今国际心理学界公认的已被广泛运用的个别智力测验量表。由美国心理学家韦克斯勒（D. Wechsler)编制。目前使用比较广泛的版本包括:

（1）用于 3～6 岁半学龄前儿童的韦氏学前和小学儿童智力量表及修订版。

（2）用于 6～16 岁学龄儿童的韦氏儿童智力量表及修订版。

（3）用于 16 岁以上成人的韦氏成人智力量表及修订版。

我国龚耀先教授于 1981 年修订的中文版韦氏成人智力量表应用较为广泛,适用于 16 岁以上的被试,分农村和城市 2 个版本。全量表共含 11 个分测验,其中 6 个分测验组成言语量表,5 个分测验组成操作量表。

言语量表的分测验及其主要功能如下。

知识（I）:包括 29 个按从易到难排列的常识问题,主要测量知识广度、兴趣范围和长时记忆。

领悟（C）:包括 14 个按难易程度排列的问题,由一些社会价值、社会习俗和法规理由的问题所组成,主要测量社会适应和道德判断能力。

算术（A）:包括 14 个按难易程度排列的算术题,要求心算。主要测量数的概念,数的操作能力,注意集中能力,以及解决问题的能力。该测验是言语分量表中唯一有时限的分测验,心算速度快者可得到奖励分。

相似性（S）:包括 13 对名词,每对词表示的事物都有共同性,要求被试找出两物（名词）的共同性,题目按难度排列。主要测试逻辑思维能力、抽象和概括能力。

数字广度（D）:分顺背和倒背两个部分。顺背最多由 10 位数字组成,每一部分由易到难排列。即听到一读数后立即照样背出(顺背)和听到读数后按原来数字顺序的相反顺序背出来(倒背)。主要测量短时记忆和注意力。

词汇(V):包括40个词汇,按难度排列,要求被试解释词意。主要测量词语的理解和表达能力。

操作量表的分测验及其主要功能如下。

数字符号(DS):用一系列无意义的符号来标记一系列数字(1位数)或几何图形。要求被试者按照这个规则对实验材料的数字或几何图形尽快地进行标记。这是一个速度测验,在规定时间内被试者完成的越多,得分就越高。测验限时90 s,按从左到右的顺序排列,不得跳格。主要测量手眼协调、短时记忆能力和注意力。

图画填充(PC):由21张卡片组成,每张卡片上都缺一个重要的部分,要求被试者在20 s内指出所缺部分。主要测量视觉辨别力,对构成物体要素的认识能力,以及扫视后迅速抓住缺点的能力。

积木图案(BD):测试材料包括若干红白相间的塑料立方块或塑料片,要求被试者按照主试者所摆放的模型或图卡上所示图案摆出相同的图形。若在规定时间内正确完成,依据速度的快慢可获得奖励分。主要测量空间知觉、视觉分析综合能力、非言语的概念形成和逻辑推理能力。

图片排列(PA):测验材料为8组无序排列的图片,每组图片的内容有内在的联系,要求被试调整无序的图片成有意义的顺序。这是一个有时限测验,被试者完成的速度快则可得到奖励分。主要测量逻辑联想、部分与整体的关系,以及思维的灵活性。

图形拼凑(OA):共有4块切割成若干块的图形板,要求被试在一定时间内将碎片复原。正确完成的速度越快,便能得到较多的奖励分。主要测量想象力,抓住线索的能力以及"手眼"协调能力。

根据测验结果,按常模可算出3个智商,其中FIQ代表受试者的总智力水平,VIQ代表言语智力水平,FIQ代表操作智力水平。因素分析结果,这些分测验符合3种主要智力因素,即A(言语理解)因素,B(知觉组织)因素和C(记忆/注意)因素,在言语量表中的多数分测验符合A因素,操作量表中的多数分测验符合B因素,C因素则为A、D和DS分测验所符合,对被试者的智力做分析时,不仅要根据3种智商的水平,而且还要比较VIQ与PIQ的关系,以及分析各分测验的成绩分布剖面图形式等方法来进行。

3. 瑞文标准推理测验　由英国心理学家瑞文(J. C. Raven)于1938年创制,是一种纯粹的非文字智力测验。旨在测量人的一般智力水平,尤其可以测量人的观察力和清晰思维的能力。该测验一共有60张图,由A、B、C、D、E 5个单元的渐进矩阵构图构成,每组都有一定的主题,题目的类型略有不同。每个单元在智慧活动的要求上也各不相同,从直观上看,A组主要测知觉辨别力、图形比较、图形想象力等;B组主要测类同比较、图形组合等;C组主要测比较推理和图形组合;D组主要测系列关系、图形套合、比拟等;E组主要测互换、交错等抽象推理能力。可见,各组要求的思维操作水平也是不同的。测验通过评价被测者这些思维活动来研究他的智力活动能力。每一组中包含有12道题目,也按逐渐增加难度的方式排列。每个题目由一幅缺少一小部分的大图案和作为选项的6~8张小图片组成。测验中要求被测者根据大图案内图形间的某种关系——这正是需要被试去思考和发现的,看小图片中的哪一张填入(在头脑中想象)大图案中缺少的部分最合适,主要用于智力的了解和筛选。

瑞文标准推理测验的主要特点是适用年龄范围宽,测验对象不受文化、种族、语言的限制,适用于各种跨文化的比较研究,并且可以用于一些生理缺陷者,如聋哑儿童、文盲等。测验既可以个别进行,也可以团体实施,使用方便,省时省力,结果解释直观简单,测验具有较高的信度和效度,在世界各国广泛使用。

(二)人格测验

人格测验是指用心理学的方法测量一个人在一定情境下经常表现出来的典型行为与情感反应,包括需要、动机、兴趣、情感、态度、性格、气质、价值观、人际关系等心理特质。在临床方面,用于对人格的评估、诊断和预测,与治疗相结合提高临床诊断和治愈的水平,同时人格测验在人格障碍和保健系统中也得到了运用;在教育方面,人格测验可以帮助教育者了解学生的人格特点,在教育实践中寻求合理的办法来塑造学生健全人格。

人格测验主要分为自陈量表和投射量表两大类。

1. 自陈量表 自陈量表是让被试者按自己的意见,对自己的人格特质进行评价的一种方法。通常是用编制的一系列问题调查表,让被试者按照一定的要求选择符合实际情况的答案,做出反应。结果一般可以参照常模做出解释。自陈量表的优点是题目数固定,内容具体清楚,实测简单、计分方便。缺点是缺乏客观标准,不易建立效度;测验内容属情绪、状态方面,所以对某一问题的答案常常会发生变化;会发生反应偏向,受社会赞许现象的影响。

(1)明尼苏达多相人格测验(minnesota multiphasic personality inventory,MMPI)

是由明尼苏达大学教授哈瑟韦(S. R. Hathaway)和麦金力(J. C. Mckinley)于20世纪40年代制定的,最初只作为一套对精神病有鉴别作用的辅助量表,后来发展为人格量表。适用于16岁以上且至少有6年以上文化的成年人。1989年Butcher和Dahlstrom等人完成了MMPI的修订工作称MMPI-2。MMPI-2提供了成人和青少年常模,可用于13岁以上青少年和成人。MMPI主要用于病理心理研究,协助临床诊断,在精神医学、心身医学、行为医学、司法鉴定等领域应用十分广泛。

原版MMPI共566题,其中1~399题是与临床量表有关的题目,400~566题与另外一些研究量表有关。题目内容范围很广,包括身体各方面的情况、精神状态、家庭、婚姻、宗教、政治、法律、社会等的态度。只为精神病临床诊断使用,一般采用前399题。MMPI-2保留了原MMPI的550个条目,并对其中85条做了改写,也增加了一些新的条目,共567题。MMPI可有多种操作形式,如用卡片、问卷、磁带或人机对话式等,既可个别测量,也可团体测量,一般均采用个别问卷式。不论采用何种形式,均是要求受试者根据自己的实际情况在各项目下选答"是"或"否"。

MMPI常用的有4个效度量表和10个临床量表。

1)效度量表

Q:疑问量表(question),被试者不能回答的题目数,如超过30个题目以上,测验结果不可信。

L:说谎量表(lie),是追求尽善尽美的回答。超过10分,结果不可信。

F:诈病量表(frequency),高分表示受测者不认真、理解错误,表现一组无关的症状,或在伪装疾病。

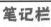

K:校正量表(correction),一是判断被试对测验的态度是否隐瞒或防卫;二是修正临床量表的得分。

2)临床量表

疑病(hypochondriasis,Hs):对身体功能的不正常关心,高分表示被试者有许多身体上的不适、不愉快、以自我为中心、敌意、寻求注意等。

抑郁(depression,D):与忧郁、淡漠、悲观、思想与行动缓慢有关,高分表示情绪低落、缺乏自信、有自杀观念,有轻度焦虑和激动。

癔症(hysteria,Hy):依赖、天真、外露、幼稚及自我陶醉,并缺乏自知力。

精神病态(psychopathic deviate,Pd):病态人格(反社会、攻击型人格),高分反映被试者脱离一般道德规范,无视社会习俗、社会适应差,冲动敌意,有攻击倾向。

男性化-女性化(masculinity-femininity,Mf):高分的男性表现为敏感、爱美、被动、女性化;高分女性表现为男性化、粗鲁、好攻击、自信、缺乏情感、不敏感。极端高分考虑同性恋倾向和同性恋行为。

妄想狂(paranoia,Pa):偏执、不可动摇的妄想、猜疑。

精神衰弱(psychasthenia,Pt):紧张、焦虑、强迫思维。

精神分裂(schizophrenia,Sc):思维混乱、情感淡漠、行为怪异。

轻躁狂(hypomania,Ma):联想过多过快、观念飘忽、夸大而情绪激昂、情感多变。

社会内向(social introversion,Si):高分者内向、胆小、退缩、不善交际、屈服、紧张、固执及自罪;低分者外向、爱交际、富于表现、好攻击、冲动、任性、做作、在社会关系中不真诚。

(2)艾森克人格问卷(Eysenck's personality questionnaire,EPQ)　是由英国心理学家艾森克提出的以人格结构层级说和三维度人格类型说为主要内容的人格理论。他认为,人格是由行为和行为群有机组织而成的层级结构。最底层是无数个具体反应,是可直接观察的具体行为。EPQ是由3个人格维度量表和一个效度量表组成。原版EPQ儿童式共97项,成人式共101项。我国龚耀先修订的全国常模本,筛选出儿童和成人式各88项。可进行个别施测,也可团体进行,包括4个量表。

内外向(extraversion,E)维度:高分表示人格外向,可能是好交际、渴望刺激和冒险,情感易于冲动。低分表示人格内向,可能是好静,富于内省,除了亲密的朋友之外,对一般人缄默冷淡,不喜欢刺激,喜欢有秩序的生活方式,情绪比较稳定。

神经质(neuroticism,N)维度:反映的是正常行为,与病症无关。分数高可能是焦虑、担心、常常郁郁不乐、忧心忡忡,有强烈的情绪反应,以至于出现不够理智的行为。

精神质(psychoticism,P)维度:并非指精神病,它在所有人身上都存在,只是程度不同。但如果某人表现出明显程度,则容易发展成行为异常。分数高可能是孤独、不关心他人,难以适应外部环境,不近人情,感觉迟钝,与别人不友好,喜欢寻衅搅扰,喜欢干奇特的事情,并且不顾危险。

掩饰(lie,L)量表:测查朴实、遵从社会习俗及道德规范等特征。在国外,高分表示掩饰、隐瞒,但在我国L分高的意义仍不明了。

(3)卡特尔16种人格问卷(Cattell 16 personality factor qestionnaire,16PF)　又称卡特尔16PF测验。卡特尔将人格特质归类为16种根源特质,这16种特质在一个人身上的不同组合,就构成了一个人独特的人格,完整地反映了一个人个性的全貌。测验的目的是确定和测量正常人群基本人格特征,并进一步评估某些次级人格因素。该问卷适用于16岁以上成年人。

16种基本人格因素分别如下。

乐群性(A因素):反映热情和外向等特征,条目如"根据我个人兴趣,我(愿意参加文娱队活动)"。

聪慧性(B因素):反映智力和抽象思维能力特点,条目如"猫和鱼就像牛和(a.牛奶;b.牧草;c.盐)(选择b)"。

稳定性(C因素):反映情绪稳定因素,条目如"气候变化并不影响我的情绪(是)"。

支配性(E因素):反映好强,不顺从和支配他人等特点,条目如"在课堂上,如果我的意见与老师不同,我常常(当场表明自己的看法)"。

兴奋性(F因素):反映热情、易交往和控制等特点,条目如"一般人都认为我是一个活跃热情的人(是的)"。

有恒性(G因素):反映社会责任感等特点,条目如"我总是把是、非、善、恶作为处理问题的原则(是的)"。

敢为性(H因素):反映自信和社交敏感性等特点,条目如"在和别人交往中,我常常会无缘无故地产生一种自卑感(不是的)"。

敏感性(I因素):反映敏感和感情用事等特点,条目如"我爱想入非非(是的)"。

怀疑性(L因素):反映多疑的特点,条目如"我常常怀疑那些出乎我意料对我过于友善的人动机是否诚实(是的)"。

幻想性(M因素):反映理性和现实态度特点,条目如"我认为目前所需要的是(多出现一些改造世界的理想家)"。

世故性(N因素):反映精明和世故等特点,条目如"我愿意跟有教养的人来往而不愿意同鲁莽的人交往(是的)"。

忧虑性(O因素):反映患得患失悲观抑郁等特点,条目如"半夜醒来,我常常为种种惴虑不安而不能再入睡(常常如此)"。

反抗性(Q1因素):反映自由,不拘于服从现实权威,接受新事物等特点,条目如"在年轻时,当我和父母的意见不同时(我保留自己的意见)"。

独立性(Q2因素):反映自信、独立等特点,条目如"我解决问题时,多借助于(个人独立思考)"。

自律性(Q3因素):反映自我克制等特点,条目如"在人声嘈杂中,我仍能不受干扰,专心工作(是的)"。

紧张性(Q4因素):反映紧张、烦恼,缺乏耐心等特点,条目如"我常常被一些无所谓的小事所烦扰(是的)"。

(4)大学生健康人格调查表(university personality inventory,UPI) 大学生健康人格调查表是由1966年日本大学心理咨询员和精神科医生集体编制而成的。主要以大学新生为对象,入学时作为精神卫生状况实态调查而使用,以了解学生中神经症、心身疾病、精神分裂症以及其他各种学生的烦恼、迷惘、不满、冲突等状况的简易问卷。

2.投射量表 "投射"在心理学上是指个人把自己的思想、态度、愿望、情绪、性格等个性特征,不自觉地反映于外界事物或他人的一种心理作用。也就是说,不同的人对外界的解释是不一样的,通过对这种解释的分析,可以看出他隐藏着的人格特征。投射法是指向受测者提供一些意义比较含糊的刺激情境,让他在不受限制的情境下,自由表现出他的反应,分析反应的结果,便可推断他的人格结构。把利用这种方法编制的测验称作投射测验。投射测验在临床心理学中使用非常广泛。

(1)罗夏墨迹测验 由瑞士精神医学家罗夏克于1921年设计。它是投射技术中最常用的一种测验。

洛夏测验有10张墨迹图,其中5张为黑白图,3张为彩色图,另2张除黑白外还有鲜明的红色。施测分两个阶段进行。第一阶段为自由联想阶段,按顺序单个呈现每张卡片,记录受试者对每张卡片的反应时间、卡片位置及回答内容。第二阶段为询问阶段,确定受试者如何得到每个回答的,通过间接提问,了解是什么特征激发受试者做出每一回答的,如形状、颜色、阴影或生物、非生物运动等。

(2)主题统觉测验 由美国心理学家 H. A. Murray 和 C. D. Morgen1935 年编制。最初的目的是用来研究正常人格,后来经过多次修订,逐步推广应用于临床。对于了解被试者与其父母的关系及障碍尤为有用。适用于各种年龄和不同种族。

TAT 测验材料由 31 张图卡组成,30 张为有不同矛盾情境的黑白图卡,另 1 张为一空白卡。这些卡片都有一定意义,不是完全无结构的。测验材料按年龄、性别组合成男人(M)用、女人(F)用、男孩(B)用、女孩(G)用 4 套,每套都是 20 张图卡,各套中有一些图为共用,有一些为各套专用。其中,每一套又分 2 次进行,一半为第一次测验用,另一半为第二次测验用。因此,实际上每次测验只用 10 张图卡。具体方法:给被试呈现图卡,一次一张,要求被试用讲故事的形式叙述画中正在发生的事情,说出画中人物的思想和情感,出现这种场面的原因,并说明结局如何。每次被试都必须回答这样 4 个问题:①图中发生了什么事? ②为什么会出现这种情境? ③图中的人物正在想什么? ④故事的结局会怎样?

(三)评定量表

评定量表是指通过观察,给事件、行为或特质一个评定分数的标准化程序。评定指由熟知被试行为的第三者依照长期观察的结果对被试行为进行评定。评定量表多以实用为目的,强调实用性,理论背景不一定严格,多是在一些问卷的基础上进行结构化、数量化发展起来的。评定量表的一大特点就是简便易操作,许多评定量表非专业工作者稍加训练就可掌握。评定量表有多种方式,既有自评的(如症状自评量表),也有他评的。这里仅介绍一些常用的医学评定量表。

1. 症状自评量表(symptom checklist-90-R,SCL-90) 又名 90 项症状清单(SCL-90),由德若伽提斯(L. R. Derogatis)于 1975 年编制。该量表共有 90 个项目,包含有较广泛的精神病症状学内容,从感觉、情感、思维、意识、行为直至生活习惯、人际关系、饮食睡眠等,均有涉及,并采用 10 个因子分别反映 10 个方面的心理症状情况。每一个项目均采取 1~5 级评分,具体说明如下。

没有:自觉并无该项问题(症状);

很轻:自觉有该问题,但发生得并不频繁、严重;

中等:自觉有该项症状,其严重程度为轻到中度;

偏重:自觉常有该项症状,其程度为中到严重;

严重:自觉该症状的频度和强度都十分严重。

由被试者根据自己最近的情况和体会对各项目选择恰当的评分。本量表适用对象包括初中生至成人(16 岁以上)。目的是从感觉、情感、思维、意识、行为直到生活习惯、人际关系、饮食睡眠等多种角度,评定一个人是否有某种心理症状及其严重程度如何。它对有心理症状(即有可能处于心理障碍或心理障碍边缘)的人有良好的区分能力。适用于测查某人群中哪些人可能有心理障碍,哪些人可能有何种心理障碍及其严重程度如何。不适合于躁狂症和精神分裂症。

(1)因子 本测验共 90 个自我评定项目(表 8-2)。测验的 10 个因子分别为:躯体化、强迫症状、人际关系敏感、抑郁、焦虑、敌对、恐怖、偏执、精神病性和附加项。

躯体化:包括 1、4、12、27、40、42、48、49、52、53、56 和 58,共 12 项。主要反映主观的身体不适感。

强迫症状:3、9、10、28、38、45、46、51、55 和 65,共 10 项。反映临床上的强迫症状群。

人际关系敏感:包括 6、21、34、36、37、41、61、69 和 73,共 9 项。主要指某些个人不自在感和自卑感,尤其是在与其他人相比较时更突出。

抑郁:包括 5、14、15、20、22、26、29、30、31、32、54、71 和 79,共 13 项。反映与临床上抑郁症状群相联系的广泛的概念。

焦虑:包括 2、17、23、33、39、57、72、78、80 和 86,共 10 个项目。指在临床上明显与焦虑症状群相联系的精神症状及体验。

敌对:包括 11、24、63、67、74 和 81,共 6 项。主要从思维、情感及行为 3 个方面来反映被试的敌对表现。

恐怖:包括 13、25、47、50、70、75 和 82,共 7 项。它与传统的恐怖状态或广场恐怖所反映的内容基本一致。

偏执:包括 8、18、43、68、76 和 83,共 6 项。主要指猜疑和关系妄想等。

精神病性:包括 7、16、35、62、77、84、85、87、88 和 90,共 10 项。包括幻听、思维播散及被洞悉感等反映精神分裂样症状项目。

附加项:包括 19、44、59、60、64、66 及 89 共 7 个项目。它们主要反映睡眠及饮食情况。

(2)测验计分

总分:90 个项目单项分相加之和能反映其病情严重程度。

总均分:总分/90,表示从总体情况看,该受检者的自我感觉位于 1~5 级间的哪一个分值程度上。

阳性项目数:单项分≥2 的项目数,表示受检者在多少项目上呈有"病状"。

阴性项目数:单项分=1 的项目数,表示受检者"无症状"的项目有多少。

阳性症状均分:(总分-阴性项目数)/阳性项目数,表示受检者在"有症状"项目中的平均得分。反映受检者自我感觉不佳的项目,其严重程度究竟介于哪个范围。

(3)因子分 SCL-90 包括 10 个因子,每一个因子反映出个体某方面的症状情况,通过因子分可了解症状分布特点。因子分等于组成某一因子的各项总分与组成某一因子的项目数。当个体在某一因子的得分大于 2 时,即超出正常均分,则个体在该方面就很有可能有心理健康方面的问题。

躯体化:主要反映身体不适感,包括心血管、胃肠道、呼吸和其他系统的不适和头痛、背痛、肌肉酸痛,以及焦虑等躯体不适表现。

强迫症状:主要指那些明知没有必要,但又无法摆脱的无意义的思想、冲动和行为,还有一些比较一般的认知障碍的行为征象也在这一因子中反映。

人际关系敏感:主要是指某些人际的不自在与自卑感,特别是与其他人相比较时更加突出。在人际交往中的自卑感,心神不安,明显的不自在及人际交流中的不良自我暗示,消极的期待等是这方面症状的典型原因。

抑郁:苦闷的情感与心境为代表性症状,还以生活兴趣的减退,动力缺乏,活力丧失等为特征。还表现出失望、悲观以及与抑郁相联系的认知和躯体方面的感受,另外,还包括有关死亡的思想和自杀观念。

焦虑:一般指那些烦躁,坐立不安,神经过敏,紧张以及由此产生的躯体征象,如震颤等。

敌对:主要从3个方面来反映敌对的表现——思想、感情及行为。其项目包括厌烦的感觉,摔物,争论直到不可控制的脾气暴发等各方面。

恐怖:恐惧的对象包括出门旅行,空旷场地,人群或公共场所和交通工具。此外,还有社交恐怖。

偏执:主要指投射性思维、敌对、猜疑、妄想、被动体验和夸大等。

精神病性:反映各式各样的急性症状和行为,即限定不严的精神病性过程的症状表现。

其他项目(睡眠、饮食等)作为附加项目或其他,作为第10个因子来处理,以便使各因子分之和等于总分。

表8-2　90项症状清单

1.头痛	2.神经过敏,心中不踏实
3.头脑中有不必要的想法或字句盘旋	4.头晕或晕倒
5.对异性的兴趣减退	6.对旁人责备求全
7.感到别人能控制您的思想	8.责怪别人制造麻烦
9.忘性大	10.担心自己的衣饰整齐及仪态的端正
11.容易烦恼和激动	12.胸痛
13.害怕空旷的场所或街道	14.感到自己的精力下降,活动减慢
15.想结束自己的生命	16.听到旁人听不到的声音
17.发抖	18.感到大多数人都不可信任
19.胃口不好	20.容易哭泣
21.同异性相处时感到害羞不自在	22.感到受骗,中了圈套或有人想抓住您
23.无缘无故地突然感到害怕	24.自己不能控制地发脾气
25.怕单独出门	26.经常责怪自己
27.腰痛	28.感到难以完成任务
29.感到孤独	30.感到苦闷

续表 8-2

31. 过分担忧	32. 对事物不感兴趣
33. 感到害怕	34. 感情容易受到伤害
35. 旁人能知道您的私下想法	36. 感到别人不理解您、不同情您
37. 感到人们对您不友好,不喜欢您	38. 做事必须做得很慢以保证做得正确
39. 心跳得很厉害	40. 恶心或胃部不舒服
41. 感到比不上他人	42. 肌肉酸痛
43. 感到有人在监视您、谈论您	44. 难以入睡
45. 做事必须反复检查	46. 难以做出决定
47. 怕乘电车、公共汽车、地铁或火车	48. 呼吸有困难
49. 一阵阵发冷或发热	50. 因为感到害怕而避开某些东西、场合或活动
51. 脑子变空了	52. 身体发麻或刺痛
53. 喉咙有梗塞感	54. 感到前途没有希望
55. 不能集中注意力	56. 感到身体的某一部分软弱无力
57. 感到紧张或容易紧张	58. 感到手或脚发重
59. 想到死亡的事	60. 吃得太多
61. 当别人看着您或谈论您时感到不自在	62. 有一些不属于您自己的想法
63. 有想打人或伤害他人的冲动	64. 醒得太早
65. 必须反复洗手、点数或触摸某些东西	66. 睡得不稳不深
67. 有想摔坏或破坏东西的冲动	68. 有一些别人没有的想法或念头
69. 感到对别人神经过敏	70. 在商店或电影院等人多的地方感到不自在
71. 感到任何事情都很困难	72. 一阵阵恐惧或惊恐
73. 感到在公共场合吃东西很不舒服	74. 经常与人争论
75. 单独一人时神经很紧张	76. 别人对您的成绩没有做出恰当的评价
77. 即使和别人在一起也感到孤单	78. 感到坐立不安、心神不定
79. 感到自己没有什么价值	80. 感到熟悉的东西变成陌生或者不像是真的
81. 大叫或摔东西	82. 害怕会在公共场合晕倒
83. 感到别人想占您的便宜	84. 为一些有关性的想法而很苦恼
85. 您认为应该因为自己的过错而受到惩罚	86. 感到要赶快把事情做完
87. 感到自己的身体有严重问题	88. 从未感到和其他人很亲近
89. 感到自己有罪	90. 感到自己的脑子有毛病

2. 抑郁自评量表(self-rating depression scale,SDS)　抑郁自评量表含有 20 个项目,是自己根据自己 1 个星期之内的感觉来回答的(表 8-3)。原型是 Zung 抑郁量表(1965 年)。20 个题目之中,分别反映出抑郁心情、身体症状、精神运动行为及心理方

面的症状体验。其特点是使用简便,并能相当直观地反映抑郁患者的主观感受。主要适用于具有抑郁症状的成年人,包括门诊及住院患者,对严重迟缓症状的抑郁评定有困难,同时,SDS 对于文化程度较低或智力水平稍差的人使用效果不佳。

抑郁自评量表包含:①精神病性情感症状(2 个项目);②躯体性障碍(8 个项目);③精神运动性障碍(2 个项目);④抑郁的心理障碍(8 个项目)。

SDS 采用四级评分,大部分项目为正向评分。①1 分:很少有该项症状;②2 分:有时有该症状;③3 分:大部分时间有该项症状;④4 分:绝大部分时间有该项症状。但项目 2、5、6、11、12、14、16、17、18、20 为反向评分题,按 4~1 计分。

SDS 总粗分的正常上限为 41 分,分值越低状态越好,若超过 41 分可考虑筛查阳性,即可能有抑郁存在,需进一步检查。抑郁严重指数=总分/80。指数范围为 0.25 ~ 1.0,指数越高,反映抑郁程度越重。标准分为总粗分乘以 1.25 后所得的整数部分。我国以 SDS 标准分≥50 为有抑郁症状。

表 8-3 抑郁自评量表(SDS)

1. 我感到情绪沮丧,郁闷	2. 我感到早晨心情最好
3. 我要哭或想哭	4. 我夜间睡眠不好
5. 我吃饭像平时一样多	6. 我的性功能正常
7. 我感到体重减轻	8. 我为便秘烦恼
9. 我的心跳比平时快	10. 我无故感到疲劳
11. 我的头脑像往常一样清楚	12. 我做事情像平时一样不感到困难
13. 我坐卧不安,难以保持平静	14. 我对未来感到有希望
15. 我比平时更容易激怒	16. 我觉得决定什么事很容易
17. 我感到自己是有用的和不可缺少的人	18. 我的生活很有意义
19. 假若我死了别人会过得更好	20. 我仍旧喜爱自己平时喜爱的东西

3. 焦虑自评量表(self-rating anxiety scale,SAS) 焦虑自评量表是 Zung 编制的用于测量焦虑状态轻重程度及其在治疗过程中变化情况的心理量表,由 20 个与焦虑症状有关的项目组成(表 8-4)。用于反映有无焦虑症状及其严重程度。适用于焦虑症状的成年人,也可用于流行病学调查。

评分:每项问题后有 1~4 实际评分选择。①1 分:很少有该项症状;②2 分:有时有该症状;③3 分:大部分时间有该项症状;④4 分:绝大部分时间有该项症状。项目 5、9、13、17、19 为反向评分题,按 4~1 计分。由被试者按量表说明进行自我评定,依次回答每个项目。

总分:将所有项目评分相加,即得到总分。总分超过 40 分,可考虑筛查阳性,即可能有焦虑症状,需进一步检查。分数越高,反映焦虑程度越重。

表8-4　焦虑自评量表(SAS)

1.我觉得比平时容易紧张和着急	2.我无缘无故地感到害怕
3.我容易心里烦乱或觉得惊恐	4.我觉得我可能将要发疯
5.我觉得一切都很好	6.我手脚发抖打战
7.我因为头痛、颈痛和背痛而苦恼	8.我觉得容易衰弱和疲乏
9.我觉得心平气和,并且容易安静坐着	10.我觉得心跳得快
11.我因为一阵阵头晕而苦恼	12.我有过晕倒发作,或觉得要晕倒似的
13.我呼气吸气都感到很容易	14.我手脚麻木和刺痛
15.我因胃痛和消化不良而苦恼	16.我常常要小便
17.我的手常常是干燥温暖的	18.我脸红发热
19.我容易入睡并且一夜睡得很好	20.我做噩梦

4.A型行为量表　A型性格是一种具有过强的竞争性以及高度的时间紧迫感的人格类型,是冠心病的主要危害因素之一。在20世纪50年代,美国著名心脏病学家弗里德曼和罗森曼首次提出了A型行为类型的概念。他们发现许多冠心患者都表现出一些典型而共同的特点:雄心勃勃、争强好胜、醉心于工作,但是缺乏耐心,容易产生敌意情绪,常有时间紧迫感。他们把这类人的行为表现特点称之为A型行为类型(TABP),而相对缺乏这类特点的行为称之为B型行为类型(TBBP)。

该问卷包含有60个题目(表8-5),分成3个部分。

(1)TH　共有25个项目,表示时间匆忙感、时间紧迫感和做事快节奏等特点。

(2)CH　共有25个项目,表示竞争性、缺乏耐性和敌意情绪等特征。

(3)L　共有10个项目,作为测谎题,考查被试回答量表时是否诚实、认真。

根据量表的总得分(TH+CH)来划分A型人和B型人,其常模均值为28分。L的得分只供使用者参考,L≥7分可认为是无效问卷。

表8-5　A型行为量表

1.我觉得自己是一个无忧无虑、悠闲自在的人	2.即使没有什么要紧事,我走路也很快
3.我经常感到应该做的事很多,有压力	4.即使是已经决定了的事,别人也很容易使我改变主意
5.我常常因为一些事大发脾气或和人争吵	6.遇到买东西排长队时,我宁愿不买
7.有些工作我根本安排不过来,只是临时挤时间去做	8.我上班或赴约时,从来不迟到
9.当我正在做事,谁要打扰我,不管有意无意,我都非常恼火	10.我总看不惯那些慢条斯理、不紧不慢的人
11.有时我简直忙得透不过气来,因为该做的事情太多了	12.即使跟别人合作我也总想单独完成一些更重要的部分
13.有时我真想骂人	14.我做事喜欢慢慢来,而且总是思前想后

续表 8-5

15. 有人插队,我就忍不住要指责他

16. 我总是力图说服别人同意我的观点

17. 有时连我自己都晓得,我所操心的事远超出我应该操心的范围

18. 无论做什么事,即使比别人差,我也无所谓

19. 做什么事我也不着急,着急也没有用,不着急也误不了事

20. 我从来没有想过要按照自己的想法办事

21. 每天的事情都使我的神经高度紧张

22. 在公园里赏花、观鱼时,我总是先看完,等着同来的人

23. 对别人的缺点和毛病,我常常不能宽容

24. 在我所认识的人里,个个我都喜欢

25. 听到别人发表不正确的见解,我总想立即去纠正他

26. 无论做什么事,我都比别人快一些

27. 人们认为我是一个干脆、利落、高效率的人

28. 我觉得我有能力把一切事情办好

29. 聊天时,我也总是急于说出自己的想法,甚至打断别人的话

30. 人们认为我是一个安静、沉着的人

31. 我觉得世界上值得我信任的人实在不多,我想还不如我来讲

32. 对未来我有许多想法,并总想一下子都能实现

33. 有时我也会说人家的闲话

34. 尽管时间很宽裕,我吃饭也快

35. 听人讲话或报告时,我常替讲话人着急

36. 即使有人冤枉了我,我也不在乎

37. 我有时会把今天该做的事拖到明天去做

38. 当别人对我无礼时,我对他也不客气

39. 有人对我或我的工作吹毛求疵,很容易挫伤我的积极性

40. 我常常感到时间晚了,可一看表还早呢

41. 我觉得我是一个非常敏感的人

42. 我做事总是匆匆忙忙的、力图用最少的时间办尽量多的事情

43. 如果犯有错误,我每次全部都愿意承认

44. 坐公共汽车时我总觉得司机开车太慢

45. 无论做什么事即使看着别人做不好我也不想拿来替他做

46. 我常常为工作没做完,一天又过去了而感到忧虑

47. 很多事情如果由我来负责,情况要比现在好得多

48. 有时我会想到一些坏得说不出口的事

49. 即使受工作能力和水平很差的人所领导,我也无所谓

50. 必须等待什么时候,我总心急如焚,像"热锅上的蚂蚁"

51. 当事情不顺利时我就想放弃,因为我觉得自己能力不够

52. 我每天都看电视,同时也看电影,不然心里就不舒服

53. 别人托我办的事,只要答应了,我从不拖延

54. 人们认为我做事很有耐性,干什么都不会着急

55. 约会或乘车、船,我从不迟到,如果对方耽误了,我就恼火

56. 偶尔我也会说一两句假话

57. 许多事情本来可以大家分担,可我喜欢一个人去干

58. 我觉得别人对我的话理解太慢,甚至理解不了我的意思似的

59. 人家说我是个厉害的暴性子的人

60. 我常常比较容易看到别人的缺点而不太容易看到别人的优点

答是或否记分。

TH

是:2、3、6、7、10、11、21、22、26、27、32、38、40、42、44、46、50、53、55、58;否:1、14、19、30、54。

CH

是:4、5、9、12、15、16、17、23、25、28、29、31、35、38、39、41、47、57、59、60;否:18、36、45、49、51。

L

是:8、20、24、43、52;否:13、33、37、48、56。

行为模式的5种类型(TYPE=TH+CH):A型 TYPE≥37;A–29≤TYPE<36;M型 TYPE=27或28;B–型 19≤TYPE≤26;B型 TYPE≤18。

L的得分只供研究和参考,L≥7时答卷无效。

TH:时间匆忙感、时间紧迫感和做事忙节奏快。

高分者:惜时如金,生活和工作节奏快,总有一种匆匆忙忙、感到时间不够用的感觉。渴望在最短的时间内完成最多的事情,对于节奏缓慢和浪费时间的工作或事会不耐烦、不适应,容易粗心大意、急躁。

低分者:时间利用率不高,生活、工作节奏不快,悠闲自得,心态平和,喜欢休闲和娱乐,做事有耐心,四平八稳,容易给人一种慢条斯理的感觉。

CH:竞争性、缺乏耐性和敌意情绪。

高分者:生活及工作压力大,渴望事业有所成就,竞争意识强烈,争强好胜,希望能出人头地,并对阻碍自己发展的人或事表现出激烈的反感或攻击意识。

低分者:与世无争,容易与人和平相处,生活和工作压力不大,也可能生活标准要求不高,随遇而安,也可能是过于现实。

L:掩饰分。

高分者:未能真实回答,可能是认识不清或理解能力不足造成的。

A型行为者的主要特点:①过分努力地工作,有雄心和强烈的竞争意识,总是处于时间压力下,从来不满足于工作的进度,总是试图在最短的时间内完成尽可能多地工作;②对过去的成就总不满意,不断地为自己确立新的更高的奋斗目标,并为此不懈地努力,宁愿牺牲娱乐和家庭生活;③没有耐心,对人常怀有敌意。

B型行为者的主要特点:从容不迫,悠闲自得,稳重,现实,随遇而安,对人较随和,较少侵犯性。

问题分析与能力提升

顾某,女,66岁,中专学历,退休工人。近几年顾某的同学朋友不断去世,每次听到这种消息她都很难过。2个月前,她非常要好的一位朋友因病去世,她感到非常痛苦,觉得自己也将不久于人世。最近时常觉得胸闷、头晕、四肢麻痹,多次去医院进行检查治疗,但效果不明显。近日变得不爱出门,不愿与人交往,聚会能推就推,每天坐在家里长吁短叹,食欲下降,晚上经常失眠,虽然很少做事但却觉得很累。丈夫和女儿多次劝说,收效甚微。经了解得知,顾某夫妻关系和睦,女儿在外地工作,父亲已去世,与母亲关系一般。顾某性格外向,从小争强好胜,追求完美。丈夫反映顾某近来

笔记栏

变得多愁善感,不愿多做家务,经常唉声叹气。

请问:本案例可以采用什么心理测验?请说明理由。

同步练习

(一)选择题

1. 下列不属于心理评估的目的的是 （ ）
   A. 辅助做出心理或医学诊断 　　　B. 指导制定心理障碍的防治措施
   C. 了解被评估者的各种隐私 　　　D. 为人才选拔提供支持
   E. 为估计心理障碍或医学疾病预后提供依据

2. 下列不属于心理评估常用方法的有 （ ）
   A. 观察法 　　　　　　　　　　　B. 测验法
   C. 生理法 　　　　　　　　　　　D. 调查法
   E. 心理卫生法

3. 心理测验的行为样本必须具有 （ ）
   A. 随机性 　　　　　　　　　　　B. 整群性
   C. 全国性 　　　　　　　　　　　D. 代表性
   E. 客观性

4. 心理测验的特点不包括 （ ）
   A. 主观性 　　　　　　　　　　　B. 相对性
   C. 客观性 　　　　　　　　　　　D. 间接性
   E. 及时性

5. 某种测验在某种人群中测查结果的标准量表是 （ ）
   A. 信度 　　　　　　　　　　　　B. 常模
   C. 效度 　　　　　　　　　　　　D. 样本
   E. 量表

6. 人的平常智力是 （ ）
   A. 70～115 　　　　　　　　　　B. 85～115
   C. 80～120 　　　　　　　　　　D. 85～125
   E. 130～150

7. 下列哪个不是 MMPI 的临床量表 （ ）
   A. 相似性 　　　　　　　　　　　B. 社会内向
   C. 疑病 　　　　　　　　　　　　D. 精神衰弱
   E. 抑郁

8. EPQ 检测情绪稳定性的量表是 （ ）
   A. E 量表 　　　　　　　　　　　B. N 量表
   C. P 量表 　　　　　　　　　　　D. L 量表
   E. A 量表

9. B 型行为的特征包括 （ ）
   A. 性格争强好胜 　　　　　　　　B. 常有时间紧迫感
   C. 缺少耐心 　　　　　　　　　　D. 随遇而安
   E. 暴躁

（二）名词解释

1.心理评估　　2.心理测验

（三）简答题

1.韦氏智力量表可用于团体施测吗？为什么？

2.从健康的角度讲,你更喜欢 A 型性格还是 B 型性格？

（潘　博）

第九章

心理咨询

🌸 学习目标

掌握 心理咨询的概念,心理咨询的会谈技巧。

熟悉 心理咨询的基本过程,心理咨询人员应具备的心理品质和态度。

了解 心理咨询的内容、原则和形式。

第一节 心理咨询概述

一、心理咨询的概念及内容

(一)心理咨询的概念

心理咨询是指咨询师运用心理学的理论和方法,通过特殊的人际关系,协助求助者(也称来访者)解决心理和行为问题、提高适应能力、促进人格发展的过程。用简单的一句话概括就是,心理咨询能帮助人们以更好的状态去学习、工作和生活。心理咨询这个概念包含3个层次的含义。

1.心理咨询以心理学理论为基础 心理咨询是一系列心理活动的过程。从咨询者的角度看,帮助求助者更好地认识自我、接纳自我、发展自我;从求助者的角度看,需要接受新的信息,学习新的行为,学会解决问题的技能及做出某种决定,也是一系列的心理活动。要使心理咨询顺利、有效地开展,需要运用心理学的有关理论。

2.心理咨询通过特殊的人际关系实现 美国心理学家罗杰斯(C. R. Rogers)指出:"许多用心良苦的咨询之所以未能成功,是因为在这些咨询过程中,从未能建立一种令人满意的咨询关系。"帕特森(C. H. Patterson)也认为"咨询是一种人际关系,在这种关系中咨询人员提供一定的心理氛围和条件,使咨询对象发生变化,做出选择,解决自己的问题,并且形成一个有责任感的独立的个体,从而成为一个更好的人和更好的社会成员"。这说明在心理咨询中起关键作用的不是咨询者的方法和技能,而是咨询者与求助者之间良好的人际关系。

3.心理咨询是咨询者帮助求助者成长的过程　心理咨询的根本目标是"助人自助",是要帮助求助者自强自立,不仅要帮助求助者解决其当前面对的问题,还要帮助其培养独立解决问题的能力,促进他们的成长和发展。而不是代替求助者解决各种心理问题,咨询能否成功很大程度上取决于来访者是否有强烈的改变目前状态的愿望,在咨询过程中是否有主动参与的态度和行动。另外,咨询是一个过程,有些问题不是一次两次的交谈就能解决的,有时会有迂回曲折乃至反复,也有些问题甚至是难以完美地解决的。

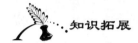

什么是心理咨询

美国著名心理学家罗杰斯认为,咨询者给予求助者的是一种安全感,使他可以从容地放开自己,甚至可以正视自己曾经否定的经验。心理咨询是一种帮助人的过程。其实,心理咨询就是这样一种简单的事情。寻求咨询者的帮助,就像对好友倾诉心声一样随意,只不过咨询者受过专业的训练,在倾听求助者的苦闷与愤懑的同时还可以帮助求助者找到心结所在,及时提供建议,给予引导,让求助者以一种良好的心态面对周围的一切。

(二)心理咨询的内容

心理咨询的内容主要包括心理保健咨询、心理适应咨询和心理障碍咨询等。

1.心理保健咨询　主要对象是正常的、健康的、无明显心理冲突的人,目的是使其能更好地认识自己、扬长避短、充分发挥潜能,以提高学习和生活质量。

2.心理适应咨询　主要对象是在生活、学习中有各种烦恼,有明显矛盾心理和冲突的人,目的是帮助求助者排除心理困扰,减轻心理压力,改善适应能力。

3.心理障碍咨询　主要是对患有某种心理疾病和情绪障碍者的咨询。心理障碍已经影响了患者正常的学习和生活,咨询的目的是通过咨询和心理治疗,克服心理障碍,恢复心理健康。

二、心理咨询的基本过程

心理咨询活动一般包括以下几个阶段或者环节。

1.初诊接待　了解求助者的问题,咨询师确定求助者的问题是否符合心理咨询的范围及咨询师自己能否帮助求助者解决问题。如果不属于心理咨询范围,或者不是自己的心理咨询领域,咨询师建议求助者到相应机构或者合适的咨询师那里寻求心理咨询。这个阶段一般在来访者进行电话预约时进行,或者在求助者亲自到咨询机构求助时进行。初诊接待一般需要花费 10 min 左右时间。

笔记栏

2. 心理诊断　咨询师需要对求助者的问题和相关方面的情况有一个全面的了解，对求助者的问题的类型和严重程度有一个诊断，需要对造成求助者问题的原因进行分析和判断。心理诊断主要通过与求助者的谈话、与求助者密切关系人士的谈话、通过咨询师的观察、通过心理测验等方式进行。心理诊断阶段所需要的时间往往取决于求助者问题的严重程度和生活经历的复杂程度，心理诊断谈话一般在 30～180 min 之间，即心理诊断谈话需要 1 次到数次咨询谈话时段。

3. 确定咨询方案　在咨询师对求助者的问题类型和严重程度，对造成问题的原因有一个诊断以后，咨询师会和求助者协商心理咨询解决问题的先后顺序，首先解决哪个问题，然后再解决哪个问题，与求助者介绍采用的心理咨询技术和方法，协商心理咨询的时间、周期、费用等问题。与求助者达成一致。如果能够达成一致，就进入心理咨询阶段，如果不能达成一致，咨询活动就终止。确定咨询方案一般需要 15～30 min。

4. 心理咨询　在心理咨询师与求助者就咨询问题和使用方案取得一致的情况下，咨询师对求助者的问题进行咨询性谈话，咨询师可能使用的技术有认知矫正、行为疗法、心理分析等方法。根据使用方法的不同，有可能咨询师会给求助者布置家庭作业，或者对求助者进行训练等。本阶段所需要的时间往往与求助者问题的类型、问题的多少、咨询技术及求助者配合情况有关。如果求助者的问题是长期形成的、如果采用心理分析技术、如果求助者未能按照咨询师的要求完成家庭作业，这些情况下咨询所需要的次数可能就比较长一些。

5. 咨询结束　在咨询目标达成，或者求助者不愿意继续进行咨询，咨询即告结束。在结束的时候，咨询师和求助者一起对咨询效果进行评估。在咨询结束后一段时间里，还会与求助者联系，了解求助者的改善情况。

三、心理咨询的原则

心理咨询的原则即咨询者在工作中必须遵守的基本要求，它是咨询者在长期的咨询实践中不断认识并逐步积累的经验。

1. 求助者自愿原则　这一原则是指在心理咨询中，要以求助者愿意寻求帮助为前提，咨询者不得以任何形式强迫求助者接受或维持心理咨询。有人将这一原则称为"来者不拒，去者不追"（张日升，1999 年），还有人将它概括为"咨询者不主动原则"。

2. 保密性原则　这一原则是指咨询者有责任对求助者的谈话内容予以保密。求助者的名誉和隐私权应受到道义上的维护和法律上的保证。保密原则是咨询工作中最重要的原则，有人称它为心理咨询的"生命原则"。

关于心理咨询的保密性原则，有学者提出以下建议：①求助者的资料绝不应当成为社交闲谈的话题；②求助者的身份能得以充分隐藏，个案的资料不应出现在咨询者的公开演讲和谈话中；③咨询者应避免有意无意地以个案举例，来炫耀自己的能力和经验；④咨询者所做的个人记录，不能视为公开的记录，不能随便让人查阅；⑤咨询者不应当将记录档案带离咨询机构；⑥任何咨询机构都应设立健全的储存系统来确保求助者档案的保密性；⑦只有在下列情况下可以突破不公开求助者身份的原则，一是有明显自杀意图者，应与有关人士联系，尽可能加以挽救，二是存在伤害性人格障碍或精神病者，为免于别人受到伤害，也应做好一些预防工作。

3. 整体性和发展性原则　这一原则是指在咨询过程中，咨询者要有整体观念，对求助者的心理问题做全面考察、系统分析,既要重视心理活动诸要素的内在联系,又要考虑心理、生理及社会因素的相互制约和影响,从而使咨询工作准确有效,防止或克服咨询工作中的片面性。同时咨询者要以发展的观点来看待求助者的问题,不仅要在问题的分析和本质的把握中善于用发展的眼光做动态考察,而且在对问题的解决和咨询结果的预测上也要具有发展的观点。

4. 价值中立原则　价值中立原则是指在咨询过程中,咨询者要尊重求助者的价值观念,不要以自己的价值观为准则对对方进行随意价值评判,也不要以任何方式向求助者强行灌输某一价值准则,或强迫求助者接受自己的观点和态度。

心理咨询的性质决定了价值中立原则,咨询本身的人际互动性、咨询目标的自助性,都要求尊重求助者,平等相待。要理解和接纳对方的价值观体系,不应主观地指示对方一定要怎样做或一定不能怎样做,而应与之共同分析、探讨、比较问题解决的各种方案以及可能导致的不同后果,让求助者自己去判断,并最终做出自己的选择,咨询者不能代替。但是价值中立不是要求咨询者赞同和迎合求助者的价值体系,相反,咨询者必须有自己明确的价值观,在实践中可在求助者自愿的前提下,有意识地利用自己的价值观念去影响求助者。

5. 限定的原则　心理咨询是有某些限定的职业活动,主要指心理咨询时间的限定和咨询者感情的限定及咨询者责任的限定。

时间的限定是指心理咨询遵守一定的时间限制,咨询时间一般规定为每次 50 ~ 60 min,2 次咨询之间的时间间隔一般为 1 周,原则上不能随意延长咨询时间或间隔,但这并不是绝对的,要根据求助者的具体情况做适当调整。

虽然咨询者与求助者关系的确立是咨询工作顺利开展的关键,但这种关系是有限定的。感情的限定指在咨询过程中咨询者与求助者除咨询关系外不能产生其他情感关系,以使咨询者能客观公正地判断事物。

咨询者责任的限定是强调咨询者在咨询过程只帮助解决求助者心理问题,而不解决引发心理问题的具体事件。

6. 预防性原则　咨询的重点应是预防,促进个体健康成长。因此,咨询者应重视咨询过程中心理卫生知识的宣传教育,体现心理咨询在心理健康发展中的作用,维护和增进人们的心理健康。

第二节　会谈技巧

心理咨询工作的成败与咨询者在工作过程中能否灵巧地运用心理咨询的技术有关。心理咨询的基本技术包括参与性技术、影响性技术及支持性技术。

(一)参与性技术

1. 倾听　倾听是心理咨询的第一步,是建立良好咨询关系的基本要求。倾听既可以表达对求助者的尊重,同时也能使对方在比较宽松和信任的氛围下诉说自己的烦恼。倾听是所有咨询反应和策略的先决条件,是咨询过程中最先做出的反应。

心理咨询中的倾听不同于一般社交谈话中的聆听。倾听时要求咨询者认真、有兴趣、设身处地地听,并适当地表示理解,不做价值评判,对求助者所讲的内容予以无条件的尊重和接纳。并通过言语和非言语的方式来对求助者的倾诉做出反应,比如,"嗯""是的""然后呢"等,以及点头、目光注视、微笑等。在倾听时还要听出求助者在交谈中所省略的和没有表达出来的内容或隐含的意思。

咨询者的专注与倾听分为身体和心理的专注与倾听。身体的专注与倾听包括:①面对求助者;②身体姿势开放;③身体稍微/颈向求助者;④良好的目光接触;⑤身体放松。心理的专注与倾听是指倾听求助者叙述的内容、语调的抑扬顿挫与音量的高低强弱,同时仔细观察求助者的非语言行为。从倾听与观察中,穿透求助者的防卫,直视求助者的内心世界。

在倾听时应注意避免以下错误:①急于下结论;②轻视求助者的问题;③干扰、转移求助者的话题;④做道德或正误的评判。

2. 开放式询问与封闭式询问　开放式询问给予求助者回答问题提供了更大的自由度,常以"什么""怎样""为什么""能不能"等形式发问。比如,"能不能告诉我,什么事让你这样烦恼""对于这件事你是怎么想的""你怎么知道别人是这样看的呢"这类提问对不同求助者有可能得到各种不同的回答,但提问的内容始终围绕求助者的特殊问题,有助于咨询者收集到更为全面、详细的资料。在心理咨询中,这是一种较为常用的方式。

封闭式询问常常用"是不是""有没有""对不对"等简短询问,而求助者只用"是""有""对"等一两个字就可回答。比如,"你近来感到情绪很压抑吗""你经常失眠吗""我说的对吗"等。这种提问有助于缩小讨论问题的范围,澄清事实,把会谈集中在某个特定的焦点上。但若过多地使用封闭式询问,就会使求助者陷入被动回答之中,其自我表达的愿望和积极性就会受到压制,使之沉默甚至有压抑感和被询问感。护理心理学咨询中,通常把封闭式询问和开放式询问结合起来使用。

3. 鼓励和重复技术　鼓励即直接重复求助者的话或仅以某些词语如"嗯""讲下去""还有吗"等,强化求助者叙述的内容并鼓励其进一步讲下去。鼓励的方法还可以运用身体语言,如专注对方的神情、对视、倾听的姿势及必要的点头示意等,这些身体语言是一种无声的鼓励。鼓励不仅可以促使对方更多的暴露,从而获得较多的信息,更重要的是能起到感情移入、积极关注和尊重的作用。鼓励看上去极为简单,但却是成功的会谈不可缺少的技巧之一。

4. 内容反应　内容反应也称释义或说明,就是咨询者把求助者的主要言谈、思想加以综合整理,再反馈给求助者。内容反应有以下几个功能:①检查咨询者对求助者问题的理解程度;②鼓励求助者对一些关键想法或思想做进一步解释,深入地探讨某个重要话题;③求助者更集中注意具有重要性的特殊情境、事件、思想和行为。

5. 情感反应　情感反应与内容反应很接近,内容反应着重于求助者言谈内容的反馈,而情感反应侧重于求助者的情绪反应。情感反应指咨询者辨认、体验求助者言语与非言语行为中明显或隐含的情绪情感,并且反馈给求助者,协助求助者觉察、接纳自己的感觉。

求助者:所有事情都很枯燥,没有新鲜刺激,没有让人兴奋的事情。我的所有朋友都不在身边。我希望我有钱去做一些不同的事情。

咨询者:由于朋友不在身边,又没有钱,你现在没有事情可做。(内容反应)

咨询者:你感到现在的状况非常乏味。(情感反应)

情感反应的最有效方式是针对求助者的现在而不是过去的情感。情感反应可以用来鼓励求助者对特殊情境、人物或事件表达出更多的(积极的和消极的)情感;或当求助者体验强烈的情绪时,情感反应可以帮助求助者控制情绪;求助者经常使用"焦虑""紧张"等情感词,反而掩盖了更深层的情绪,情感反应能帮助求助者准确地区分不同的感受;如果使用得当,会让求助者感到被咨询者理解,会更自由地与咨询者进行交流。

6.具体化　具体化技术指咨询者协助求助者清楚、准确地表述他们的观点概念、体验到的情感以及所经历的事件。当求助者讲述的内容不能完整表达出他们的体验时,当求助者的言谈话语没有真正表达出深层体验或含义,而且不仅言语表达不完整,还常常充满歧义时,咨询者可以使用具体化明确求助者的含义,并消除这些歧义。

(1)问题模糊　当求助者使用一些含糊的、笼统的字眼谈到自己的问题,比如"我烦死了""我感到绝望"等,求助者可能表达不清楚自己想要表达的思想、情感和事情经过,或者自己也搞不清事情是怎么样的,怎么思考,体验到的感觉不确定、模糊时,咨询者要设法让这种体验逐渐清晰起来。

(2)过分概括　求助者存在过分概括化、以偏概全的思维方式时,容易把个别概括为全部,把偶然当作必然,把一次以为永远,引起情绪困扰,此时,咨询者应予以澄清。

(3)概念不清　求助者对某些概念理解不准确(如睡眠困难就认为是神经衰弱),或者不恰当地使用某些概念(如评判某人"很虚伪",举例说明原来是因为对方没把所想的都告诉他而已),咨询者要通过询问,了解问题的真相,促进求助者对所述问题的了解,也有助于自我认识能力的提高。

(二)影响性技术

1.面质　面质又称质疑、对质等,是指咨询者指出求助者身上存在的矛盾,构成对求助者的一种挑战,以动员他为了其自身利益向着更深刻的自我认识和更积极的行为迈进。

咨询中常见的矛盾可表现为多个方面:①言行不一致;②理想与现实不一致;③言语前后不一致;④咨访意见不一致。咨询中使用面质的目的在于协助求助者促进对自己的感受信念、行为及所处境况的深入了解,激励求助者放下自己有意无意的防卫心理、掩饰心理来面对自己。

2.解释　解释是咨询者运用某一种理论和自己的人生经验来描述求助者的思想、情感和行为产生的原因、实质等,从而为求助者提供一种认识自身问题以及自己和周围关系的新思维、新观点、新方法、新角度,让求助者能够用比较全面客观的态度重新面对困扰,产生领悟,促进变化。这是咨询面谈技巧中最复杂的一种,解释时既要讲求因人而异,又要把握时机,要考虑解释的理论和使用的语言与求助者的匹配性,最好是用求助者听得懂的语言,在恰当的时候提出。

3.指导　指导可能是影响力最明显的一种技巧,是指咨询者直接指示求助者做某件事、说某些话或以某种方式行动。指导的本质在于直接造成行为改变,指导是咨询者明确的告知求助者需要改变什么、学习什么及如何改变、如何学习等。精神分析学派常指导求助者进行自由联想以寻找问题的根源;行为主义学派常指导求助者做各种训练,如系统脱敏法、放松训练、自信训练等;人本主义中的完形学派习惯于做角色扮演指导,使求助者体验不同角色下的思想、情感行为;认知学派则针对求助者的各种不合理信念给予指导,学习用合理的观念代替不合理的观念。

4.内容表达 内容表达是指咨询者传递信息、提出建议、提供忠告、给予保证、进行褒贬和反馈等。内容表达与内容反应不同,前者是咨询者表达自己的意见,而后者则是咨询者对求助者的叙述做出反应。其实咨询过程中各项影响性技术都离不开内容表达,都是通过内容表达起作用。

5.情感表达 情感表达是指咨询者告知自己的情绪、情感活动状况。比如,咨询者说,"听了你的话,我很难过"。情感表达可以针对求助者、自己或其他的人和事。情感表达与情感反应有所不同。前者是咨询者表达自己的喜怒哀愁,而后者是咨询者反映求助者叙述中的情感内容。正确使用情感表达,既能体现对求助者设身处地的反应,又能传达自己的感受,使求助者感受到一个活生生的咨询者形象,了解咨询者的人生观。

6.自我暴露 自我暴露也称自我开放,是指咨询者将自己的情感、思想、经验与求助者共同分享。在面谈中,咨询者的自我暴露与求助者的自我暴露有同等重要的价值,它可以建立并且促进咨访关系,能使求助者感到有人分担了他的困扰,感受到咨询者是一个真实的人,能借助于咨询者的自我暴露来实现求助者更多的自我暴露。

7.影响性总结 影响性总结是指咨询者把自己所阐述的主题、观点、意见经整理组织后,以简明扼要的形式表达给求助者。一般在会谈即将结束时进行。

影响性总结要求做到:条理分明,重点突出。一次会谈会涉及相当多的主题,信息量很大,咨询者要分门别类进行整理、归纳,突出重点。总结的重点主要体现在3个方面:一是本次会谈发现的问题,二是在此次咨询中重点对哪几个问题进行了工作,三是概括一下本次会谈的要点。

影响性总结的作用是双方面的。它可以使咨询者有机会全面审视一遍前面的讨论,借助这个机会拾遗、补缺、纠偏,同时强调某些重点;还可以让求助者重温前面讨论的主题,对一些要点加深印象,帮助求助者把收获运用到生活中去。

(三)支持性技术

支持性技术是指咨询师通过身体及口头语言的表达,令来访者感到被尊重、被理解、被接纳,从而建立信心的一系列技术。支持性技术主要有专注、倾听、同理心、鼓励等。

1.专注 专注是指咨询师面向来访者,愿意和来访者在一起的心理态度。在某些人生的重要时刻,有人陪伴是非常重要的。当咨询师以专注的神情面对来访者,来访者就会感觉"他与我同在""他在专心地陪伴我",这无疑会给来访者带来心理上的支持,增强面对困难的勇气和信心。专注行为的品质,反映着咨询师知觉能力的敏感程度,优秀的个案咨询师都会注重培养自己专注的能力。专注技巧既表现为通过生理上的专注行为来表达心理上的专注,也表现为心理上的专注带动生理上的专注。生理上的专注行为主要表现在以下几个方面。

(1)面向来访者 咨询师以一种参与的态度面对来访者,这种表现意味着"我愿意帮助你""我愿意留在这儿陪你"。

(2)上身前倾 坐在椅子上,上身略微前倾。前倾的姿势意味着"我对你和你说的话感兴趣""我对你是友好的"。开放的姿势:双手放开而不是抱住双肩。

（3）良好的视线接触　会谈中咨询师应与来访者保持稳定、坦诚的视线接触，而不是眼睛盯在别处或四处巡视。主动倾听是指咨询师积极地运用视听觉器官去搜集来访者信息的活动。专注与倾听是不可分开的，是同一种行为的不同侧面。完全主动的倾听包括3个方面的内容。

倾听来访者的话语信息：咨询师在会谈中的两个重要职责就是鼓励来访者多说话，自己多倾听。咨询师的倾听不是盲目的，而应该是有目的的，在倾听时要注意分辨来访者叙述中的经验部分、行为部分和情感部分。

观察来访者的身体语言信息：有声语言不可能完全独立地传递信息，总有身体语言相伴左右，人在说话时，脸上总有一定的表情或手势、动作，身体语言往往起着对有声语言的辅助和强调作用。比较于有声语言，身体语言在传递信息中有更大的优势，如身体语言可以独立传递信息，从来访者双腿不停抖动的动作就可以知道来访者内心的紧张和不安。而且，身体语言还可以起到戳穿有声语言伪装的作用。因此，作为个案咨询师，在会谈中必须仔细观察来访者的身体语言信息。

解读来访者：倾听的最深层意义是要解读来访者这个人——包括他的生活、行动及与其问题相关的内容。咨询师在用眼睛观察了来访者的身体语言、耳朵倾听了他的话语信息，这还不够，还必须在此基础上动用自己的大脑，迅速地进行思考判断，解读来访者整个人。

2.同理心　同理心是指咨询师进入并了解来访者的内心世界，并将这种了解传达给来访者的一种技术与能力。同理心包括情绪同理和角色同理两个层面的内容，情绪同理即同感，是指咨询师如同亲身体验一样感受来访者的感受，是一种受他人状况感动的能力；角色同理是指咨询师了解来访者的情境、参考构架及观点的能力，角色同理要求咨询师尽量放下自己的参考构架和文化背景，站在来访者的角度去理解来访者的问题及其相关的行为。

同理心作为一种会谈技巧，由3个层面的要素组成：一是知觉的能力，包括被感动的能力和理解能力。要想同理来访者，就得先了解来访者、懂得来访者、理解来访者。正确觉知的基础，首先是培养自己对事物的敏感性，提高感受能力。二是语言表达能力，包括说话能力和身体语言能力。一般来说，陈述句和征询式、不确定式的语气效果比较好。三是传达的及时性，同理心的传达必须是及时的，迟到的表达可能会完全失去意义，提前、急于的表达，会影响同理的准确性、正确性和全面性。什么是传达的最好时机，这要依具体情境而定，需要咨询师自行把握。

3.鼓励支持　鼓励是指咨询师通过恰当的话语和身体语言，去鼓励来访者继续表达他们的感受和看法的技术。鼓励的技巧可以起到让来访者表达、支持来访者去面对和超越心理上的挣扎、增强来访者自信及创造彼此信任的专业关系的目的。鼓励应该在咨询师觉察了来访者的退缩行为之后运用。咨询师通过专注与倾听，发现来访者沉默、逃避目光接触、避免直接对话、吞吞吐吐等情形时，应当及时给予鼓励。鼓励来访者继续表达可以用话语如"请继续""你说得很好"，也可以用身体语言的支持，如身体前倾、微笑地注视、点头、用手示意、眼神鼓励等。

第三节　心理咨询的形式与程序

一、心理咨询的对象

首先心理咨询的对象是尚未达到"病"这种程度的正常人,不是"患者",更不是"精神病患者";"患者"是应该去医院进行治疗的。因此,我们应该打消这样的顾虑:寻找心理咨询师意味着自己可能有精神病或会被别人误解为有精神病。只有这样,才有可能在需要的时候及时与心理咨询师接触,寻求帮助。大致来说,心理咨询的主要对象可分为三大类。

1.精神正常,但遇到了与心理有关的现实问题并请求帮助的人群　人们在现实生活中会面对许多问题:如各种婚恋情感问题、家庭关系问题、就业求学问题、社会适应问题、孕妇的心理问题、儿童教育问题、青春期问题、人际交往问题、更年期综合征及老年社会角色再适应等问题。他们面对这些自我发展问题时,需要做出理想的选择,以便顺利地度过人生的各个阶段;在这时,心理咨询师可以从心理学的角度,向他们提供心理学帮助,可以帮助人们挖掘心理潜力,提高自我认识的能力,帮助他们朝向更健康有利的方向发展。当自我认识出现偏差或障碍时,也可以通过心理咨询得以解决。这类咨询,叫发展性咨询。

2.精神正常,但心理健康出现问题并请求帮助的人群　这类人群长期处在困惑、内心冲突之中,在生活、工作、学习、家庭、疾病、康复、婚姻、育儿、退休等方面所出现的心理问题或者遇到的比较严重的心理创伤,使他们失去往日心理平衡,心理健康遭到不同程度的破坏,尽管他们的精神仍然是正常的,但心理健康水平却下降很多,并不同程度地体验到情绪上的困扰或痛苦,出现了严重程度不同的各种心理问题,甚至达到"可疑神经症"的状态。因为心理社会刺激非常纷繁而复杂,在目前的社会中这类人群广泛存在着。他们一旦常常体验到不适或痛苦,都会不同程度的影响到正常的学习、工作和生活,这类人群可属于健康心理咨询的工作范围。心理咨询师对这类人群提供的帮助,叫作心理健康咨询。

3.特殊对象　即临床治愈的精神疾病患者。精神患者,即心理不正常的人,经过临床治愈之后,心理活动已经基本恢复了正常,他们已经基本转为心理正常的人,这时,我们不能再认定他们是精神患者,所以在这时,心理咨询和治疗具备介入和干预的条件。也只有在这时,心理咨询和治疗的介入才有真实价值。心理咨询可以帮助他们康复社会功能、防止疾病的复发。但是对于临床治愈后的精神病患者进行心理咨询和治疗时,必须严格限制在一定条件之内。有时必须与精神科医生协同工作。

综上所述,心理咨询的对象不包括精神不正常的人(精神患者),心理咨询最一般、最主要的对象是健康人群,或者是存在心理问题的亚健康人群,而不是人们常误会的"病态人群""精神病""神经病"等,这些人群例如躁狂症、抑郁症、精神分裂症等患者是精神科医生的工作对象。

二、心理咨询的形式

(一)根据咨询形式分类

1.门诊咨询　指来访者到专门的心理咨询机构登门求助,由有经验的咨询者向求助者提供心理咨询。这是个别咨询中最常见和最主要的形式。门诊咨询的优越性在于:咨询者与求助者面对面的交流,可对求助者进行直接观察,详细了解、分析、询问、商讨对方的心理问题,往往能更深入地帮助他们解决问题,取得较好的效果。

2.电话咨询　是通过电话进行交谈,是一种方便而又迅速及时的心理咨询方式。1960年美国洛杉矶自然防治中心开始应用电话咨询,它在防止因心理危机而酿成的自杀与犯罪方面起到了良好作用。电话咨询架起了心灵沟通的桥梁,当人在苦恼至极痛不欲生的时候,通过电话得到意想不到的关怀和温暖,可以在心理上得到开导和慰藉,甚至能把一个人从死神手中拯救出来。因此人们把电话咨询称为"希望线""生命线"。

3.互联网咨询　是咨询者通过互联网来帮助求助者。其优点是:可以突破地域的限制;可以将咨询过程全程记录;如果是在付费咨询的体系中,具体化和程序化也使咨询协议更容易被接受。当然因为互联网的特点,互联网咨询也存在一定的不足。咨询者必须通过独特的途径和求助者建立关系,在咨询过程中双方的真实身份较难识别,在互联网中信息交流不充分也会引起一定的误会。

(二)根据咨询人数分类

1.个别咨询　个别咨询是最常用的咨询形式。是指咨询者与求助者一对一地进行咨询。这种咨询具有便于交流、对问题剖析深刻、便于个案整理和因人制宜等优点。个别咨询可以通过门诊、书信、电话等途径进行。

2.团体咨询　团体咨询是对有同类问题的求助者分成小组或者较大的团体,进行共同讨论、指导或矫正的咨询形式。

团体咨询相对于个别咨询,在节省咨询人力和时间、扩大咨询的社会影响、集中解决求助者中一些共同的和比较迫切的心理问题方面有较大的优越性。对于帮助那些比较内向的有人际交往障碍的求助者,更有特殊的功效。其缺点主要是个人的深层问题不便暴露,个体之间的差异也难加以区别对待。因此,在团体咨询中应注意适当的个别指导,将两者结合起来,取长补短,可以取得更好的效果。

三、心理咨询的过程

心理咨询过程分为3个阶段。

(一)开始阶段

1.建立良好的咨询关系　有效咨询的基本条件,就是咨询员必须与来访者有良好的咨询关系。所谓良好的咨询关系,是指咨询员以尊重、热情、真诚、共情、积极关注的态度,让来访者觉得被了解、重视、关心,因而信任咨询员,愿意开放经验,与咨询员一起探索问题。目前大多数的咨询学派认为咨询关系会影响咨询效果,因为没有良好的咨询关系,咨询只能停留在表面信息的交换上。

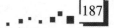

目前一些非专业人士对咨询的一些误解,是因为不知道咨询效果需要依赖咨询关系。他们认为:

(1)咨询可以立即让来访者产生改变。

(2)只要咨询员与来访者谈过,就必须产生效果,否则就是咨询员无能。

(3)咨询是一问一答的过程,所以咨询员可以很快地了解来访者的问题,并且分析原因协助来访者了解。

产生这种误解的原因,是他们误以为咨询一开始,就必须立即解决来访者的问题。他们不知道,不管咨询员有多大能耐,除非来访者愿意,否则咨询员无法进入来访者的内心世界,更无法引领来访者觉察未知的感觉与想法。所以,咨询第一阶段的目的不是立即协助来访者解决问题,而是建立良好的咨询关系。

建立良好的咨询关系需要多少时间,这个问题因来访者的特质而不同。不过可以肯定的是,没有良好的咨询关系,一定无法产生长久的咨询效果。

2.收集来访者求助问题的相关资料　在咨询开始时,来访者会叙述他的问题,此时,咨询员必须全神贯注聆听来访者的描述,在必要的情况回应来访者,传递他对来访者的了解。为了收集来访者的问题资料,在必要的情况下,可以使用问题,借以收集来访者的进一步相关资料。

在这一阶段收集到的资料,通常只是来访者外显问题的信息,不是来访者深层的个人经验资料。原因有二:第一,因为咨询第一阶段是以建立良好的咨询关系为重点。在没有建立良好关系之前,如果咨询员企图带领来访者探索深层经验,必会引起来访者的防卫,造成欲速则不达而徒劳无功。第二,咨询速度的快慢,必须由来访者的状况决定,绝不容许咨询员一厢情愿地拔苗助长,因此,在一般的情况下,咨询员通常由来访者表面的问题着手,再慢慢导引到来访者的深层经验。

3.分析评估　通过对收集资料的分析,确定心理问题的类型、性质及程度,需要时可以进行心理测验,加强心理评估的客观性。在此基础上考虑给予何种方式的指导和帮助,必要时要及时转诊。

(二)指导帮助阶段

当咨询进入第二阶段时,咨询员与来访者已有良好的咨询关系,所以咨询员可以引导来访者进入深层的内心世界,探索来访者未觉察的经验。具体措施如下。

首先是制定咨询目标。咨询目标就是咨询所追求的结果,确立咨询目标,能使咨访双方都清楚地意识到努力的方向,有助于双方的积极合作,也可以借此评价咨询方案的适用性并检验咨询的效果以便随时调整方案。制定咨询目标应遵循由咨访双方协商确定原则、有针对性原则、实现近期目标与长期目标整合的原则等。而且这个目标要具有积极的、具体的、可操作的、可评估的特征。

其次是选择咨询方案。根据咨询目标,选择相应的咨询方法及为实施这些方法而制订的具体操作计划。咨询方案一般包括以下内容:咨询目标,双方各自的责任权利与义务,咨询的次数与时间安排,咨询的具体方法、过程和原理,咨询的效果及评价手段,咨询的费用及其他事项。即使没有书面的咨询方案,也应有口头的约定。咨询方案可以随着咨询的效果而有所调整。

再次是实施指导与帮助。就是把咨询方案付诸实际执行的过程。在实施指导与帮助时,不同的咨询方法有不同的要求与做法,可灵活运用各种咨询技术。

（三）巩固和结束阶段

经过前两个阶段咨访双方的共同努力，基本达到既定的咨询目标后，即进入心理咨询的巩固与结束阶段，此阶段的任务有3项：一是要通过回顾和总结，使对方对自己有一个更清醒的认识，明确今后努力的方向；二是帮助求助者运用所学的方法和经验，引导求助者以独立、自主、积极的姿态，用咨询中获得的知识和态度、技能来分析、处理自己的问题；三是让求助者接受离别，使求助者明白心理咨询师只是一根人生艰难路上的拐杖，当不需要搀扶了，就表明能走向健康和成熟了。当然，要视求助者的具体情况和咨询的进展情况，采取相应的结束咨询的方法，如逐渐缩短咨询时间、延长咨询间隔等。有些时候，因为某些因素，咨询员无法继续处理来访者的问题，必须中断咨询或将来访者转介给其他的咨询员。这时咨询关系的结束就可能发生在任何一个阶段。

这几个阶段之间存在着互动与交叉，换言之，虽然咨询过程中每个阶段的重点不同，但各阶段的所有元素始终都贯穿于整个咨询过程。Kaehler 和 Lenox 指出：咨询的参与者并不像阶段划分暗示的那样，陆续地经过每个阶段，最后才达到评估阶段。每个阶段都与其他阶段相联系。

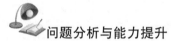

问题分析与能力提升

张某，男，20岁，某大学二年级学生。在中学时，是一名优秀生。进入大学后第一次期末考试得了急性肠炎，结果成绩不理想。此后每到考场就会心跳加速，呼吸急促，脑子一片空白，心里非常着急，思维也无法正常进行。走出考场时，一切恢复正常。

请问：张某主要存在什么问题？如何进行心理咨询？

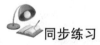

同步练习

（一）选择题

1. 下列关于心理咨询师应该遵循的时间限制，其正确选项是　　　　　　　　　（　　）

    A. 不同被试者的时程完全一致　　　　　　B. 咨询时间应绝对地限定

    C. 咨询时间应灵活地掌握　　　　　　　　D. 咨询必须遵守一定的时间限制

    E. 咨询时间由来访者确立

2. 下列关于咨询中保持中立性态度的意义的陈述中，正确的是　　　　　　（　　）

    A. 有助于建立亲密的咨询关系

    B. 可以保证咨询师不把个人情结带入咨询中

    C. 有助于咨询师保持自身尊严

    D. 避免求助者过分依赖咨询师

    E. 避免不必要的人际纠纷

3. 属于心理咨询的主要对象的是　　　　　　　　　　　　　　　　　　（　　）

    A. 精神正常，遇到了现实问题的人群

    B. 精神正常，但心理健康水平较低，产生心理障碍导致无法正常学习工作、生活并请求帮助的人群

    C. 临床未愈的精神病患者

    D. 精神不正常，但主动地请求帮助的人群

E.疑似神经症的患者

4.在各类心理咨询中,属于按咨询的形式分类的是 （ ）

 A.短程、中程和长期的心理咨询   B.个体咨询与团体

 C.门诊面询、电话咨询和互联网咨询 D.健康咨询与发展咨询

 E.青少年咨询、情感咨询、情绪压力咨询

5.在各类心理咨询中,属于按咨询的规模分类的是 （ ）

 A.个体咨询与团体咨询   B.健康咨询与发展咨询

 C.短程、中程和长期的心理咨询 D.门诊咨询、电话咨询和互联网咨询

 E.青少年咨询、情感咨询、情绪压力咨询

6.正确的咨询态度包含的5种要素是尊重、热情、真诚、共情和 （ ）

 A.咨询特质   B.积极关注

 C.咨询技巧   D.职业理念

 E.咨询师素质

7.尊重求助者的意义在于 （ ）

 A.使求助者最大限度地表达自己 B.使求助者获得自我价值感

 C.可以唤起求助者的自尊心和自信心 D.以上都是

 E.使求助者感到温暖

8."无条件地接纳"求助者,并不意味着 （ ）

 A.接纳求助者全部的优点和缺点 B.对求助者的恶习无动于衷

 C.充分尊重求助者的价值观 D.接受求助者的光明面和消极面

 E.认同求助者的观点

9.咨询师体现热情时,错误的做法是 （ ）

 A.初次来访时,热情地询问各种问题 B.耐心地倾听求助者的叙述

 C.对求助者做指导解释时,不厌其烦 D.流露真情实感

 E.咨询师助人愿望的尊重

10.关于共情,下列说法中错误的是 （ ）

 A.共情就是体验求助者的内心世界 B.共情就是把握求助者的情感、思维

 C.共情是最关键的咨询特质 D.共情就是必须与求助者拥有同样的情感

 E.共情就是求助者感觉到被接纳

11.帮助求助者解除心理问题的具体内涵指的是 （ ）

 A.咨询关系是"求"和"帮"的关系

 B.帮助求助者解除的问题指的是心理问题

 C.帮助求助者解除的问题指的是由心理问题引发的行为问题或躯体症状

 D.帮助求助者解除的问题指的是生活中的某些具体问题

 E.帮助求助者解除的问题指的是生活中难以抉择的问题

12.下列说法中正确的有 （ ）

 A.狭义的心理咨询主要是指具备心理学理论指导和技术应用的临床干预措施

 B.广义的心理咨询涵盖了临床干预的各种方法或手段

 C.狭义的心理咨询是指采用各种咨询与治疗方法

 D.狭义的心理咨询是指采纳各种标准化的干预手段或方法

 E.广义的心理咨询是指采用各种手段解决求助者困惑的问题

13.心理咨询过程中,用"理解"一词表达中立性态度的意义在于 （ ）

 A."理解"求助者,属于对求助者问题的恰当评估

 B.说明个体产生某种反应是合乎逻辑的结果

C. "理解"既不代表赞同,也不代表反对

D. "理解"一词是中立态度最恰当的表达词

E. "理解"一词就是接纳、包容、认同求助者

14. 关于倾听技术,正确的做法是 （ ）

A. 认真、有趣地听 B. 不做价值评判

C. 不仅用耳,更要用心 D. 不做任何反应,以免干扰求助者

E. 求助者所述内容偏离主题时立即打断其谈话

15. 开放式询问常用的是 （ ）

A. 什么 B. 如何

C. 是不是 D. 为什么

E. 对不对

16. 封闭式询问常用的是 （ ）

A. 是不是 B. 对不对

C. 要不要 D. 有没有

E. 为什么

17. 使用面质技术时应注意 （ ）

A. 要有事实的根据 B. 避免个人发泄

C. 避免无情的攻击 D. 话锋直率、犀利

E. 不用尝试性面质

18. 自我暴露又称 （ ）

A. 自我剖析 B. 自我开放

C. 自我表露 D. 自我批判

E. 自我反省

19. 情感反应技术的实施方法是 （ ）

A. 将求助者的情绪反应反馈给求助者 B. 可以与内容反应同时进行

C. 对求助者的情绪反应加以点评 D. 咨询师将自己的情绪表露给求助者

E. 说服求助者解决自己的问题

20. 实施具体化技术,主要用于处理的情况是 （ ）

A. 情绪低落 B. 问题模糊

C. 过分概括 D. 概念不清

E. 焦虑不安

(二)名词解释

1. 心理咨询　2. 专注　3. 同理心

(三)简答题

1. 简述心理咨询的原则。

2. 简述心理咨询的过程。

(骆焕丽)

第十章

心理治疗

🌀 学 习 目 标

掌握 心理治疗的基本过程,常见心理治疗的治疗方法和适应证。
熟悉 心理治疗的原则,常见心理治疗的理论基础。
了解 心理治疗的概念,心理咨询与心理治疗的关系,常见心理治疗的背景。

第一节 心理治疗概述

一、心理治疗的概念

(一)心理治疗的定义

心理治疗是在良好的治疗关系基础上,由经过专业训练的治疗师运用心理治疗的有关理论和技术,对治疗对象进行帮助的过程。治疗的目的在于解决治疗对象所面对的心理困难,减少焦虑、忧郁、恐慌等精神症状,改善治疗对象的非适应行为,包括对人对事的看法,人际关系,并促进人格成熟,能以较有效且适当的方式来处理心理问题及适应生活。

人们在日常生活中,当遇到某些心理压力和出现心理问题时也会得到来自社会各方面的心理支持。那些来自家人和亲朋好友的同情、理解、规劝、说教、逻辑分析和批评指导等从广义上讲也能产生一些“心理治疗的效果”,在排忧解难和减轻心理痛苦方面起到一定的积极作用。但是这类谈话不能等同于专业性心理治疗的人际交流和沟通。实施心理治疗需要经过专业的训练,有明确的治疗对象和目的,采用的是严谨、规范、系统的心理治疗方法,对治疗的效果也需进行客观科学的评估。所以,心理治疗是一项很严谨的临床工作,通常由专业的心理医生和精神科医生实施。

(二)心理治疗的对象和适应证

心理治疗对象的范围较广。当某人出现心理困难,伴有情绪、行为障碍和社会生活适应不良,能意识到自己的问题并愿意接受心理治疗,原则上都能接受心理治疗。

1.综合医院临床各科有心理问题的患者　躯体疾病急性期,由于存在严重的心理反应,有时需要在接受生理上紧急处置的同时,接受一定的心理治疗。慢性病患者、手术患者、老年患者、儿童患者、传染病患者等均存在不同程度的心理问题,会使疾病症状复杂化,影响机体的康复过程。对这些患者的治疗,单用生物学方法效果不佳,必须结合心理治疗。

2.神经症性障碍患者　焦虑症、恐怖症、强迫症、神经衰弱症、癔症和某些抑郁症常由心理因素引起,故心理治疗为其主要的治疗方法。

3.精神分裂症恢复期患者　精神分裂症患者经过一段时间的药物治疗后,兴奋躁动症状虽然得到了控制,但仍有幻听等幻觉的干扰,因此无法正常工作和生活。对这类患者必须进行心理治疗,目的是帮助患者提高对疾病的认知,促进自知力的恢复,鼓励其加强自我克制能力,从而提高疗效,增强社会适应能力。此外心理治疗还可以帮助患者树立战胜疾病的信心,抵御来自社会的歧视和错误看法。

4.心身疾病患者　心身疾病虽然是躯体疾病,但其病因与心理社会应激密切相关。此类疾病逐渐成为威胁人类健康的主要疾病,理解和掌握心理治疗技术尤为迫切。

5.社会适应不良和各类行为问题的患者　正常人在生活中有时会遇到难以应对的心理社会压力,出现自卑、自责、抑郁、焦虑、失眠、暴食、肥胖、酗酒、口吃等心理行为问题。此时可通过心理治疗帮助其改善人际关系,掌握应对技巧,从而改善情绪和躯体症状。

(三)心理治疗的要素

1.治疗师

(1)治疗师的专业背景和经验　治疗师是受过心理学和医学专业训练的临床心理工作者或精神科医生。临床心理工作者,主要在心理学系或临床心理学系接受训练;精神科医生,主要在医学院接受训练。

(2)治疗师的个人特征　一是人格发展上的成熟,其中人格的协调性(整合程度)和稳定性是两个重要指标。人格协调性和稳定性高的人在个性倾向性方面没有基本的长期存在的冲突。这样的特点有助于治疗师对治疗对象保持一种开放、接纳的态度,并在治疗中保持客观性;二是技能因素,要求治疗师不仅要有处理治疗中诸如诊断、程序操作等具体事项的能力,更重要的是创造性地解决问题的能力。能否以适合特定治疗对象的方式进行交流是衡量治疗师技能的一个重要指标;三是敏感性,主要关系到治疗师对治疗对象的知觉和理解,尤其是对治疗对象情感和内在冲突的知觉。

2.治疗对象　治疗对象的人格特质、对人际影响的敏感性、改变动机等会影响心理治疗的效果。一般而言,治疗对象改变的动机越强,治疗的效果越好。有一定应对能力和成功应对经验的治疗对象预后较好。一般智力也是一个重要因素,尤其是其中的言语理解和言语表达能力及自我理解和内心能力。

3.治疗方法　使用的治疗方法包括以多种心理学理论为基础的技术和方法。

4.中介　主要是言语、表情、姿态和行为及特意安排的情境。

5.目的　通过改善治疗对象的心理功能,最终消除或缓解其可能存在的各种心身症状,恢复健全的心理、生理和社会功能。

（四）心理治疗的发展史

心理治疗这一形式自古以来就存在。早在氏族社会，部落中如有人生病，往往被认为是大自然中的"神灵"降灾所致，为此采取祭祀、还愿或赎罪的方式以求免除灾祸。这其实就包含有心理治疗的成分。我国中医的理论和实践包含了丰富的心理治疗思想。2000 多年前，《黄帝内经》就已认识到心理治疗的重要性。所谓"形与神俱，乃成为人；形与神离，则人死亡""精神不进，志意不治，病乃不愈"。我国古代的很多医术中，都少不了要谈到气功吐纳，其实当今的心理治疗界很多技术也都有气功吐纳的影子，比如说静坐和呼吸疗法。近代西方心理治疗的兴起与 19 世纪流行的"麦斯默通磁术"（Mesmerism）有一定的渊源。直到 1792 年在法国精神病学家 Pinel 的倡导下，去掉疯人院中精神患者的铁链与枷锁，用人道主义的方法对待精神患者，心理治疗才得到发展。

现代科学的心理治疗主要是 19 世纪末由奥地利的弗洛伊德创立了精神分析疗法开始的。随着 20 世纪五六十年代行为治疗、人本主义心理治疗的产生，其他学科的知识和技术的渗入，心理治疗的理论与技术流派发展众多、形式多样。目前影响较大的有精神分析学派、行为与认知治疗学派、人本主义学派、家庭治疗等。随着时代的发展各个学派开始不断分化和融合，衍生出多种治疗理论和技术。通过实践经验的积累和对心理治疗疗效的科学研究，目前人们逐渐认识到没有任何一种单一的理论和方法能解决所有心理问题，应根据不同情况选择不同的方法，或同时采用几种不同学派的方法。因此，心理治疗理论与方法的兼容和整合已经成为一个总的趋势。

现代医学传入我国后，从 20 世纪早期开始就有少数精神科医生和心理学工作者在精神病院中对某些神经症和心理变态的患者进行心理治疗。20 世纪 50 年代年起，我国心理学工作者曾对神经衰弱进行集体和个别的心理治疗，取得了一定疗效，从而形成了具有我国特色的"悟践心理疗法"。20 世纪后期，钟友彬以弗洛伊德理论为基础创立了认知领悟疗法。20 世纪 90 年代至今是中国大规模学习西方国家特别是德国的心理治疗方法的时期，许多德国和美国的心理治疗师被邀请来到中国开展培训，极大地促进了我国心理治疗的发展。

（五）心理治疗的类型

心理治疗的种类和实施方法有几百种之多，但当今较为盛行的方法有十几种。一般根据心理治疗的进程可分为长程治疗和短程治疗；根据心理治疗的理论和实施方法可分为支持治疗、分析治疗、行为治疗、认知疗法、人际关系治疗等；根据心理治疗实施的形式可分为个别治疗、夫妻治疗、家庭治疗和集体治疗等。

1. 个别长程心理治疗　常见的是传统的精神分析治疗。由于疗程长，可达若干年，所以在广泛应用方面有一定的局限性。

2. 个别短程心理治疗　行为治疗、认知疗法、来访者中心疗法、短程精神分析都属于短程心理治疗。短程心理治疗的疗程一般在 3 个月至半年。这些治疗的共同特点是时间基本限定，目标明确，结构完整，注重于当前的心态而非以往的经历，操作性较强，强调患者的配合操练及自助。这些治疗方法的适用范围也较广。

3. 集体治疗　包括家庭治疗、夫妻治疗和小组治疗等。这类治疗注重于人际关系，所以又称为人际关系治疗。通过表达、聆听、认同、分享和角色扮演等技术增加相互的沟通和交流,从而改善人际关系,消除心身症状,使家庭成员和参与治疗的每个人都能得到心理方面的调适。

二、心理咨询与心理治疗的关系

(一)心理咨询与心理治疗的不同点

1. 对象不同　心理咨询的对象是有心理困扰的正常人,而心理治疗的对象是心理异常的患者。心理健康的灰色区理论认为:人的心理正常与异常不是截然分开的,而是一个连续变化的过程。如果把心理正常比作白色,把精神病比作黑色,那么,在白色与黑色之间有一个巨大的"灰色区"。灰色区可谓非器质性精神痛苦的总和。灰色区又可进一步划分为浅灰色区和深灰色区:浅灰色区只有心理冲突而无人格变态,是心理咨询的对象;深灰色区是各种变态人格和神经症,是心理治疗的对象(图10-1)。

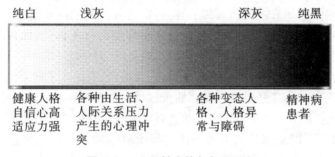

纯白	浅灰	深灰	纯黑
健康人格 自信心高 适应力强	各种由生活、 人际关系压力 产生的心理冲 突	各种变态人 格、人格异 常与障碍	精神病 患者

图10-1　心理健康的灰色区理论

2. 内容不同　心理咨询主要解决正常人所遇到的各种心理问题,如学习问题、工作问题、婚姻问题、家庭问题和人际关系问题等;而心理治疗主要诊治某些患者的异常心理,如神经症、性变态、人格障碍、行为障碍及心身疾病等。

3. 目标不同　心理咨询的目标在于促进心理健康发展,即通过心理咨询,使来访者摆脱心理困扰,增强适应能力,充分开发潜能,提高发展水平;而心理治疗的目标在于纠正异常心理,即通过心理治疗,消除或缓解病理症状,恢复正常生活。

(二)心理咨询与心理治疗的相同点

心理咨询与心理治疗两者之间没有本质区别。首先,两者所采用的理论和方法是一样的。例如,心理治疗师采用的认知疗法与心理治疗师采用的认知疗法在理论和方法上完全相同。其次,两者都注重建立帮助者与求治者之间良好的人际关系,认为这是使求治者改变和成长的必要条件,应贯穿咨询过程或治疗过程的始终。最后,在实际工作中,心理咨询与心理治疗很难直接分开。例如,心理咨询师和心理治疗师可能都会面对因人际关系问题、情绪障碍而来寻求帮助的来访者。所以,心理咨询中有心理治疗,心理治疗中也有心理咨询。

三、心理治疗的基本过程

关于心理治疗过程中的阶段与步骤,各种不同的心理学流派对此看法不一,众说纷纭。本书综合各家之长,将心理治疗过程分为3个阶段和若干个步骤。

（一）心理诊断阶段

这个阶段的主要任务是收集求治者的基本背景资料，认清其存在的主要问题，并建立起良好的医疗关系，制定治疗的目标。这是一个准备阶段，也是一个很重要的开端。这一阶段又可分为以下几个步骤。

1.建立良好的医疗关系　心理治疗，主要依赖于求治者与施治者之间能否建立起互相依赖、合作无间的关系，并基于此种友好的关系而实施。这种亲密的关系，从第一次见面时就应该开始培养。施治者真正地去体会求治者的处境，使其初次与陌生人见面，就能无所顾忌地倾诉自己内心的烦恼和隐私。施治者应该帮助患者，使其真切地感受到鼓励与支持，愿与施治者接近、交谈，倾诉其心理问题，并使他觉得有希望改善他的心理问题，从而对心理治疗产生信心。

2.收集问题信息　一般说来，施治者收集的资料越多，对下一阶段进行心理论断就越有利。信息的收集包括3个维度：一是时间维度，即注意求治者过去、现在、将来的有关信息。对于求治者过去经历的了解，可以得知其目前的概况；对于求治者现时状况的了解，又有助于获得其对自己和自身问题理解的有关信息；而对求治者对未来的看法和打算的了解，则可以更进一步认清其对自己、对他人、对周围世界的看法及他所面对的使之产生烦恼与困惑的现有问题。三者综合，有助于了解对方是一个什么样的人和为何前来求助。二是思维与情绪的维度，即注意求治者对于自身、他人及有关事件的看法，注意由此而引发的情绪活动。对思维与情绪的认识有助于了解思维与情绪之间的交互作用，以及理智与思维不协调甚至对立的情况。三是思维与行为的维度，即注意求治者对现实的理解与看法，注意其怎样处世待人，怎样处理自身所遭遇的各种事情，注意其出现心理冲突时，采取什么防范应急措施及他对自身处理这些事物的看法。这有助于了解求治者是怎样一个人，有助于了解其思维与行为之间的关系，并可预测其今后在某事上的反应。

3.进行初步诊断　这一步的主要任务是对求治者的心理问题及造成此问题的原因进行分析和确认；此外，是否打算继续接待求治者并给予治疗，也是施治者需要确定的。并非所有的求治者都适宜做心理治疗，因此需要慎重决定治疗的适合性。也就是说，求治者的精神状况必须没有错乱，并患有明显心理疾患和障碍，且愿意接受施治的人，才适合于心理治疗。求治者个人的因素影响着治疗过程，不正确对待，就难以取得积极的治疗效果。求治者是否适宜做心理治疗应在诊断阶段进行确认。

4.确立治疗目标　在进行心理治疗时，施治者要在完成心理诊断的基础上，与求治者共同制定治疗目标。即让求治者明确：通过治疗，希望解决什么问题，应有什么改变，达到什么程度等。治疗目的的制定应注意以下几点。

第一，具体。例如，面对一个对自己失去信心而成天怀疑妻子有"外遇"的丈夫，治疗目标就是减除他的自卑感，增强他的自信心，最终改善其夫妻关系。这种目标就是非常具体的目标，而且具有可测性，因为求治者朝向这一目标走的每一步都是可见的。

第二，切实可行。治疗的目标应该是现实的，要根据求治者的潜力、水平以及他所受周围环境的限制来确定。超越现实可能性的目标不仅不会使治疗成功，反而会加重求治者的心理压力。

第三，是心理学的目标。治疗的目标应该是心理方面的，而不是生理方面、物理条件方面的目标。如使求治者变得更为自信、不再自卑、减少焦虑等,这些目标则应是有利于求治者心理或人格健康发展的目标。有时求治者伴有躯体症状,如这些症状是与其心理状态有关的,其治疗目标也应是怎样改变引发这些躯体症状的心理因素,而不是消除和减轻其生理症状。纯粹生理治疗的目标只有通过医学的手段才能完成。

第四,目标有轻重缓急。有些求治者只有一个治疗目标,而有的求治者可能会有多个治疗目标。如一位求治者具有轻生自杀意向,同时还有焦虑不安、社交恐惧、性格内向等心理问题需要解决,在面对如此多个治疗目标时,施治者应认清轻重缓急。一般应首先消除自杀意念,继而解决焦虑,然后再解决社交恐惧,最后弥补性格缺陷。当然,在治疗过程中,随着施治者对求治者的深入了解,治疗目标可能会重新排序,或者也可能引申出其他的治疗目标。假如此时新出现的目标相对于其他目标更为重要,便应将其定为治疗的首要目标了。

第五,反馈评价。并非治疗目标一旦定出就可以对其置之不理,还要经常检查和评价。一般来说,由于目标定得具体、现实、可测,经过治疗,求治者一般都会显示出某种进步。此时回顾、检查治疗目标的完成情况,对求治者来说会成为一种积极的强化,有助于激发他自己的动机,增强他对治疗的信心。如治疗进行得不顺利,检查和评价也有助于调整治疗方向和选择更适当的治疗方法,使治疗得以向纵深发展,并取得良好的疗效。

(二) 帮助和改变阶段

帮助和改变阶段是心理治疗中最重要的阶段,直接决定着治疗的效果,是施治者任务最重的阶段,又是施治者最能发挥其创造性的阶段。在这一阶段运用何种方法,使求治者产生何种变化,完全与求治者及其所面对的问题有关。此外,由于治疗方式方法不同,进行此阶段的步骤也各有异。各种疗法的具体进行步骤将在下节中详述,这里仅强调与帮助求治者改变其认知或行为等有关的问题。

1. 施治者的责任   前来治疗的人,往往容易把施治者当作心理“建筑师”,认为他一定能为求治者个人提供心理“建筑蓝图”。即施治者应告诉求治者,他的问题是什么,他应该怎样解决这   问题,何时应往哪儿走哪一步等。在这种情况下,施治者是个万能的人,不仅在为求治者改变其行为或其他问题承担职责,而且也在为求治者承担一生的全部责任。而实际上,施治者应注意避免扮演这一角色,而应成为求治者在心理治疗过程中的管理者。心理治疗的一个重要假设是要求治者自己回答出他是怎样一个人,他的问题是什么,他是否想解决这一问题,他是否想做出自己的努力等问题。施治者的角色是提供一种对求治者有利的外在环境和良好的人际关系,提出某些说明、解释、意见和建议,通过领悟和学习,促进求治者的改变和增长,帮助求治者自己成为自己的施治者。因为施治者提供的一切外因都只是变化的条件,而求治者内心的改变等内因才是变化的根据。

2. 领悟   在治疗阶段,施治者往往可以帮助求治者重新审视自己内心与问题有关的“情结”,并帮助对方达到某种程度的领悟。这种领悟的作用之一是,可以使其问题的严重程度降低,并能建立使对方心理真正强健起来的心理平衡。此时,许多求治者的问题虽然仍然存在,但他已经开始有所改变了。帮助求治者进行内心的探索,使之得到某种领悟的第二个作用是,可以为他改变其外显行为提供心理依据,产生强大的彻底解决自己问题的动机。例如,某求治者总感到自己只要一看书,一用脑子,身体的

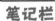

某个部位就会产生一种难受的感觉,这种感觉刺激影响着他,以致不能看书学习了。在治疗过程中,施治者应帮助他先达到一种认知,即使他相信他所做过的许多医学方面的检查,证明其怀疑自己有病是无根据的,从而使其相信,这种情况很可能是由心理因素引起的生理反应。求治者也许很快达到这样一种领悟:即自己看书时,潜意识中,就开始怕这种难受的感觉出现,就是在等待着这种感觉的出现。意念集中在此,结果一出现微小的生理反应即引起自己的过分关注,形成条件反射并固定下来。求治者自己如果更进一步认识到在生活无规律的情况下,这种问题更易出现,这样,施治者与求治者同时又一起讨论了有关外显行为的改变问题。以后,这位求治者就会将前面的领悟扩展到对关于学习方面问题的认知,从而在其心理健康的轨道上又向前迈进了一大步。此时,他便进入了发展阶段并逐步成为自己问题的施治者。在这样的情况下,他的问题的解决,最终可以较为满意。

3.支持 即施治者通过给求治者以正强化及通过给对方指明在某一事件或情境中应抱有的积极、有益的方式,通过真诚的对对方好的行为的表扬、鼓励和支持等方式来减轻对方的焦虑,促进对方积极行为方式的增长。支持在治疗过程中作用极大,必须慎重对待。首先,当施治者对求治者做保证或鼓励时,其基本出发点应当是立足于现实的,而不能开空头支票。有的施治者出于好心,对求治者做出"这件事情一定会好的"或"我敢担保你会做得很好"等保证式的支持鼓励,实际上这反而不利于治疗。其次,"正强化"同样必须慎重使用。施治者一定要注意自己奖励对方时是奖励对方的什么事情、哪个方式,奖励后会出现什么情况,不奖励又会出现什么情况,怎样方式的奖励才能取得最佳效果等。既要注意"正强化"的方向,即不鼓励对治疗起副作用的行为,又要注意避免因"正强化"使求治者为了赢得施治者的表扬而表现出的迎合行为的消极影响。因为这样,反而刺激了对方的依恋心理,使治疗过程难以结束。在治疗过程中,求治者最理想的进步是自己奖励自己,从而减少对施治者奖励的需求和依赖。但求治者在治疗初期尚不具备自己奖励自己的能力,那么此时,施治者的支持奖励便是必不可少的。在大多数情况下,"正强化"的采用应适度,应以不定的间隔为好,以针对性强为好,在求治者某一新行为已稳定地出现时,应不再重复对其进行表扬。

4.反塑造 在治疗过程中,施治者往往采用奖励、期望、对峙、帮助对方达到某种领悟等影响方式来矫正求治者的认知和行为。反塑造是指求治者采用同样的方式来影响施治者。对所有人来说,他人的影响都可能会在自己身上产生某种作用。因此,施治者也应注意来自求治者的各种影响。有时,求治者的这种影响对方的意图可能并不比施治者少,他们可能会有意无意地奖励或惩罚施治者。比如当施治者以能使求治者感到愉快的方式行事时,求治者就会以自己的进步或对其看法与做法表示赞赏的形式回报施治者。而当施治者使求治者感到不快时,他就可能以退行或攻击的方式对待施治者。对求治者所表现出的这种行为,施治者可以采用两种方式来加以应对:第一种是当求治者创造出一种使施治者感到相当愉快或不快的情景时,施治者反问自己,对方为什么要这么说或这么做?他希望我做出什么样的反应?我自己的反应会对对方产生什么样的影响?这实际上是在分析对方的意图和了解是否产生了交互作用,以便做出相应的反应。第二种是不管或有意去重视求治者对施治者构成的影响,而只是专注于治疗目标的实现。这有助于对方了解施治者不愿受其影响的意愿,并促使他放弃再重复此类反塑造行为。

5. 移情　移情意味着求治者可能把以前生活里与他人关系中产生过的情感、态度等主观体验移植到施治者身上。比如,当施治者以一个权威者的面目出现时,对方可能表现出过去对某一权威的种种心态:依赖、逢迎、敌对或防御等。求治者对施治者的移情反应既可能是积极的,也可能是消极的,既可能是直接的,也可能是间接的。无论对方的反应如何,施治者都应对此保持较强的洞察力,认识到所有的移情都可能成为某种形式的治疗阻力。移情一旦出现,就会对治疗过程产生不利影响。一般说来,对施治者移情的处理方式应依据移情本身的情况而定,也许应对此进行解释,也许应让其自生自灭。间接表达出来的、一般程度积极的移情,只需给予较少的注意就可以了;而直接的、强烈的、消极的移情则需认真对待。

6. 反移情　反移情是指施治者以不适当的行为来对待求治者在治疗中的某些行为表现。这种反移情同样既可能是积极的,也可能是消极的。比如,施治者可能并没有什么缘由而表现出对求治者的关心、注意,或者求治者并未有任何行为不当之处,但施治者却对他感到反感,并表现出厌烦。反移情对于施治者来说,既有有利的一面,也有不利的一面。有利的一面是,当施治者认识到自己反移情倾向的存在时,会因此学会更好地认识自己。不利的一面是,施治者一旦把自己的情绪带入治疗过程,就会受到一定程度的主观影响,从而失去判断力、必要的反应形式和帮助对方方式的客观性。

7. 对峙　对峙是施治者向求治者指出其态度、思想与行为之间出现的矛盾。对峙不是施治者对求治者认知、感受的直接、简单的反馈,而是更重视对方较深层的动机与所表现的行为之间的矛盾。此时施治者所表达的信息常常为"你说是这样,但事实并非真的是这样的"。如施治者在对某一有婚姻关系紧张问题的求治者采用的对峙方法应是,指出其矛盾:"你说是要挽救自己的家庭,使之免于破裂,但你的行为使我怀疑你是否真的想做到这一点。"施治者在此阶段应用此法时应注意:第一,对峙的运用必须建立在良好的医疗关系的基础上,因为对峙对求治者来说很可能是应激性的;第二,对峙的内容一定要有事实根据,在事实不充分、不明显时不宜采用此法;第三,注意掌握应用对峙的时机,要在求治者能随和接受这种对峙时采用;第四,应用对峙应以有助于求治者的成熟发展为目的,而不能使之变成一种攻击式的反应。

8. 解释　解释是为求治者提供关于现实世界的另一种看法,它应该被认为是施治者在治疗过程中最常用、最有力的"武器"了。解释根据各种不同的学派其理论也各不相同,如心理分析学派偏重于压抑潜在无意的东西,认知学派则注重理性地、现实地帮助求治者认识世界。但无论如何,在进行解释时,施治者首先应知道向对方解释的内容是什么,其次要注意何时应用解释以及怎样应用解释来面对求治者。因为只有适当地应用解释,才可收到良好的效果。

(三)结束阶段

心理治疗实施一段时间,取得满意的治疗效果后,应随即进入结尾阶段,以便结束治疗。治疗阶段的长短不同,结尾阶段的开始也有所不同。如原先预定10次会谈之后结束治疗,那么最后2次会谈就应将重点转移于结束期的工作;假如是持续1年之久的治疗,则在最后一两个月即应逐步开始准备结束。在结尾阶段应注意以下几点。

1. 综合所有资料,做结论性解释　在整个心理治疗过程的逐步进行中,施治者应随时从求治者那里获取心理资料,以掌握求治者的心理反应模型,并不断给予求治者解释、说明,使其了解自己的行为方式,帮助其学习新的反应方式。到了治疗结束之前,施治者宜与患者做一次全面性的总结和检讨,综合所得资料,做出结论性解释,使求治者有机会对自己进行更清楚的认识,以便应付将来可能必然面对的心理生活。这种综合性的评语、建议容易使求治者铭记在心,作为一生的座右铭,可以诱导其掌握处世待人的心理方向,帮助其不断成熟。

2. 帮助求治者举一反三,学习应用治疗经验 心理治疗的最终目的,不仅是希望求治者能把在治疗过程当中所学习到的新知识、领会与经验应用到日常生活里,而且更为重要的是,希望求治者以后能不经施治者指点、引导与帮助,自己也能帮助自己继续学习、发展,走向成熟。在结束阶段,施治者要向求治者指出他在治疗中已达到的成熟,并向其指出还有哪些应注意的问题;还应帮助求治者重新回顾治疗要点,帮助检查其治疗目标的实现情况,进一步巩固治疗所取得的成果。在结束阶段,施治者宜渐渐退出施治者的角色,采取比较被动的角色,让求治者自己扮演独立、自主、积极的角色来改善自己的心理状况。

3. 准备结束,接受离别 有的求治者经过长期的心理治疗以后,可能形成依赖施治者的心理,或产生喜欢施治者的情感,舍不得结束离别。施治者应让求治者了解凡事都有终结,鼓励其自力而为,在真实的世界里独立自主。有的求治者依赖性很强,施治者应采取渐次结束的办法中止治疗。

总之,心理治疗是一个目标明确的过程,是由不同的阶段、步骤组成的。各阶段之间相互重叠、相互关联,是一个完整的统一体。慢慢准备、发展,进入高峰,然后又慢慢结尾、停止。施治者不仅要随时注意每次治疗的情形,也要时时观察求治者在整个治疗过程中的反应。在治疗全过程中,每一阶段又各有其侧重点,但明确的治疗目标又会使其和谐统一。一名优秀的施治者当他掌握了更多的治疗技术和方法之后,当他更深刻地理解了求治者及治疗过程后,就能获得更大的自由度,在治疗时,自己的才智也就能够更加运用自如。

四、心理治疗的原则

心理治疗是通过密切医患关系而进行的,因此就必须始终保持医患关系处于良好的状态中。为此,必须遵循以下原则。

(一)接受性原则

对所有求治者,不论疾患轻重、年龄大小、地位高低,初诊再诊都要做到一视同仁,热情接待,耐心倾听疏导,认真诊治。在完成患者的病史收集、必要的体格检查和心理测试,并明确论断后,即可对其进行心理治疗。施治者应持理解、关心的态度,认真听取求治者的叙述,以了解病情经过,听取求治者的想法、意见和感受。其实,倾听就是治疗的开始,因为求治者在诉说的时候可以得到宣泄,并可能由此而减轻症状。如果施治者不认真倾听,表现得不耐烦,武断地打断患者的谈话,轻率地解释或持怀疑态度,就会造成求治者对施治者的不信任,必然导致治疗失败。另一方面,施治者又并非机械地、无任何反应地被动听取求治者的叙述,必须深入了解他们的内心世界,注意其言谈和态度所表达的心理症结是什么。因此该原则又可称为"倾诉"或"倾听"原则。认真倾听求治者的叙述,其本身就具有治疗作用。某些求治者在对施治者产生信任感后会全部倾诉出自己压抑已久的内心感受,甚至会痛哭流涕地发泄自己的悲痛心情,这一结果会使其情绪安定舒畅,心理障碍也会明显改进,故接受性原则具有"宣泄疗法"的治疗效果。

(二)支持性原则

在充分了解求治者心理疾患的来龙去脉和对其心理病因进行科学分析之后,施治者通过语言与非语言的信息交流,予以求治者精神上的鼓励和支持,使其建立起治愈的信心。一般掌握了求治者的第一手资料之后,即可进行心理治疗了。对求治者所患的心理疾病或心理障碍,从科学的角度给予解释,说明和指出正确的解决方式,在心理上给予求治者鼓励和支持。要反复强调求治者所患疾病的可逆性(功能性质)和可治性(一定会治愈)。这对消极悲观、久治未愈的求治者尤为重要。反复的支持和鼓励,可防止求治者发生消极言行,大大调动求治者的心理防卫机制和主观能动性;对强烈焦虑不安者,可使其情绪变得平稳安定,以加速病患的康复。在使用支持疗法时应注意:支持必须有科学依据,不能信口胡言;支持时的语调要坚定慎重、亲切可信、充满信心,充分发挥预言的情感交流和情绪感染作用,使求治者感受到一种强大的心理支持。

(三)保证性原则

疾病能否治好,是求治者、家属及施治者十分关心的问题。对于施治者来说,应当以真诚的态度,认真地了解求治者的症状、发病机制、诊断及治疗过程中的反应,并在慎重地确定治疗方案之后,还要根据具体情况不断地进行修正和完善。在此基础上就可以向求治者做出科学的、实事求是的解释和保证,让患者认为施治者的保证是有理有据、合情合理的。对于时间上的保证期要稍长一些,以免到期达不到预期效果而引起求治者的失望和挫折感,甚至对施治者产生怀疑。当然,也需要向求治者说明,任何保证都需要其积极配合,发挥主动,遵守医嘱,否则会影响治疗。对治疗过程中求治者取得的进展,也应及时给予肯定和赞赏。

(四)保密性原则

在心理治疗的过程中,往往涉及求治者的各种隐私。为了保证材料的真实,保证来访者得到正确及时的指导,同时也为了维护心理咨询与治疗本身的声誉及权威性,必须对患者的姓名、职业、病情及治疗过程进行保密。这是施治者所应遵循的职业道德,也是进行心理治疗所应遵循的一个重要原则。没有获得求治者的许可,治疗者绝不可泄露求治者的情况,包括不和自己的亲朋诉说,不和同事交流,即使在学术交流中不得不详细介绍求治者的材料时,也应隐去其真实姓名。保密性原则应在治疗开始时就向求治者说明,这样可取得求治者的信任和积极配合,促进良好的治疗关系,获得有关病情的可靠信息。

(五)中立性原则

心理治疗的目的是帮助求治者自我成长,施治者的作用是让求治者找到问题的原因,帮助求治者意识到自己的力量,从而实现自我成长。治疗师在心理治疗的过程中不能替求治者做任何选择,不能把自己的观点强加于求治者,不能替求治者做任何选择和决定。

(六)回避性原则

心理治疗往往会涉及求治者的个人隐私,交谈十分深入,同时要保持中立性的立

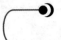

场,这些在熟人之间很难做到,因此一般情况下要回避为亲友和熟人进行心理治疗。

第二节 心理治疗的方法

一、精神分析疗法

精神分析疗法是让求治者了解自己的意识和潜意识过程,即将原经受到压抑的全部需要、欲望、经历等都召回到意识中来,求治者的行为不再被隐藏很深的动机所左右,或为积累已久的个人自我防御所困扰,此时求治者自己能做出较合理的选择。为达这一目的,求治者在施治者的帮助下,进入过去被禁止的区域,抛弃那些不成熟的情绪和反应。换言之,即让求治者如实地认识自己,从而促使症状消失。精神分析疗法的最后结果是使求治者能现实地对待问题,实现人格的自我完善。

(一)精神分析疗法的诞生和发展

1.精神分析疗法的诞生　精神分析心理学,又称为精神动力心理学,由弗洛伊德19世纪末创立,来自弗洛伊德的临床实践经验,关注的内容与通常的心理学截然不同。精神分析更多地关注当事人的潜意识、本能驱力及内部需要等,所研究的内容大多涉及梦、过失、焦虑、动机冲突、情绪紧张以及人格的病理表征。弗洛伊德创建精神分析一开始并不是为了理论的目标,作为一名精神病科医生,他试图在自己的诊所里找到一种治疗当事人的方法。他完全是为了治疗的需要去探究当事人致病的原因,从而深入到当事人的无意识心理的动机、梦、情绪、人格等问题上。研究主题主要集中在潜意识和力比多上,弗洛伊德把莱布尼兹和赫尔巴特提出的无意识概念引入精神分析心理学,称为潜意识。精神分析学派认为无意识不只是觉察不到的、不在意识之中的意思,它还是心理的基础部分或底层,内容包括个人的原始冲动和各种本能及出生后与生活有关的欲望。力比多是弗洛伊德研究的另一主题,力比多通常是指性本能。他认为力比多是推动人类追求快乐,激发活动,促使前进的基本心理动力。所以,有人说精神分析不仅是一种理论体系,也是一种推动心理学发展的运动,还是一种治疗方法。

2.精神分析治疗的发展　精神分析治疗可分为三个发展阶段:①弗洛伊德创建的体系通常被称为古典精神分析;②荣格的分析心理学和阿德勒的个体心理学被看作是古典精神分析向新精神分析的过渡;③霍妮、沙利文、伯恩、哈伯特等人的心理治疗可称为新精神分析治疗。

精神分析学派的创始人是弗洛伊德。他的理论观点涉及意识、前意识、潜意识;本我、自我、超我的人格结构和防御机制;性和里比多;治疗方法有对梦、过失和移情的分析,这些都构成了此后精神分析学派发展的基本框架和基础。严格遵循弗洛伊德的理论而继续发展的精神分析学派,一般称为经典精神分析学派,它可以说是所有和精神分析学有关的思想、学派的发源地。早期精神分析学派中,影响较大的还有荣格的分析心理学和阿德勒的个体心理学。荣格提出了意识、个体无意识、集体无意识、原型等概念;治疗中采取宣泄、分析、教育、个体化治疗阶段和广泛的创造性技术,理论方面有心理类型学的发展工作。而阿德勒发展的个体心理学在某种程度上可以说是脱离了精神分析学派的一些基本假设,因为个体心理学更多的是一种社会性的理论,它假设了优越情结、自卑情结、家庭次序等关系,并在社会心理学的意义上采取更接近教育的方式治疗。这使个体心理学和精神分析之间具有更大的区别。

后期的精神分析学派发展中,安娜·弗洛伊德和艾里克森发展出了精神分析自我学派,其中最经典的观点是艾里克森的自我同一性阶段性理论。克兰茵则创造性地建立了客体关系心理学理论,客体关系理论是当今精神分析学派中最强盛的理论之一。科胡特在客体关系理论和对于自恋型人格障碍治疗的基础上,建立了精神分析的自体心理学派,其中最有特点的是对于自恋型人格障碍的治疗。

在美国,短程精神分析疗法也作为一种理念而兴起,这一刺激来自保险公司要求的治疗短程化。比较著名的治疗法有支持性精神分析疗法、限时疗法等。短程疗法还有不少种,但基本未形成一个独立的学派。在法国,拉康的学派无疑也属于精神分析学派的一个发展,在许多方面可以根据他们的观点将其称为精神分析的诠释学派。

(二)精神分析疗法的理论基础

1.精神分析疗法的理论来源　精神分析心理学的理论是精神分析疗法的理论基础和来源。经典的精神分析学说主要由意识与无意识理论、人格结构说、人格发展理论及自我的心理防御机制组成。

(1)意识与无意识理论　人的心理活动有些是自己能够觉察的,弗洛伊德把这些能够被自我意识到的心理活动叫作意识。无意识,一般是指不知不觉、没有意识到的心理活动,不能用言语来表述。在无意识中,有一部分内容可以进入意识,被人们觉察,这一部分无意识被称作前意识。后来把不能进入意识的那一部分无意识特别称作潜意识。潜意识中压抑着被社会规范不允许的很多欲望,它们不会消失,并在潜意识中积极地活动着,不断寻求出路获得满足。它们活动的结果可能引发神经症和精神病症状。故而,要在意识的层面召回潜意识的东西是不容易的,因为这些欲望会受到强烈的抗拒,抗拒来自意识的检查作用。弗洛伊德认为,抗拒某种经验回到意识的力量,正是从前把这个经验排压到潜意识中去的力量。

(2)人格结构说　弗洛伊德认为人格是由本我、自我和超我3部分组成的:①本我位于人格结构的最底层,靠遗传获得,是人体结构中内在的东西,由个体的一切原始冲突和本能欲望组成,其中最重要的是性欲望和攻击欲望。本我是一切心理能量之源。从作用方式看,本我按"快乐原则"行事,追求无条件的、即刻的满足。由于本我不能直接同外部世界接触,所以总是急切地寻找自己的出路,而其唯一的出路就是通过自我。②自我是现实化了的本我,在"现实原则"的指导下追求满足。自我在人格结构中代表着理性和审慎。自我对本我之中的东西有权检查,防止被压抑的东西扰乱意识,同时在超我的指导下按外部现实条件驾驭本我的要求。③超我是道德化了的自我,是从自我中分化和发展起来的,其作用是按照社会道德标准监督自我的行动。它以"自我理想"和"良心"为尺度,追求"理想原则"。"自我理想"和"良心"是父母在孩子成长的过程中,对孩子奖励和惩罚的结果。奖励产生"自我理想",惩罚产生"良心"。当本我产生了某种冲动和欲望时,就要求自我来实现这一需要,但由于自我常常考虑的是现实原则,因此面对本我不合理的冲动、欲望时,便会感到焦虑不安。当然,超我也会在一定的程度上控制本我的无理冲动和需求。在人格结构冲突的情况下,自我必须调节超我、本我和现实环境之间的关系。所以,弗洛伊德把自我比作是这三者之间奔跑的奴仆。本我、自我、超我协调一致时,个体将健康生活,反之,就会发生人格障碍。

(3)人格发展理论　根据弗洛伊德的见解,儿童期的性欲在人格发展中扮演了重要角色。弗洛伊德最初把本能分为自我本能和性本能,后来把这两种本能合并为生的本能,包括饥饿、渴等,与生存有关。在弗洛伊德晚年时期,他又提出了死亡的本能。当人把死亡的本能指向外部时,就表现为攻击、战争、破坏等;指向内部便表现为自残、自杀等行为。两种本能有机结合在一起,生命就在它们的冲突和相互作用中表现出来。

弗洛伊德将人的性心理的发展从婴儿期到青春期分为5个阶段,在不同的阶段中性欲满足的对象也随之变化。每一阶段的性活动都有可能影响人今后的人格与生活。这5个阶段的年龄范围分别是:①口欲期(0~1岁);②肛欲期(1~3岁);③性欲期(3~6岁);④潜伏期(6~12岁);⑤青春期(12~18岁)。

(4)自我的心理防御机制　自我心理防御机制最初由弗洛伊德本人提出,后来弗洛伊德的女儿安娜·弗洛伊德又做了深入了研究。这种机制之所以产生是在自我对本我、超我与现实环境的相互协调中,常受到"这三种危险的恐吓",当它难以忍受其压力时,就使它发展了一种机制,用一定的方式调解冲突,缓和三种危险对自身的威胁。常见的心理防御机制主要有压抑、投射、否认、合理化、退行、置换、升华、反向形成。

2.精神分析治疗的假设和过程　精神分析理论的基本假设:有很多因素对人们的情绪和行为起决定性作用,但人们通常意识不到这些因素。当在意识层面发生不愉快的情绪体验、经历或不道德的想法时,人们常常不愿去面对,而将其压抑到潜意识中;然而这些被压抑到潜意识的东西虽然不能被意识觉察,但是它们并没有消失。在人们意识监控较弱的时候(如睡眠时),他们便会以梦、口误等形式表现出来。而这些潜意识因素被意识压抑时,则可能表现为病态的人格特点,影响到人的情绪和自尊,给人们带来种种痛苦和不幸。由于当事人不能理解和领悟病情的起因,所以常被病痛折磨、痛苦不堪。

治疗的原理:发掘求治者潜意识内被压抑的矛盾冲突或致病的情结,把它们带到意识领域,使求治者对其有所领悟,在领悟下被压抑的矛盾、冲突得到纠正或消除,并建立正确与健康的心理结构,从而使病情获得痊愈。

精神分析的治疗过程主要包括:

(1)开始阶段　这一个阶段主要是明确求治者的问题,并确定是否适合应用精神分析方法。诊断适合后,要向求治者介绍分析的情形、治疗规则以及咨询双方各自的责任。

(2)移情发展阶段　移情是求治者把过去生活中重要他人的情感投射于施治者的过程。施治者要向他解释这一点。并向他说明,他现在的行为、理解及感受都是过去某个时候的一种反应。

(3)修通阶段　这是前一个阶段的继续和深化。它包括应用解释、自由联想等技术结合求治者的情况,向求治者揭示他的无意识欲望和无意识冲突,使求治者了解导致个人矛盾、冲突的真正症结,加深理解和领悟。这一阶段最重要的任务便是克服阻抗。

（4）移情的解决阶段　这是最终解决移情并结束治疗的阶段。当主要的无意识冲突已经修通，便要确定一个治疗大致结束的时间，对移情的解决手段主要是解释。

精神分析治疗时间比较长，病重者每周 4~5 次，病轻者每周 2~3 次，每次用时 50 min。病情治疗最长可持续 4~5 年，比较短的时间也要 6 个月至 1 年。

（三）精神分析的治疗方法

1. 自由联想　自由联想是要求求治者将进入自己意识的任何内容，无论其性质如何，都能无所畏惧地讲出来。即求治者要毫无保留地诉说他想要说的一切，包括近况、家庭、工作、童年记忆、随想、对事物的态度、个人成就和困扰、思想和情感等，甚至是自己认为荒谬或奇怪的不好意思讲出来的想法。

自由联想要在安静的环境中进行，最好是求治者单独一个人，允许有人旁听，联想时需要排除一切外在干扰。求治者斜卧在躺椅上，施治者坐在求治者的右侧方。施治者要求求治者遵循治疗规则，在治疗过程中尽量不受外界环境的影响，并随时把浮现于脑中的任何东西，无论这些东西如何荒谬、微不足道，也无论是否符合道德标准，还是不愿意向别人说的羞耻、害怕、厌恶等内容都说出来。施治者在适当的时机发问，求治者须打破任何顾虑和约束，让思想自由涌现。施治者对求治者的报告做出分析与解释，直到双方都认为已经找到了发病症结为止。在自由联想时，施治者尽量少说话，在必要时插入问话和做出解释，须让求治者懂得潜意识心理活动的特点，懂得自己采用了什么防御手段。

2. 释梦　释梦的过程是一个增加自我认识、疏泄情感、整合意识与潜意识的过程，具有同心理治疗一样的作用。释梦的原则与方法：

（1）把梦的内容分成各个部分　因为梦是凝缩的混合体，解释梦时要把它还原成各个组成部分，并以各个部分作为注意的目标。

（2）要了解做梦者的生活经历、兴趣爱好以及日常琐事　梦境中的材料是来自近日或早年的生活经验，它是潜意识的代替观念，只有了解做梦者的过去经历，才能对梦中各个部分的来源及内涵有所了解，并根据这些代替观念寻找背后的真正含义。

（3）利用自由联想　因为梦现象的伪装是在潜意识中进行的，做梦者不能直接意识到梦的隐义，因此需要联想来揭示。

（4）利用象征知识　因为有少数梦完全不能引起联想，即使有联想也不是治疗所需要的，这样就要利用梦内容的象征意义来对梦进行解释。比如手杖、伞、竹竿等象征男性生殖器；洞穴、箱子、口袋等象征女性的生殖器等。

3. 解释　解释是精神分析中最常用的方法。施治者对求治者的一些心理现象或行为，根据精神分析学派的理论，用求治者能够理解的语言对他的心理症结进行说明，以便求治者领悟自己的症结来源。其目的是让求治者正视他所回避及尚未意识到的东西，使无意识之中的内容变成意识。

精神分析治疗的目的是要揭示症状背后的无意识动机，消除抗拒和移情的干扰，使求治者对其症状的真正含义有所了解，解释都是不可少的。

解释要在求治者有接受的思想准备时进行。此外，单个的解释往往不可能明显见效。解释是一个缓慢而复杂的过程。通过解释，施治者可以在一段时间内，不断向求治者指出其行为、思想或情感后潜藏着的本质意义。

解释的过程：

（1）了解求治者表现出的不良行为或不健康心理的由来。例如,要考虑童年经历等问题。

（2）清楚这些心理现象和行为的形成机制是怎样演变而来的。

（3）根据理论和临床经验给求治者一个满意的说明,即说明他(她)目前症结的起源、形成及影响。

4.宣泄　宣泄是通过痛快淋漓的倾诉,让求治者把压在心头的郁闷、精神负担和内心深处的矛盾冲突说出来,从而恢复心理平衡,防止躯体和精神发生疾病的一种方法。这种疗法原为布洛伊尔所创造,后被弗洛伊德所采用。宣泄的过程就是,要求求治者把压抑在内心的烦恼、不快说出或写出来。当然在生活中宣泄的方式非常多,如心情不好时去进行体育锻炼、旅游、写信或找朋友倾吐。

5.移情　移情是指在治疗过程中,求治者把潜意识内对某一对象(如爸爸、妈妈、好朋友)的情感,转移到施治者身上。对施治者产生正面的情感为正移情,产生负面的情感为负移情。求治者对施治者的态度,可借助观察求治者以往与别人的情感关系,并且可以向求治者解释他现在的情感是过去"重要他人"的重演。透过移情分析,求治者将显示出内心隐藏的情感观念和欲望。

移情分析的过程:

（1）洞察移情现象,当事人出现不平常的行为和情感时,治疗者要注意分析这种现象的性质。

（2）联系当事人的实际情况,追述曾经的经历和被压抑的动机、冲动,对目前状态给予说明和解释。

6.阻抗　阻抗是一种对抗治疗进展及防止揭露求治者潜意识材料的阻碍。因此,心理治疗的阻抗,乃是求治者排斥在意识中浮现潜意识材料。如正在叙述的过程中,求治者突然停止话题,似乎已没有任何内容可谈,或推说想不起来,或顾此而言它,或反复地陈述某一件事,不能深入下去和扩展开,甚至认为分析治疗没有意义,要求终止治疗等。施治者要及时指出阻抗是他企图逃避矛盾的一种自我防御机制,不利于对病因的根除。施治者对阻抗的分析和对求治者的鼓励,有助于求治者克服阻抗,使治疗顺利进行。

阻抗分析的步骤:

（1）观察阻抗现象的发生。比如,求治者迟到,不完成家庭作业,在治疗过程中无法自由联想等。

（2）向求治者解释阻抗的原因是自我防御机制,治疗要取得进步就要打破自我防御机制。

（3）联系求治者的具体情况,对其防御机制做出解释,并使求治者能理解。

(四)精神分析疗法的适应证

精神分析疗法主要用于心因性神经症、强迫症、恐怖症等心理障碍和心身疾病的某些症状。但是由于精神分析取向心理治疗对求治者的心理领悟能力要求较高,对于较为严重的求治者需要结合药物治疗或住院治疗,稳定患者情绪,提高求治者的认知功能,才能更好地解决患者的心理疾病。

其次,精神分析取向心理治疗通常针对个别求治者做,而患有心理疾病不仅仅是求治者一个人的因素所致,其问题的根源往往与原生家庭有关,必要时还需结合家庭治疗来调整求治者的外部环境,争取家人的支持与理解。

再者,精神分析取向心理治疗属于长程治疗,由于其针对人格结构和深层心理问题做工作,力求达到对人格结构的修补和完善,因此耗费的时间和精力要比其他取向治疗更长更多,而其疗效则相对更加稳固。因此,适合具有稳定的经济实力和家庭支持的求治者。对于无法坚持长程精神分析的求治者,可以考虑采用短程精神分析治疗,设定短期的治疗目标,而不是一味地追求获得洞见与自我的了解,把时间留给治疗后的自我反思和调整上。

此疗法不适用于重症精神病患者,而且治疗时间长、费用较高、理论无法证实、缺乏判断标准、结果难以重复等,受到不少非议。

二、行为疗法

行为疗法也叫行为治疗或条件反射治疗,是以行为学习理论为指导,按一定的治疗程序,来消除或纠正人们的异常或不良行为的一种心理治疗方法。行为疗法的代表人物沃尔普(John Wolpe)将其定义为:使用通过实验而确立的有关学习的原理和方法,克服不适应的行为习惯的过程。

(一)行为疗法的诞生

"行为治疗"一词最早是由斯金纳等人于1954年提出的。应该说,行为主义的理论已存在有很长时间了,但行为治疗与行为咨询的发展历史却远远短于其理论存在的年限。行为主义的研究早在弗洛伊德进行心理分析的研究时就已开始,但行为治疗的发展却是20世纪50年代末至60年代初的事情。不过,行为治疗已在较短时间内发展成为当今世界上最重要的心理治疗方法之一。

巴甫洛夫证明了大脑和高级神经活动由无条件反射、条件反射双重反射形成;揭示了"精神活动"是大脑这一"物质肌肉"活动的产物,同样需要消耗能量。他关于条件反射的研究理论被行为主义学派所吸收,并成为制约行为主义的最根本原则之一。巴甫洛夫的动物实验性神经症的模型以及早期行为主义者华生等人的儿童强迫性恐怖症的模型都是行为治疗的理论与实践的典范。当时已有很多人试图用以解释人的行为和精神异常现象,并对此做了矫正和治疗的尝试。但由于当时弗洛伊德的精神分析治疗占据着统治地位,因而行为治疗还无法作为一种心理治疗流域中独立的体系和方法被推广和传播开来。

直到20世纪50年代,新行为主义者斯金纳提出了操作条件反射原理,并尝试应用于医疗实践。接着,英国著名临床心理学家艾森克也结合临床实践提出行为学习过程的新理论。特别是著名精神病学家沃尔普把行为治疗技术系统地应用到临床实践以后,极大地推动了行为治疗的进一步发展。到20世纪60年代,随着现代科学的进步,行为疗法与某些现代尖端科学技术结合了起来。生物反馈治疗技术的出现就是一个证明。到20世纪70年代,行为治疗被誉为心理治疗领域的第二大势力,大大超过精神分析治疗,占据了压倒的优势地位。

目前在行为治疗学派内部出现了4个不同派别:第一派把行为治疗仍看作是经典的学习理论(条件作用理论)的应用;第二派为认知学派,他们强调认知和情感等因素在问题行为产生与改变中的调节作用,反映了认知心理学、社会学习理论和社会心理学对行为治疗的影响;第三派为技术或方法上的折中主义者,他们主张采用多渠道的治疗方法;第四派为主张采用"实验——临床法"的行为治疗者,强调必须用实际的临床患者作受试者进行实验研究检验各种理论和评价各种疗法的效果,而不是只根据正常人的行为实验结果指导临床患者的治疗。4 种不同派别中第一派和第二派代表着行为治疗者的两种主要的理论倾向,而第三派和第四派主要是方法上的。

(二)行为疗法的理论基础

行为治疗与精神分析不同,从一开始它就是植根于实验的发现中的。行为治疗的基本理论主要来自于行为主义的学习原理,主要包括以下 3 个部分:经典的条件反射原理、操作条件作用原理和社会学习的原理。其理论及治疗方面的主要代表人物,早期有巴甫洛夫、华生和斯金纳,后来有沃尔普、艾森克和班杜拉等。

1. 行为疗法的经典条件反射原理 提到经典的条件反射必然会首先提到巴甫洛夫。他在实验室中研究狗的消化过程时,无意中发现了应答性条件反射,即经典的条件反射。他注意到,狗不仅仅是在看见食物时流唾液,而且在与食物出现有关的任何其他刺激物单独出现时也流唾液。为了证实这一点,巴甫洛夫进一步实验,在给狗食物的同时又给狗一个节拍器的声音刺激,食物和节拍器声音结合几次之后,狗一听到节拍器声音(未给食物)就会有唾液流出。他发现狗对无条件刺激物——食物的反应能通过无条件的刺激物与中性刺激物(节拍器声音)的结合,使狗对中性刺激物也产生相同于对无条件刺激物的反应,也就是说,形成了条件反射。此时中性刺激可称之为条件刺激。进一步又发现,几乎任何的先天性反应如眨眼等都可与任何刺激如声音、颜色、口令等建立起一种条件反射。但若条件刺激多次出现,而没有无条件刺激的强化,这个条件反射也可以消失。

华生也很早就利用应答性条件反射进行实验,他曾使一个本来喜欢动物的 11 个月男孩对白鼠产生恐惧的反应。其做法是每当这个男孩伸手要去触摸白鼠时,实验者就在他背后猛击铁棒。经这样几次的结合之后,每当白鼠出现,这个男孩就会哭闹,出现紊乱的表现。此后又进一步发现这个男孩的这种反应又泛化到了其他白色有毛的动物身上,本来他并不害怕的对象如兔子、狗、有毛的玩具等现在也发生了恐惧或消极的反应。

从上面的情况看,经典的条件反射原理有这样几个基本现象。其一是条件反射的形成和建立,这是条件刺激取代无条件刺激,形成特定的刺激——反应关系获得过程;其二是泛化,这是人或动物把学习得到的经验扩展运用到其他类似的情境中去的倾向;其三是消退,这是指条件反射建立之后,不再需要无条件刺激(如食物),仅由条件刺激物(如声音)就可引起条件反应(狗流唾液),但继续给予条件刺激物时,条件反应的强度就会逐渐下降,直至不再出现条件反应,这时消退便产生了。

2. 行为疗法的操作条件作用原理 正当巴甫洛夫在进行其早期的经典条件反射的研究工作时,美国的心理学家桑代克正以另一种不同的途径进行实验。他把猫关在迷箱之中,它们可借助于拉绳圈、推动杠杆、转动撤钮而逃出来。关在迷箱中的猫一开始挤栅门,抓、咬放在迷箱里的东西,把爪子伸出来等,进行了多种尝试以逃出迷箱。最后偶然发现了打开迷箱的机关(如通过拉绳圈打开了迷箱的门)。以后猫的错误行为渐渐减少,只有成功的反应保存了下来。动物就这样通过"尝试与错误以及偶然的成功",学会了如何逃出迷箱。

桑代克由这些资料开始进行研究,后来提出了著名的效果律,即一种行为过程的发生次数受该行为的后果的影响而改变。效果律所反映的是人或动物保持或消除先前反应与效果之间的关系。一种行为之后出现了好的效果,这种行为就趋向于保持下来;如果效果不好,则趋向于被消除。这也就是斯金纳等人称之为强化的一种关系。

斯金纳也做过许多实验研究。他研制出一种现在被称之为"斯金纳箱"的实验仪器。他的一个实验是这样进行的:在斯金纳箱上有个小圆窗,当小窗上有某种特殊的光出现时,鸽子去啄它就可使一丸食物送到食盘中,鸽子先是围箱乱转,胡乱地啄这啄那,最后碰巧啄到了有光的小窗,自动的装置使食盘中出现了食物。这种对于适当反应的奖励就是强化。以后鸽子就更倾向于啄小窗而不去啄别的东西,但当窗子是暗的时候,食物是不会出现的。多次尝试之后,鸽子进一步学会了只在这个窗子有光时进行反应。如果以后这种行为不再被强化,它最终也就会停止啄小窗的行为了。在这里,经典条件反应的基本现象还是存在的,如泛化(对窗子的反应,不管有光无光也去啄)、消退(强化停止,特定行为不再出现)等。

在上述的例子中,猫学会拉绳圈而逃出迷箱、鸽子学会啄小窗以得到食物,都是操作性条件反射的例子。操作性条件反射又叫工具性条件反射,这种反射与经典的条件反射不同。在操作性条件反射形成的过程中,人或动物必须寻找一个适宜的反应(如鸽子啄小窗)。而且在操作性条件反射中,这个习得的反应可以带来某种结果(如啄有光的小窗以得到食物),在经典的条件反射中,并没有这样的效果出现(如唾液的分泌不会导致食物的出现)。这种条件反射之所以被称之为"操作性的"正是强调了其操作行为会导致某种结果的产生。

斯金纳特别强调环境对行为的塑造和行为的持续作用。认为行为既可作用于环境以产生某种结果,又受控于环境中偶然出现的结果。任何一个有机体与环境的交互作用都必然包含下列3个元素:①反应的偶然性;②反应本身;③强化性的结果。使这三者结合在一起的是偶然性的强化。

对于"强化"一词,人们感到非常难于定义。人们做了许多实验,力于探讨强化的作用。实验的结果是把强化分为积极的(或正性的)强化和消极的(或负性的)强化两种。积极的强化是使有机体希望得到某些东西的反应增加的强化。如一丸食物对于一只饥饿的鸽子、一块糖对于一个乖孩子,都是积极的强化物。这使得他们开始更多地去做在给他们这种奖励之前他们正在做的那些事情。消极的强化则有所不同,是使有机体努力除去某些东西的事件。如白鼠学会按压一个杠杆而使对它正进行的电击停下来。这样做可以使得对有机体有害的刺激停下来。当这一反应学会之后,为消除有害刺激的出现,有机体学会了更多地做出使有害刺激去除或停止之前他们所做的反应。斯金纳认为撤掉正性的强化物,其作用和呈现一个负性的强化物的作用是相同的,但他不认为惩罚可定义为负性的强化物。这一点和后来的一些行为治疗家们的观点是不同的。

对于强化的时间和方式,斯金纳也做了实验研究。他发现强化可分为全部强化和部分强化。第一种强化是指持续地、稳定地在某一时间阶段中,强化被试的反应,即百分之百地强化。后一种强化则不同,对被试的反应只给予部分强化,即强化少于百分之百。实验发现,部分强化学习过程较慢,但某个反应一经学会之后不易消退。而全部强化学会的反应易于消退。部分强化的情况主要有下列3种:①被试每做出一定次数的反应之后就给一次强化,如鸽子每做 10 次啄小窗的反应就给一次食物;②每隔一定时间给一次强化,如每 10 min 强化一次,不管这段时间内被试的反应次数多少;③强化所要求的反应次数(或时间长短)在一个实验中可以是恒定的,也可以是变化的,而当其是变化的时候,这种变化既可以是有规律的变化,也可以是随机的变化。这些不同的强化方式现已被广泛应用于行为治疗之中。

斯金纳根据其在实验中所得的观点,认为包括心理疾病在内的大多数行为都是习得的。因此,心理咨询和治疗就是要以改变对求治者起作用的强化物的方式来改变其行为。

3.行为疗法的社会学习原理 社会学习理论是 20 世纪 60 年代兴起的一种理论。它的创始人是美国新行为主义心理学家阿伯特·班杜拉。社会学习理论是阐明人怎样在社会环境中学习,从而形成和发展他的个性的理论。社会学习是个体为满足社会需要而掌握社会知识、经验和行为规范以及技能的过程。班杜拉将社会学习分为直接学习和观察学习两种形式。直接学习是个体对刺激做出反应并受到强化而完成的学习过程。其学习模式是刺激-反应-强化,离开学习者本身对刺激的反应及其所受到的强化,学习就不能产生;观察学习是指个体通过观察榜样在处理刺激时的反应及其受到的强化而完成学习的过程。如果人们只通过第一种方式进行学习,那是非常缓慢而费力的,有时还要付出很大代价。幸好,人类可以通过观察榜样进行学习,实际上人类的大部分行为是通过观察学习而获得的。正因为人类具有观察学习的能力,所以人们才能不依靠尝试错误一点一点地掌握复杂的行为,而很快地学到大量的复杂的行为模式。由此可以看出,观察学习在人类学习中占有十分重要的地位,尤其在青少年儿童的学习中,观察学习的地位就更为重要。因此,班杜拉对观察学习进行了比较系统的研究,积累了较丰富的实证资料。他的社会学习理论是以观察学习为核心而建立的。

4.贝克、雷米的认知理论 传统的行为主义只注重刺激与反应之间的关系,其代表公式为 S-R,后来的行为主义学家认识到,人的行为不仅取决于刺激与反应之间的外部因素,也取决于主体的认知因素。因此认知行为学派提出了新的行为主义治疗公式:S-C-R,其中 C 代表意识、经验等因素。首先是感觉,即通过眼、耳、鼻、舌、身等感觉器官,把各种信息传递到大脑,这些信息通过与脑中贮存的以往的经验、观念以及人格因素相结合,使主体对所感觉到的信息和事件做出判断、评价或推理、解释,最后得出结论。这是一个对自己、他人以及周围世界做出评价和解释的过程。从这一过程中产生的种种观念,是导致人的情绪和行为产生的直接原因。

在认知行为治疗理论中,雷米的改变患者错误观念,达到"领悟"的理论很有影响。"领悟"包括认识和情绪两方面,领悟不仅是认识上完成转变,也必须是情绪上以一种新的方式去对外界做出体验。在领悟的基础上,通过行为训练,使患者的认知、情感和行为达到新的协调和一致。

(三)行为疗法的常用治疗方法

1.系统脱敏疗法 系统脱敏疗法又称交互抑制法,这一方法于 20 世 50 年代由精神病学家沃尔普所创。它是整个行为疗法最早被系统应用的方法之一。这种方法主要是诱导求治者缓慢地暴露出导致神经症焦虑的情境,并通过心理的放松状态来对抗这种焦虑情绪,从而达到消除神经症的目的。其基本原理是,人和动物的肌肉放松状态与焦虑情绪状态是一对抗过程,一种状态的出现会对另一种状态起抑制作用。系统脱敏法一般包括3个步骤。一是排列出焦虑的等级层次表,即找出使求治者感到焦虑的事件,并用0~100表示出对每一事件感到焦虑的主观程度。其中,0为心情平静,25为轻度焦虑,50为中度焦虑,75为高度焦虑,100为极度焦虑。然后将标出的焦虑事件按等级程度由弱到强依次排列。二是进行放松训练,以全身肌肉能迅速进入松弛状态为合格,一般要练习6~10次,每次需时30 min,每天12次。三是进入系统脱敏过程,进行焦虑反应与肌肉放松技术的结合训练。系统脱敏可分为想象系统脱敏和现实系统脱敏。想象系统脱敏的过程即让求治者处于全身肌肉放松状态下,由施治者口头描述,让求治者进行想象,从最低层开始,想象30 s,停止想象时报告此时感到主观焦虑的等级分数,以不感到紧张害怕为止,再进入下一个层次,如此渐进直到通过最后一个层次。系统脱敏法在临床上多用于治疗恐怖症、强迫性神经症以及某些适应不良性行为。

2.厌恶疗法　厌恶疗法是将欲戒除的症状(或目标行为)与某种不愉快的或厌恶性的刺激结合起来,当症状出现的时候,立即出现一种强烈的厌恶刺激,如电击,从而达到减少或消除症状的目的。这一疗法也是行为治疗中最早和最广泛地被应用的方法之一。其基本原理是,将求治者的不良行为与某些不愉快的、令人厌恶的刺激相结合,形成一个新的条件反射,用来对抗原有的不良行为,进而最终消除这种不良行为。常用的厌恶性刺激有物理刺激(如电击、橡皮圈弹痛等)、化学刺激(如呕吐剂等)和想象中的厌恶性刺激(如口述某些厌恶情境,然后与想象中的刺激联系在一起)。在进行心理治疗时,厌恶性刺激应该达到足够的强度,通过刺激能使求治者产生痛苦或厌恶反应,直到不良行为消失为止。厌恶疗法在临床上多用于戒除吸烟、吸毒、酗酒、各种性行为异常和某些适应不良性行为,也可以用于治疗某些强迫症。

3.行为塑造法　这是根据斯金纳的操作条件反射原理设计出来的,目的在于通过强化(即奖励)而造成某种期望出现的良好行为的一项行为治疗技术。一般采用逐步进级的作业,并在完成作业时按情况给予奖励(即强化),以促使增加出现期望获得的良好行为的次数。有人认为最有效的强化因子(即奖励方法)之一是行为记录表,即要求求治者把自己每小时所取得的进展正确地记录下来,并画成图表。这样做本身就是对行为改善的一种强大推动力。根据图表所示的进展,施治者还可应用其他强化因子,当作业成绩超过一定的指标时即给予表扬或奖励。此外,还可采用让求治者得到喜爱的食物或娱乐等办法,通过这种方式来塑造新的行为,以取代旧的、异常的行为。为了使治疗效果得以保持和巩固,在应用这一治疗方法时,需要特别注意如何帮助求治者把在特定治疗情境中学会的行为转换到家庭或工作的日常生活现实环境中来。此法的适用范围包括孤独症儿童说话,改善或消除恐怖症、神经性厌食症、肥胖症及其他神经症的行为;也可以用来改善或促进精神分裂症患者的社交和工作的行为;在社会教育中,可用于对低能者的训练以及用于治疗某些性功能障碍等。

4.暴露疗法　也叫满灌疗法、冲击疗法。这是一种主要用于治疗恐怖症的行为治疗技术。其治疗原则是让求治者较长时间地进入自己最恐惧或焦虑的情境之中,给他一个强烈的冲击,同时不允许其采取堵耳、闭眼等逃避行为。其基本原理:快速、充分地向求治者呈现他害怕的刺激,实际体验后他感到并不是那么害怕,恐惧感就会慢慢消除。刺激的出现要坚持到求治者对此刺激习以为常为止。采用暴露疗法应事先将治疗方式同求治者讲清,征得其同意后方可进行。暴露疗法适合于对有焦虑和恐惧倾向的求治者使用。具体运用时,要考虑求治者的文化程度、受暗示程度、导致心理问题的原因和身体状态等多种因素。对体质虚弱、有心脏病、承受能力差的要慎用这种方法。

5. 放松疗法 又称松弛反应训练,这是一种通过自我调整训练,由身体放松进而导致整个身心放松,以对抗由于心理应激而引起交感神经兴奋的紧张反应,从而达到消除紧张和强身祛病目的的行为训练技术。一般的松弛反应训练方法,使用较多的是雅可布松所首创的渐进性松弛法。此法可使求治者学会交替收缩或放松自己的骨骼肌群,同时能体验到自身肌肉的紧张和松弛的程度以及有意识地去感受四肢和躯体的松紧、轻重和冷暖的程度,从而取得松弛的效果。我国的气功、印度的瑜伽和日本的坐禅等都能起到类似的作用。一般认为,不论何种松弛反应训练技术,只要产生松弛反应都必须包含4种成分:①安静的环境;②被动、舒适的姿势;③心情平静,肌肉放松;④精神内守(一般通过重复默念一种声音,一个词或一个短句来实现)。

据国内外的实验研究证实,松弛反应训练能产生如下的生理效应:交感神经系统活动降低,耗氧量降低,心率、呼吸率减慢,收缩压下降,脑电波多呈 α 波等。因此,一般说来,能产生松弛反应的疗法,都能对抗紧张和焦虑。放松疗法由于简便易行,还可以自我训练,故它不仅是系统脱敏法的一个重要环节,而且与生物反馈仪并用可收到生物反馈治疗单独进行时所达不到的效果。对于高血压、失眠、头痛、心律失常以及各种由于心理应激(紧张)所造成的疾患都有良好的疗效。今天,各种松弛反应训练技术在世界各国已广泛地成为人们用以增强体质,预防和治疗疾病,特别是慢性病的一种有效方法。而且还广泛地运用于体育竞赛、文艺表演以及一切可能产生紧张、焦虑的情境,以对抗紧张和焦虑,从而保持和发挥良好的竞赛和表演效果。

6. 生物反馈疗法 是一种借助于电子仪器,让人们能够知道自己身体内部正在发生变化的行为矫治技术。生物反馈治疗有助于求治者调整和控制自己的心率、血压、胃肠蠕动、肌紧张程度、汗腺活动和脑电波等几乎包括所有的身体功能的活动情况,从而改善机体内部各个器官系统的功能状态,矫正对应激的不适宜反应,达到防治疾病的目的。

生物反馈是在 20 世纪 60 年代开始由美国心理学家米勒创立的。传统的观念认为,内脏和腺体等平滑肌(不随意肌)受自主神经支配,是不能随意控制的,而生物反馈技术第一次打破了这一观念,用科学事实证明,通过特殊的学习和训练,人也可以学会随意地控制自己的心脏、血管、胃肠、肾脏和各种腺体等内脏器官的活动。临床实践证明,生物反馈确实是一种行之有效的行为治疗技术。生物反馈和松弛反应训练相结合,可以使人更快、更有效地通过训练学会使用松弛反应来对抗并消除一般的心理、情绪应激症状;同时在临床上,已被广泛地应用于治疗各科心身疾病、神经症和某些精神病。

(四)行为疗法的适应证

行为疗法从一开始就植根于实验的发现之中,它的理论基础主要来自于行为主义的学习原理;即经典性条件反射原理、操作性条件作用原理和模仿学习原理。其适应证主要为:

1. 神经症,首先是恐怖症,其次是强迫症和焦虑症等。

2.其他获得性适应不良性习惯,包括职业性肌肉痉挛、抽动症、口吃、拔毛、拔甲、咬手指(甲)、遗尿症、暴露发作等。

3.药物依赖,包括嗜食性肥胖症、神经性厌食、烟酒依赖及毒品成瘾等。

4.阳痿、早泄、阴道痉挛与性乐缺乏、手淫等。

5.人格障碍的适应不良性行为,包括恋物癖、窥阴癖、露阴癖、异装癖等。

6.考试综合征、学习障碍、网络成瘾等。

7.心身疾病,如高血压、心律不齐、慢性便秘等。

8.精神分裂症等患者的获得性适应不良行为。

9.精神发育不全的行为问题。

三、来访者中心疗法

来访者中心疗法由美国心理学家罗杰斯(Rogers C,1902—1987年)于20世纪40年代创立,强调调动来访者的主观能动性,发掘其潜能,不主张给予疾病诊断,治疗则更多的是采取倾听、接纳与理解,即以来访者为中心或围绕来访者的心理治疗。1974年,罗杰斯又提出将此疗法进一步延伸,改称为人本疗法,更强调以人为本,而非来访者,进一步突出求治者为正常人、为心理发展过程中潜能未尽发挥或暴露的阶段性遭遇或问题,治疗本身就是指导求治者认识和了解自我、发挥潜能。以人为中心疗法被称为是心理治疗理论的"第三种势力"(第一种势力——经典精神分析;第二种势力——行为主义)。

(一)来访者中心疗法的诞生

人本主义心理疗法是20世纪60年代兴起的一种新型心理疗法,其指导思想是,第二次世界大战后在美国出现的人本主义心理学。这个疗法不是由某个学派的杰出领袖所创的,而是由一些具有相同观点的人实践得来的,其中有来访者中心疗法、存在主义疗法、完形疗法等。在各派人本主义疗法中,以罗杰斯开创的来访者中心疗法影响最大,是人本主义疗法中的一个主要代表。来访者中心疗法认为,任何人在正常情况下都有着积极的、奋发向上的、自我肯定的无限的成长潜力。如果人的自身体验受到闭塞,或者自身体验的一致性丧失、被压抑、发生冲突,使人的成长潜力受到削弱或阻碍,就会表现为心理病态和适应困难。如果创造一个良好的环境使他能够和别人正常交往、沟通,便可以发挥他的潜力,改变其适应不良行为。

来访者中心疗法的倡导者和创始人是卡尔·罗杰斯,他1902年出生于一个农民家庭,早年攻读过农业、生物、物理和神学,后又学习了心理学,接触了行为主义的理论并接受了弗洛伊德学派的精神分析训练,他作为心理治疗专家曾在一个儿童行为指导中心工作了12年。早在1939年,他就提出了一个不同寻常的设想:"假如我不去考虑表现自己的聪明才智,那么我觉得依靠来访者来完成这个治疗过程更好……来访者了解自己的问题,了解应向什么方向努力,了解什么问题最重要,了解自己隐藏着什么体验。"他在心理治疗实践中总结出自己的经验,于1942年出版了《咨询与心理治疗》一书,提出了自己新的心理治疗观,1951年,他又出版了《来访者中心治疗》一书,为来访者中心疗法奠定了理论基础。

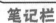

笔记栏

（二）来访者中心疗法的理论基础

1.罗杰斯的人性理论

（1）人的主观性　罗杰斯认为："人基本上是生活在他个人的和主观的世界之中的，即使他在科学领域、数学领域或其他相似的领域中，具有最客观的功能，这也是他的主观目的和主观选择的结果。"在这里，他强调了人的主观性，这是在咨询与治疗过程中要注意的一个基本特性。人所得到的感觉是他自身对真实世界感知、翻译的结果。来访者作为一个人也有自己的主观的目的和选择，这也是导致来访者中心一词出现的原因。

罗杰斯认为当一个人发怒的时候，总是有所怒而发，绝不是受到肾上腺素的影响；当他爱的时候，也总是有所爱而爱，并非盲目地趋向某一客体。一个人总是朝着自我选择的方向行进。因为他是能思考、能感觉、能体验的一个人，他总是要实现自己的需要。

由于罗杰斯相信每个人都有其对现实的独特的主观认识，所以他进一步认为人们的内心是反对那种认为只能以单一的方式看待真实世界的观点的。因此，来访者中心疗法强调了人的主观性的特性，为每个来访者保存了他们的主观世界存在的余地。

（2）人的实现的倾向　实现的倾向是一种基本的动机性驱动力，它的实现是一个积极主动的过程，不但在人身上，而且在一切有机体身上都表现出先天的、发展自己各种能力的倾向性。在这一过程中，有机体不但要维持自己，而且要不断地增长和繁衍自己。这种实现的倾向操纵着一切有机体，并可以作为区分一个有机体是有生命的还是无生命的鉴别标准。

罗杰斯在其早期的著作中就认为人类有一种成长与发展的天性，心理咨询与治疗应趋向于此种人类的天性。以后，他更加坚信人类的发展是朝着自我实现的方向迈进的，具有实现的倾向。他从其对个体和小组治疗的经验中得到这样的启示："人类给予人印象最为深刻的事实似乎就是其有方向性的那种倾向性，倾向于朝着完美，朝着实现各种潜能的方向发展。"基于他的这种观点，他所倡导的来访者中心疗法的基本原理就是使来访者向着自我调整、自我成长和逐步摆脱外部力量的控制的方向迈进。

实现的倾向被看作是一种积极的倾向，它假定人具有引导、调整、控制自己的能力。以人为中心的疗法有一种不变的诊断，即认为所有心理问题及困扰均是由于这种实现的倾向的阻滞所造成的。因此，咨询或治疗就是要排除这种障碍以重新确立起良好的动机驱力。不过，对于人来说似乎存在着两种动机系统，即其机体的实现倾向和其有意识的自我的实现倾向。随着自我概念的发展，实现的倾向更多地被用于表达自我概念的实现，而这种实现的倾向既可能与有机体的实现倾向相似，也可能与之不同。

罗杰斯的关于实现的倾向的观点受到马斯洛的动机与需要的理论以及自我实现的理论的影响，亦受到安雅尔等人的影响。

（3）对人的其他看法　罗杰斯认为，人基本上是诚实的、善良的、可以信赖的。这些特性与生俱来，而某些"恶"的特性则是由于防御的结果而并非出自本性。而且，他认为每个人都可以做出自己的决定，每个人都有着自我实现的倾向。若能有一个适宜的环境，一个人将有能力指导自己，调整自己的行为，控制自己的行动，从而达到良好的主观选择与适应。这也是以人为中心的治疗对人的看法的要点之一。

2. 心理冲突的根源

(1) 罗杰斯的"自我"概念　自我概念主要是指来访者如何看待自己,是对自己总体的知觉和认识,是自我知觉和自我评价的统一体。包括对自己身份的界定、对自我能力的认识、对自己的人际关系及自己与环境关系的认识等。罗杰斯提出,每个人都有两个自我:现实自我与理想自我。其中前者是个人在现实生活中获得的真实感觉,而后者则是个人对"应当是"或"必须是"等的理想状态。而只有当现实自我和理想自我达到结合的时候,人才能达到真正的自我实现。

(2) 自我的形成　自我概念形成于个体的幼年时期(2～3岁),在社会化的过程中,社会的价值观念通过成人传递给儿童,形成"理想自我"。在此过程中,如果儿童得到的是关怀、尊重、爱抚等积极的关注,对自我(现实自我)就会持积极肯定的态度,自我就会健康成长。现实生活中,成人对儿童的关注常有附带条件,即只对符合成人价值观念的给予肯定,不符合的给予斥责。这种附带条件被罗杰斯称为价值条件。价值条件被逐渐内化,成为儿童的行为准则,儿童迫于价值条件往往会优先迎合他人的评价而拒绝对自身经验(愿望和体验)的评价,于是与真实的自我渐渐疏远,自我的不协调状态就会出现。

(3) "现实自我"与"理想自我"的冲突是心理异常的原因　自我冲突是由于外界环境不良,如不被接纳,或一味地迎合他人的需要忽视自己的感受而导致理想自我与现实自我的冲突,从而陷入困惑,产生憎恨、恼怒、焦虑、失望、悲痛等不健康心理。

自我概念和经验、体验的不一致:当经验或体验被准确地言语化,并被结合进自我概念之中时,就可以认为自我概念和经验、体验是一致的,或者说自我概念与有机体的自我是协调一致的。而当经验或体验遭到否认或歪曲时,自我概念与经验或体验就不一致了。这种不一致既可在经验或体验是积极的情况下产生,也可在它是消极的情况下产生。在治疗过程中,来访者大多具有很低的自我概念,经常否认和歪曲来自外部的积极的信息反馈,也常抑制来自其自身的积极的情感。

潜识、防御和焦虑:罗杰斯用潜识或前知觉的概念来解释与实现的倾向有关的自身感觉及本体体验被否认或被歪曲的机制。潜识包括对经验或体验的过滤机制,它会消除或改造矛盾的经验或体验以及对个体有威胁的经验或体验。因此,有机体在不用牵涉到意识或知觉的更高一级的神经中枢的情况下,就可以辨别经验或体验的意义了。潜识的过程就是自我概念的防御机制,用以对那些可能对个体现有的自我概念及其构成具有威胁的经验、体验做出反应。焦虑是一种紧张状态,是有机体对潜识中自我概念和经验、体验的矛盾的反应。当这种矛盾或不一致有可能进入知觉或意识,并可能因此而迫使当前主要的自我概念产生变化时,焦虑就会因此而生。

崩溃和紊乱状态:简单的问题也有可能导致严重的失调。适应程度低的人的自我概念常常阻碍了他自身的感觉和对本体体验的准确知觉。在这样的情况下,一旦突然出现某种特别重要的经验、体验或在某一领域中出现非常明显的不协调的情况,防御过程就可能失灵,不能成功地控制局面。这样,不仅因其自我概念受到某种程度的威胁而产生焦虑,而且由于防御过程失败,这种经验或体验就可能言语化而被意识到。此时个体就不得不面对着那些他所否认的经验或体验,而这些东西又超出了他所能把握的范围。其结果就出现了紊乱的状态,甚至于可能出现精神崩溃的情况。罗杰斯提到,当个体寻求"治疗"时,精神崩溃就已发生了。而一旦出现了精神崩溃的现象,防御过程就开始起保护个体免受由不一致的知觉带来的痛楚和焦虑的干扰作用了。

(三)常用的来访者中心疗法

按照罗杰斯的观点,心理治疗是一种过程而不是一套技术,心理治疗只是"能促进他人学习"。来访者中心疗法相信个体实现倾向的巨大推动力和个体积极成长的力量,也相信求治者有能力引导、调整和控制自己,发现自己自我概念中的偏离和价值条件的不真实性,不断抛弃不真实的价值条件,使自我概念适应新的经验。

来访者中心疗法旨在向求治者提供重新开始成长过程的新经验,施治者努力提供一种人际关系,这种关系不是做作的,也不是表面的,施治者努力在这种关系中表达下述 3 种态度。

1.无条件积极尊重与接纳　这是施治者应具有的一种最基本的态度,是指施治者不加任何附带条件地接受和赞同、赞许求治者。不论求治者的情绪和思想多么混乱和不合理,施治者始终对其表示关注和理解,使求治者逐渐学会以同样的态度对待自己,使求治者否认、歪曲的经验逐渐减少,更趋于认同和体验自己的即时情感和经验。无条件积极尊重与接纳需要施治者把求治者作为一个"人"加以关注,并按求治者本来的样子加以接受。

"无条件"是对求治者不加批判地接受,避免对求治者做任何评价,不给予任何诊断标签,只把求治者作为一个"人"加以尊重,接受其情感和行为。"积极"是指施治者对求治者自己解决问题的能力表示信任。施治者不以专家自居、不教育、指责、不劝告求治者,不代替求治者做决定,不替求治者承担责任。"尊重"是对求治者关心,不试图代替、控制求治者,而是通过认真倾听、耐心和热情来表达对求治者积极关注的情感。

2.通情达理或设身处地的理解　通情就是要求施治者站在求治者的角度考虑问题,按求治者看待世界的方式理解其行为,以积极倾听、情绪反应和内容反应来表达对患者的理解。通情的目的是使求治者感到自己被接纳和理解,并促进其自我表达和自我探索。

3.真诚、和谐　真诚、和谐是指施治者以"真正的我"出现,不加伪装,不把自己隐藏在专业角色的后面,不带假面具,而是表里如一、真诚自然地以真正的自我出现在求治者的面前并让求治者感受到。如此,施治者内心深处所体验的、现在所意识到的,以及对求治者所表达的三者间达到了紧密的匹配或和谐。

(四)来访者中心疗法的适应证

来访者中心疗法主要适用于正常人群的心理治疗,如正常人在生活中遇到难以应对的心理社会压力而出现了自卑、自责、抑郁、焦虑、失眠、过食和肥胖、酗酒、口吃等心理行为问题。

四、认知疗法

认知疗法是根据认知过程影响情感和行为的理论假设,通过认知训练和指导改变求治者的不良认知,从而达到改善和矫正不良的情绪和行为,以便促进个体对社会的适应。认知疗法的基本观点是:认知过程及其导致的错误观念是行为和情感的中介,适应不良行为和情感与适应不良认知有关。

（一）认知疗法的诞生

认知疗法是20世纪60~70年代在美国心理治疗领域中发展起来的一种新的理论和技术。自从心理学从哲学范畴中独立出来，心理学的理论也有了飞速的发展，先后经历了精神分析和行为主义心理学占统治地位的时期；而到了20世纪60~70年代，人本主义心理学和认知心理学的兴起则是继精神分析和行为主义之后的第三股势力。认知疗法作为一种系统的心理咨询的理论和技术正是在这种背景下发展起来的。因此，它和人本主义心理学及认知心理学在理论上有着密切的联系。认知行为疗法是一组通过改变思维和行为的方法来改变不良认知，达到消除不良情绪和行为的短程的心理治疗方法。其中有代表性的是阿尔波特·艾利斯的合理情绪行为疗法、阿伦·贝克和雷米的认知疗法以及梅肯鲍姆的认知行为疗法。艾利斯的合理情绪疗法为认知疗法作为一门系统科学的疗法奠定了一定的基础，20世纪70年代认知疗法由贝克正式建立，所以贝克是认知疗法的创始人，他以众多的实验研究验证了认知疗法的有效性，并且让这种疗法具有了可操作性。

（二）认知疗法的理论基础

1. 认知影响行为　由于文化、知识水平及周围环境背景的差异，人们对问题往往有不同的理解和认知。所谓认知一般是指认识活动或认识过程，包括信念和信念体系、思维和想象。具体来说，"认知"是指一个人对一件事或某对象的认识和看法，对自己的看法、对人的想法、对环境的认识和对事情的见解等。认知疗法强调一个人的非适应性或非功能性心理与行为，常常是因为不正确的认知而不是适应不良的行为。正如认知疗法的主要代表人物贝克所说："适应不良的行为与情绪，都源于适应不良的认知，因此，行为矫正疗法不如认知疗法。"认知疗法认为人的情绪来自人对所遭遇的事情的信念、评价、解释或哲学观点，而非来自事情本身。情绪和行为受制于认知，认知是人心理活动的决定因素，认知疗法就是通过改变人的认知过程和由这一过程中所产生的观念来纠正本人的适应不良的情绪或行为。治疗的目标不仅仅是针对行为、情绪这些外在表现，而且分析患者的思维活动和应付现实的策略，找出错误的认知加以纠正。

2. 治疗的关键在于重构认知　认知疗法的主要着眼点放在患者非功能性的认知问题上，试图通过改变患者对己、对人或对事的看法与态度来改变其所呈现的心理问题。由于文化、知识水平及周围环境背景的差异，人们对问题往往有不同的理解和认知。认知疗法常采用认知重建、心理应付、问题解决等技术进行心理辅导和治疗，其中认知重建最为关键。艾利斯认为，经历某一事件的个体对此事件的解释与评价、认知与信念，是其产生情绪和行为的根源，不合理的认知和信念引起不良的情绪和行为反应，只有通过疏导谈论来改变和重建不合理的认知与信念，才能达到治疗目的。贝克也指出，心理困难和障碍的根源来自于异常或歪曲的思维方式，通过发现、挖掘这些思维方式，加以分析、批判，再代之以合理的、现实的思维方式，就可以解除患者的痛苦，使之更好地适应环境。

梅钦伯姆认为，人的行为和情绪由自我指令性语言控制，而自我指令性语言在儿童时代就已经内化，虽在成人期意识不到，但仍在控制人类的行为和情绪。如果自我指令性语言在形成过程中有误，则会产生情绪障碍和适应不良行为。因此，治疗包括学习新的自我指令、使用想象技术来解决问题等。贝克也指出，心理困难和障碍的根源来自于异常或歪曲的思维方式，通过发现、挖掘这些思维方式，加以分析、批判，再代之以合理的、现实的思维方式，就可以解除患者的痛苦，使之更好地适应环境。

（三）常见的认知疗法

1. 合理情绪疗法（rational emotive therapy，RET）　该理论是由美国临床心理学家阿尔伯特·艾利斯于 20 世纪 60 年代创立的一种心理治疗体系，他认为人有其固有本性，人的先天倾向中有积极的取向，也有消极的本性，换句话说人有趋向于成长和自我实现这样的内在倾向，同时也具有非理性的不利于生存和发展的生活态度倾向，而且艾利斯更强调后一种倾向，他认为正是这种非理性的生活态度，导致心理失调。

艾利斯将人常见的非理性信念归纳为以下几种：人应该得到所有人的喜爱和赞许；一个人就应该在各方面都能力十足；犯了错误，就一切都完了，应该受到惩罚；任何事情都要按自己意愿发展，否则就太糟了；情绪是由于外部事件决定的，自己无法控制；总是担心灾祸降临；逃避困难和责任比正视它们要容易得多；人要依靠他人，尤其要依靠强者；过去事件的影响是无法消除的；任何问题都应有一个圆满的正确答案；一个人应对别人的问题关注和负责。非理性思维（信念）的特征：一是绝对化，个体从自己的意愿出发，对某一事物怀有认为其必定会发生或不会发生的信念，常与必须、应该、绝对、肯定等联系在一起，如"我必须成功""他应该对我好"。二是过分概括化，以偏概全，以一当十，对自己对他人的不合理评价，要么一无是处，是废物、无能者，要么是完美的、没有缺陷的。三是糟糕至极，将挫折与困难扩大化，一件不幸的事发生就是一场灾难，认为世界到了末日。

艾利斯认为人的情绪来自人对所遭遇的事情的信念、评价、解释或哲学观点，而非来自事情本身。情绪和行为受制于认知，扭转了歪曲的认知，情绪和行为的困扰就会在很大程度上得到改善。艾利斯将以上观点概括称为 ABC 理论，A 代表诱发事件（activating events），B 代表信念（beliefs）是指人对 A 的信念、认知、评价或看法，C 代表结果即症状（consequences）。艾利斯认为并非诱发事件 A 直接引起症状 C，A 与 C 之间还有中介因素在起作用，这个中介因素是人对 A 的信念、认知、评价或看法，即是信念 B，艾利斯认为人极少能够纯粹客观地知觉经验 A，总是带着或根据大量的已有信念、期待、价值观、意愿、欲求、动机、偏好等来经验 A。因此，对 A 的经验总是主观的，因人而异的，同样的 A 在不同的人会引起不同的 C，主要是因为他们的信念有差别即 B 不同。换言之，事件本身的刺激情境并非引起情绪反应的直接原因，个人对刺激情境的认知解释和评价才是引起情绪反应的直接原因。

合理情绪疗法的工作程序如下。

（1）心理诊断阶段，明确求治者的 ABC　①识别非理性信念，弄清非理性信念与情绪困扰的关系；②确立对自己的不良情绪和行为负责的意识，促使其积极参与治疗过程；③改变不合理思维，放弃非理性信念；④学习合理信念，并内化为新的自我语言。

（2）领悟阶段　施治者需要帮助求治者达到 3 种领悟：①使他们认识到是信念引起了情绪及其行为结果，而不是诱发事件本身；②他们因此对自己的情绪和行为反应应负有责任；③只有改变了不合理信念，才能减轻或消除他们目前存在的各种症状。

（3）修通阶段　①与不合理信念辩论，常用方法有产婆术和黄金规则。②合理情绪想象技术。具体步骤可以分为以下 3 步：首先使求治者在想象中进入产生过不适当的情绪反应或自感最受不了的情境之中,让他体验在这种情境下的强烈情绪反应。然后帮助求治者改变这种不适当的情绪体验,并使他能体验到适度的情绪反应。这常常是通过改变求治者对自己情绪体验的不正确认识来进行的。最后,停止想象。让求治者讲述他是怎样想的,自己的情绪有哪些变化,是如何变化的,改变了哪些观念,学到了哪些观念。对求治者情绪和观念的积极转变,施治者应及时给予强化,以巩固他获得的新的情绪反应。③家庭作业:它实际上是施治者与求治者之间的辩论在一次治疗结束后的延伸,即让求治者自己与自己的不合理信念进行辩论,主要有两种形式,RET自助表(RET self-help form)和合理自我分析报告(rational self-analysis,RSA)。④其他方法:常用的有自我管理程序,这是根据操作条件反射的原理,要求求治者运用自我奖励和自我惩罚的方法来改变其不适应的行为方式。另一种方法被称为"停留于此",即鼓励求治者待在某个不希望的情境中,以对抗逃避行为和糟糕至极的想法。这些方法都可以以家庭作业的方式进行,目的是让求治者有机会冒险做新的尝试,并根据行为学习原理来改善不良的行为习惯,从而彻底改变求治者的不合理观念。除上面的方法,合理情绪疗法中的行为技术还包括放松训练、系统脱敏等。

(4)再教育阶段　施治者在这一阶段的主要任务是巩固前几个阶段的治疗所取得的效果,帮助求治者进一步摆脱原有的不合理信念及思维方式,使新的观念得以强化,从而使求治者在治疗结束之后仍能用学到的东西应对生活中遇到的问题,以便能更好地适应现实生活。

2.贝克和雷米的认知疗法　贝克的认知疗法在20世纪70年代创立。它的理论基础是贝克提出的情绪障碍认知理论。他认为,心理问题不一定都是由神秘的、不可抗拒的力量所产生的,相反,它可以从平常的事件中产生。他提出,每个人的情感和行为在很大程度上是由其自身认知外部世界、处世的方式或方法决定的,也就是说,一个人的想法决定了他的内心体验和反应。

贝克认知疗法的理论中有几个重要概念:共同感受、自动化思维及规则。所谓"共同感受"就是指人们用以解决日常生活问题的工具。它常以问题解决的形式出现,包括从外界获取信息,结合已有的经验,提出问题和假设,进行推理,得出结论并加以验证等一系列过程。这一过程实际上就是知觉和思维的过程。如果人们不能正确使用这一工具,对外界信息不能做出适当的解释与评价,就会使上述过程产生局限,造成认知歪曲,从而导致错误观念并最终引起不适应的行为。但是,人们使用共同感受这一工具时,常常因不加注意而忽略了上述认知过程。因此,许多判断、推理和思维显得是模糊、跳跃的,很像一些自动化的反应,这就是贝克理论中"自动化思维"的含义。这样,思维过程中一些错误观念也因个体不加注意而忽略了,并形成了固定的思维习惯而被保存下来,使个体自身对这些错误的认知观念不能加以反省和批判。这就需要施治者运用细致的分析技术,帮助求治者分辨并改正这种错误的、习惯化的认知过程。贝克还认为个体在认识现实世界的过程中遵循一定的"规则"。它们是个体在成长过程中所习得的社会认可的行为准则。个体依据它们评价过去,预期未来,并用它们来指导现在的行为。但是贝克进一步指出,如果个体不顾客观条件,过分按规则行事,也会使其行为不能与现实环境相协调,从而导致情绪困扰和不适应的行为。综上所述,贝克认为如果个体不能正确使用共同感受这一工具来处理日常生活中的问题,或是对自己的自动化思维中某些错误观念不能加以内省,或是过分按规则行事,无论哪种情况,都会造成认知歪曲,产生不良的情绪和不适应的行为问题。

贝克指出求治者的"自动想法"是一些个人化的观念,它们由一个特定刺激引发并可导致情绪反应。贝克坚信有情绪困难的人倾向于犯一种特有的"逻辑错误",即将客观现实向自我贬低的方向歪曲。认知疗法认为心理问题是源自一般过程的,如错误思维、在信息不足或错误信息的基础上进行的不正确推理,以及不能区分现实和想象。贝克指出了下列被称作认知歪曲的导致错误假设与误解的系统推理错误:①主观推断,指没有支持性的或相关的根据就做出结论,包括"灾难化"或在大部分情境中都想到最糟糕的情况和结果。②选择性概括,仅根据对一个事件某一方面细节的了解就形成结论。在这一过程中其他信息被忽略,并且整体背景的重要性也被忽视。这其中所包含的假设是那些与失败和剥夺有关的事件才是重要的。③过度概括,由一个偶然事件而得出一种极端信念并将之不适当地应用于不相似的事件或情境中。④夸大和缩小,用一种比实际上大或小的意义来感知一个事件或情境。⑤个性化,个体在没有根据的情况下将一些外部事件与自己联系起来的倾向。⑥贴标签和错贴标签,根据缺点和以前犯的错误来描述一个人和定义一个人的本质。⑦极端思维,用全或无、非白即黑的方式来思考和解释,或者按不影就是两个极端来对经验进行分类。

贝克(1976 年)认为,改变功能失调的情绪和行为的最直接方式就是修改不正确的及功能失调的思维。认知疗法师教给求治者如何通过一种评价过程来确认这些歪曲的和功能失调的认知。通过与治疗师合作共同努力,求治者学会把他们的想法和现实中发生的事件区分开来。他们了解到了认知对他们的情感和行为的影响,甚至对环境事件的影响。治疗师教给求治者识别、观察和监督自己的想法与假设,尤其是那些消极的自动想法。

贝克(1985 年)进一步提出了 5 种具体的认知疗法。

(1)识别自动性思维 由于这些思维已构成求治者思维习惯的一部分,多数求治者不能意识到在不良情绪反应以前会存在着这些思想。因此,在治疗过程中,治疗师首先要帮助求治者学会发掘和识别这些自动化的思维过程。更为具体的技术包括提问、指导求治者自我演示或模仿等。

(2)识别认知性错误 所谓认知性错误即指求治者在概念和抽象性上常犯的错误。典型的认知性错误有前面提到的几种,如任意的推断,过分概括化,"全或无"的思维等。这些错误相对于自动化思维更难于识别。因此,治疗师应听取并记录求治者诉说的自动性思想及不同的情境和问题,然后要求求治者归纳出一般规律,找出其共性。

(3)真实性验证 将求治者的自动性思维和错误观念视为一种假设,然后鼓励求治者在严格设计的行为模式或情境中对这一假设进行验证。通过这种方法,让求治者认识到他原有的观念是不符合实际的,并能自觉加以改变。这是认知疗法的核心。

(4)去中心化 很多求治者总感到自己是别人注意的中心,自己的一言一行、一举一动都会受到他人的品评。为此,他常常感到自己是无力、脆弱的。如果某个求治者认为自己的行为举止稍有改变,就会引起周围每个人的注意和非难,那么治疗师可以让他不像以前那样去与人交往,即在行为举止上稍有变化,然后要求他记录别人不良反应的次数,结果他发现很少有人注意他言行的变化。

(5)忧郁或焦虑水平的监控 多数抑郁和焦虑求治者往往认为他们的抑郁或焦

虑情绪会一直不变地持续下去,而实际上,这些情绪常常有一个开始、高峰和消退的过程。如果求治者能够对这一过程有所认识,那么他们就能比较容易地控制自身的情绪。所以,鼓励求治者对自己的忧郁或焦虑情绪加以自我监控,就可以使他们认识到这些情绪的波动特点,从而增强治疗信心。这也是认知疗法常用的方法。

此外,在实际治疗过程中,贝克还特别重视求治者的潜能。他强调,治疗师应注意引导求治者去充分调动和发挥自身内部潜在能力,对自己的认知过程进行反省,发现自己的问题并主动加以改变。因为贝克相信,求治者情绪和行为上的不适应是由于在某些特殊问题上错误地使用了共同感受这一工具,使其特定的认知方式与常人不协调,而不是其整个的认知系统都遭到破坏,在这些特定的问题之外,他们仍可能有正常的认知功能。因此,如何帮助求治者利用这些功能解决自己的问题,是治疗师的首要任务。贝克的这种观点对认知疗法也具有重要意义,这已经成为治疗的重要原则之一。

当求治者理解了那些不现实的消极想法是如何影响自己的之后,治疗师就开始训练他们用现实来检验这些自动想法,方法是检查和权衡支持与反对它们的证据。这一过程包括通过积极地与治疗师进行苏格拉底式的对话,以从经验上检验他们的信念,做家庭作业,收集与他们的假设有关的数据,坚持对活动进行记录及形成可供选择的不同解释。求治者会形成对于他们行为的假设并最终学会采用具体的问题解决和应对技能。通过这样一个引导发现的过程,求治者理解了思维和他们的行动与感觉方式之间的联系。

雷米的理论与贝克理论的基本前提都是一致的,即都认为导致不适应行为和情绪的根本原因是错误的认知过程和观念。但如果说贝克理论所关心的是错误的认知过程以及在这过程中所产生的错误观念,那么雷米理论则主要强调这些错误观念的存在状态,即这些观念是以什么样的顺序和方式表现出来并发生作用的。

在雷米的理论中,上述错误观念主要指个体对自我的不正确或不适当的评价,也就是指错误的自我概念。雷米认为,这些错误观念不是独立存在的,而是以群集的方式表现出来。每一个错误观念的群集都对应着某一类情绪障碍。例如,与抑郁情绪有关的群集有:"我过去、现在和将来都是没希望的","无论过去、现在、将来,我都是毫无价值的","我永远都是孤立无援的"或"我永远不会受人重视","我无法从事正常活动"等。可以看出,上述观念都有特定的存在方式,即每一种观念都有类似的句式。如果个体的基本错误观念不能根除,就无法改变那些不适应的情绪和行为。但是基本错误观念并不是在一开始就表现出来。这些观念往往隐藏得比较深而不容易被发现,只有解决了那些表层的或边缘的错误观念,才能逐步揭示出那些处于中心位置的基本错误观念。

因此,雷米提出,认知疗法的目的是要揭示并改变那些中心的、深层的错误观念,而治疗的手段则应从边缘、表层的错误观念入手,逐步靠近中心,挖掘深层并最终予以纠正。

3. 梅肯鲍姆的认知行为矫正技术　　纳德·梅肯鲍姆的认知行为矫正(cognitive behavioral modification,CBM)技术,关注的是求治者的自我言语表达的改变。梅肯鲍姆(1977年)认为一个人的自我陈述在很大程度上与别人的陈述一样能够影响个体的行为。CBM的一个基本前提是求治者必须注意自己是如何想的、感受的和行动的以及自己对别人的影响,这是行为改变的一个先决条件。要发生改变,求助者就需要打破行为的刻板定势,这样才能在不同的情境中评价自己的行为。

同 RET 和贝克的认知疗法一样,CBM 也假设痛苦的情绪通常来源于适应不良的想法。然而,在它们之间也存在区别。RET 在揭露和辩论不合理想法时更直接和更具有对抗性。梅肯鲍姆的自我指导训练则更多注意帮助求治者察觉他们的自我谈话。治疗过程包括教给求治者做自我陈述与训练他们矫正给自己的指导从而使他们能更有效地应对所遇到的问题。治疗师和求治者一起进行角色扮演,通过模仿求治者现实生活中的问题情境来练习自我指导和期望的行为。重要的是要获得对一些问题情境具有实践意义的应对技能,其中的一些问题包括强迫和攻击行为、考试恐惧和演讲恐惧。

在梅肯鲍姆(1977 年)的疗法中认知重组起着关键的作用。梅肯鲍姆认为认知结构是思维的组织方面,它似乎监督和指导着想法的选择。认知结构就像一个“执行处理者”,它“掌握着思维的蓝图”,决定什么时候继续、中断或改变思维。梅肯鲍姆(1977 年)提出“行为的改变是要经过一系列中介过程的,包括内部言语、认知结构与行为的相互作用以及随之而来的结果”。他区分了变化过程的 3 个阶段,在每一阶段,这 3 个方面都相互交织在一起。他认为只关注一个方面将被证明是不够的。

(四)认知疗法的适应证

认知疗法可以用于治疗许多疾病和心理障碍。一般说来,求治者的主要问题若跟非功能性的认知有关,则是根据异常认知而形成的,如对人的偏见、自卑、对事情抱有错误或消极的态度等,均适合运用认知疗法来进行治疗。在临床上,认知疗法适应于各种神经症,但主要是用来治疗抑郁症,尤其是单相抑郁症(内因性抑郁症)的成年患者,也可作为神经性厌食、性功能障碍和酒精中毒等患者的治疗方法,还适用于治疗焦虑障碍、社交恐怖、偏头痛、考试前紧张焦虑、情绪激怒和慢性疼痛患者。对于海洛因成瘾患者,认知疗法可以作为辅助治疗手段,加强治疗作用。近年来有些报道认为,认知疗法与药物治疗合用,可治疗某些精神分裂症患者的妄想。

五、心理治疗的其他方法

(一)森田疗法

森田疗法是日本学者森田正马在 1920 年创始的心理疗法。它的主要适应证是神经症。森田疗法的秘诀是“顺应自然,为所当为”。其含义是顺应自然地接受自己的症状和不良情绪。对症状不能抵抗,自己的行动和态度也不要受症状的干扰,努力去做自己应该做的事,像正常人那样生活、学习和工作。

森田疗法的主要内容:

1.让求治者弄清症状的本质　这样可以使求治者的心理状态发生变化,从而对咨询、辅导发挥极重要的作用。

2.神经质性格的陶冶　“忍受痛苦、为所当为”是必须首先采取的生活方针。否则,就不会得到在实际行动中产生的适应人生的自信。

3.对客观事物的正确认识与积极服从　如对不安、恐怖等本来正常的心理产生抗拒之心,就会进一步增加痛苦。

笔记栏

4.注意力的转移 如果求治者固执地把注意力集中于自己的困惑上,就应该使他的注意力从困惑上转移开来,采取顺应自然、为所当为的态度。在不知不觉中把注意力集中至所做的事情上去。

(二)催眠疗法

催眠疗法是指用催眠的方法使求治者的意识范围变得极度狭窄,借助暗示性语言,以消除病理心理和躯体障碍的一种心理治疗方法。催眠是一种类似睡眠的恍惚状态。催眠术就是心理治疗师运用不断重复的、单调的言语或动作等向求治者的感官进行刺激,诱使其意识状态渐渐进入一种特殊境界的技术。通过催眠后的求治者,认知判断能力降低,防御机制减弱,表现得六神无主、被动顺从。这时,暗示的效果比在清醒状态下明显,求治者的情感、意志和行为等心理活动可随治疗师的暗示或指令转换,而对周围事物却大大降低了感受性。在催眠状态下,求治者能重新回忆起已被“遗忘”的经历和体验,畅述内心的秘密和隐私。换句话说,求治者在催眠状态下呈现一种缩小了的意识分离状态,只与治疗师保持密切的感应关系,顺从地接受治疗师的指令和暗示。这样,治疗师对求治者运用心理分析、解释、疏导或采取模拟、想象、年龄倒退、临摹等方法进行心理治疗。

催眠疗法的适应证包括各种神经症、心身疾病、睡眠障碍、功能性疼痛、性功能障碍、心因性遗忘及烟瘾、酒瘾等不良行为。催眠疗法也可以与其他心理治疗方法联合使用,如精神分析、行为矫正等。

(三)团体心理治疗

团体心理治疗,一般由1~2名治疗师主持,治疗对象可由8~15名具有相同或不同问题的成员组成。治疗以聚会的方式出现,可每周1次,每次1.5~2 h,治疗次数可视患者的具体问题和具体情况而定。在治疗期间,团体成员就大家所共同关心的问题进行讨论,观察和分析有关自己和他人的心理与行为反应、情感体验和人际关系,从而使自己的行为得以改善。

团体心理治疗的主要特色在于随着时间的进展,团体成员自然形成一种亲近、合作、相互帮助、相互支持的团体关系和气氛。这种关系为每一位患者都提供了一种与团体其他成员相互作用的机会,使他们尝试以另一种角度来面对生活,通过观察分析别人的问题而对自己的问题有更深刻的认识,并在别人的帮助下解决自己的问题。

团体心理治疗的适应证有神经症,包括各种社交焦虑或恐怖,轻度人格障碍,青少年心理和行为障碍;心身疾病、重性精神疾病缓解期、各种应激性及适应性问题等。

(四)音乐疗法

音乐疗法是通过生理和心理两个方面的途径来治疗疾病,一方面,音乐声波的频率和声压会引起生理上的反应,音乐的频率、节奏和有规律的声波振动,是一种物理能量,而适度的物理能量会引起人体组织细胞发生和谐共振现象,能使颅腔、肠腔或某一个组织产生共振,这种声波引起的共振现象,会直接影响人的脑电波、心率、呼吸节奏等。音乐通过人的感情中枢的变化来引起人的生理、心理的变化,达到治疗的目的。音乐疗法可以改善神经系统、心血管系统、内分泌系统和消化系统的功能,可以调节体内血管的流量和神经传导。此外,音乐具有主动性的、积极的功能,是提升创造、思考能力,使右脑灵活的方法。

音乐疗法的适应证包括神经症、严重精神疾病、心身疾病、综合医院有关心理疾病、各类行为问题、社会适应不良、某些老年病、各种心理障碍、人格障碍和性变态、亚健康状态等。还包括智力障碍、心智障碍、生理残疾（视听和言语障碍、外形缺陷以及脑瘫和肢体瘫痪）、解毒、怯场、临终关怀、孤独自闭症等。

问题分析与能力提升

　　陈某，男，33岁，网店店主。与妻子是大学同学，结婚6年，有一对双胞胎女儿。陈某是独子，半年前陈某父亲去世，陈某将母亲接来同住。最初的一个多月里，妻子和母亲还能和睦相处，但随着时间的推移，两人的矛盾逐渐显现，经常为琐事争吵。陈某夹在两人中间感到非常为难，母亲的到来确实对家里原来的生活产生了影响，但是他也不能让母亲自己孤零零回老家。妻子全职在家照顾孩子，确实很辛苦，但是妻子不能体谅自己和孝顺自己的母亲，也让陈某感到苦恼。近一个月来陈某一想到家里的事就觉得头疼、心烦，食欲和睡眠质量下降，经常找朋友喝酒诉苦，但朋友的劝说他也听不进去。

　　请对陈某进行心理治疗。

同步练习

（一）选择题

1. 以下哪个患者不是心理治疗的对象　　　　　　　　　　　　　　　　　（　　）

　　A. 焦虑症患者　　　　　　　　　　　　B. 精神分裂症恢复期患者

　　C. 感冒患者　　　　　　　　　　　　　D. 高血压患者

　　E. 抑郁症患者

2. 心理治疗的类型不包括　　　　　　　　　　　　　　　　　　　　　　（　　）

　　A. 个别短程治疗　　　　　　　　　　　B. 个别中程治疗

　　C. 个别长程治疗　　　　　　　　　　　D. 家庭治疗

　　E. 行为治疗

3. 以下说法正确的是　　　　　　　　　　　　　　　　　　　　　　　　（　　）

　　A. 人的心理正常和异常是连续变化的过程

　　B. 人的心理正常和异常是质变的过程

　　C. 精神病患者是心理咨询的对象

　　D. 适应不良者是心理治疗的对象

　　E. 人的心理状况是非黑即白的

4. 在心理治疗过程中治疗师要注意　　　　　　　　　　　　　　　　　　（　　）

　　A. 多收集求治者的个人资料　　　　　　B. 一旦下了诊断就不要改变

　　C. 治疗目标要具体可行　　　　　　　　D. 避免对求治者出现反移情

　　E. 引导求治者对治疗师出现移情

5. 以下关于治疗师的说法正确的是　　　　　　　　　　　　　　　　　　（　　）

　　A. 对所有求治者都应该一视同仁

　　B. 治疗过程中应多给求治者鼓励和支持

　　C. 一求治者告诉你他婚内出轨，为避免他继续犯错，你应当直接告诉他妻子

　　D. 不要给自己的亲戚做心理治疗

　　E. 要理解和关心求治者

6. 以下不属于弗洛伊德性心理发展阶段的是 （　　）

    A. 口欲期　　　　　　　　　　　　B. 牙欲期

    C. 肛欲期　　　　　　　　　　　　D. 性欲期

    E. 青春期

7. 行为主义的代表人物不包括 （　　）

    A. 斯金纳　　　　　　　　　　　　B. 巴普洛夫

    C. 班杜拉　　　　　　　　　　　　D. 荣格

    E. 弗洛伊德

8. 厌恶疗法常用于治疗心理障碍,但不包括 （　　）

    A. 酒精依赖　　　　　　　　　　　B. 药物依赖

    C. 强迫症　　　　　　　　　　　　D. 自杀行为

    E. 露阴癖

9. 在来访者中心疗法中,医患关系被视为改变和成长的最重要的治疗因素。所以,医生必须具备正确的态度,但不包括 （　　）

    A. 无条件的积极关注　　　　　　　B. 通情

    C. 权威性　　　　　　　　　　　　D. 真诚

    E. 接纳

10. 适宜采用认知疗法的疾病是 （　　）

    A. 抑郁症　　　　　　　　　　　　B. 精神分裂症

    C. 神经症　　　　　　　　　　　　D. 人格障碍

    E. 心脏病

(二)名词解释

1. 心理治疗　　2. 精神分析疗法　　3. 行为疗法

(三)简答题

1. 一个好的心理治疗师应具备什么条件?

2. 心理咨询和心理治疗有什么区别?

3. 心理治疗的基本过程是什么?

（潘　博）

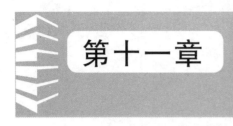

第十一章

心理护理

🌀 学 习 目 标

掌握　心理护理的概念、目标和原则;心理护理的基本程序。
熟悉　心理护理的特点;患者角色及其角色转化。
了解　临床不同患者的心理特点与心理护理。

随着现代医学模式的转变,系统化整体护理应运而生,心理护理是整体护理的核心,心理护理质量的高低决定了对患者护理质量的高低。因此,护士学习并掌握心理护理的相关理论和应用技术是有效开展心理护理、实现现代护理模式总体目标的关键所在。

第一节　心理护理概述

心理护理有助于调整患者的心理状态,提高患者的适应能力,建立良好的人际关系,调动患者的主观能动性,使其树立战胜疾病的信心,促进疾病康复。心理护理是调整医患、护患关系的纽带,有助于提高护理质量。

一、心理护理的概念与特点

(一)心理护理的概念

心理护理迄今尚无确切的定义。一般认为,心理护理是以心理学的理论为指导,以良好的人际关系为基础,运用心理学的方法,言语和非言语的交往沟通,改变护理对象的不良心理状态和行为,促进其康复或保持健康的护理过程。

心理护理主要解决护理对象的心理问题,是整体护理中不可缺少的主要组成部分。心理护理的对象不仅包括患者,还包括健康的人。心理护理者不仅包括医生和护士,还包括家属、亲友、同事、朋友和领导等,这些人共同构成心理支持系统。医护人员应学习掌握自然科学、人文科学、社会科学,如医学、护理学、伦理学、心理学、社会学和行为科学等方面的理论知识。在诊断、治疗疾病的同时,对其心理方面的问题及时做出评估和诊断并提供心理护理。使护理对象处于促进康复或保持健康的最佳心理状态。

(二)心理护理的特点

1.广泛性与情境性　心理护理的范围非常广泛。在医院中,医护人员与患者交往的每个环节,为患者提供的每次诊疗和护理,都包含着心理护理的内涵。医护人员的服务态度、职业道德、言谈、举止、仪表、神态等,必将对患者的心理产生积极或消极的影响。

所谓的情境性是指医院为患者提供治疗和休养的环境,处于不稳定动态变化之中,因而患者的心理活动随着情境的变化亦处于不稳定状态。医护人员要充分预见变化的情境对患者心理的负面影响,加强心理护理,保持患者平和的心境和稳定的情绪。

2.个体性与深刻性　心理护理的对象是由不同的个体组成的。虽然每一种疾病生理、心理反应都有其一定的规律性,但每个患者由于性别、年龄、职业、文化程度、经济状况、心理特征及行为方式具有明显的个体差异,患病之后的心理反应各不相同。因此,心理护理应根据每个人不同的心理需求和存在的心理问题,提供有效的心理护理措施,而不是以固定的模式为患者做机械的、教条的、千篇一律的心理护理。

所谓深刻性是指患者的心理活动是十分复杂的心理现象,具有隐蔽性和多变性的特征。因此,表面肤浅的了解是远远不够的,必须通过全面深刻的观察、分析、综合、推理和判断等思维过程,才能准确地估计患者的心理问题并找出解决问题的方法。

3.心身统一性与心理能动性　从生物学的角度来看,人的心理和身体共存于一个机体中,密不可分,人是心理和身体的复合体。心理因素可引起躯体疾病,如冠心病、恶性肿瘤等;躯体疾病又可以产生某些心理问题或心理障碍,如恐惧、焦虑、悲伤、绝望、不合作、自尊紊乱、自我形象紊乱等。由此相互作用和相互影响,可使疾病进入恶性循环中。现代护理学的基本观念之一,就是为护理对象提供心身的整体护理,根据其心理和生理不同的需求,把心理护理和躯体护理融合在一起,使之相互渗透、相互促进、相互依存。

所谓心理能动性是指人对客观事物的反映是一个主观能动的过程。因此,做好心理护理可使患者得到安慰和激励,充分调动患者的主观能动性,调整自己的心理状态:在情绪上由消极变为积极;在意志上由懦弱变为坚强;在信念上由悲观变为希望;在心理控制上由盲目变为自觉;在接受治疗的态度上由被动变为主动,以达到促使患者早日康复的目的。

4.社会性与适应性　人具有双重属性,即自然属性和社会属性。社会是由人赖以生存的自然环境和社会环境组成的,社会环境是一个极其复杂的、动态的、给人压力的、影响人健康的外环境。心理的宗旨是帮助人适应和改善环境,从而达到最佳的健康状态。做心理护理时,不能忽略社会因素对人的影响。

所谓适应性是指医护人员应指导和帮助护理对象调整自我,主动适应社会,适应新环境,适应新角色,适应新变化,建立良好的人际关系,以提高护理对象的社会适应能力、应对能力和心理健康水平。

5.可操作性与无止境性　尽管人的心理活动是复杂的,但不能把心理护理神秘化和庸俗化。心理护理是以心理学的理论和方法为依据,以护理学的知识和技能为基础,以满足护理对象心理、生理需要为目的,以护理程序为基本的工作方法,以实现整体护理为目标。心理护理是集科学、艺术和爱心为一体的护理实践活动。

所谓无止境性是指随着社会的进步、科学技术的发展和人民生活水平的提高,人们对心理健康和心理卫生的需求日益增高。心理护理承担的责任和义务不断扩大,涉及的内容和范围甚为广泛。因此,心理护理工作者必须不断地学习有关理论和技能才能适应心理护理的需要。

二、心理护理目标

心理护理的目标主要指心理护理的实施者在护理过程中通过积极的语言、表情、态度和行为去影响护理对象,促使其疾病或适应不良得到改善。心理护理的目标可分为阶段性目标和最终目标。阶段性目标是护士和患者建立良好的护患关系,实现有效沟通,使患者在认知方面、情感方面和行为方面逐步发生有益的改变;而心理护理期望达到的最终目标是促进患者的发展,包括患者的自我接受,提高自信心与个人完善水平,增强建立和谐人际关系和满足需要的能力,获得适应现实环境的个人目标。具体的目标如下。

1.满足患者的合理需要　了解和分析护理对象的不同需要是心理护理要达到的首要目标。当护士及时、恰当地了解到患者的需要并帮助其解决时,患者会感到舒适,减轻病痛。

2.提供良好的心理环境　创造一个使护理对象康复的心理与物质环境是做好心理护理的前提。护士需热情接待患者,态度和蔼可亲,尊重患者,平等相待。对患者的述说应认真倾听,让患者占"主导"地位,使患者觉得亲切,容易接受,从而使患者和家属产生一种安全及信任感,以利于患者康复。

3.消除不良情绪反应　发现护理对象的不良情绪,及早地采取多种措施是心理护理的关键。

4.提高患者的适应能力　调动患者战胜疾病的主观能动性是心理护理的最终目标。提高患者的适应能力,达到安适的状态。

三、心理护理原则

1.服务性原则　护理专业是为生活在不同环境中的人(包括个体或群体)提供健康服务的专业。其目的是促进健康、预防疾病、协助康复、减轻痛苦。健康服务的范围很广,包括饮食起居及精神文化等全方位服务。服务过程中不仅要解决服务对象的生理需要,减轻躯体的痛苦,恢复和重建生理功能,而且必须满足其心理需求,减轻精神上的痛苦,保持良好的心理状态。心理护理的健康服务应该以解决服务对象的健康问题为目的。因此必须树立全心全意为人民服务的宗旨,具有高尚的职业道德和高水平的专业理论与精湛的技术。

2.交往原则　心理护理是在护士与患者交往的过程中完成的,通过交往可以增进感情、加强信赖、协调关系、满足需要。交往有助于医护工作的顺利进行;有助于保持患者良好的心理状态。交往中应遵循的原则:①双方在交往中要平等相待、相互尊重;②护理者在交往中起主导作用,应具有良好的交往技巧;③双方应不断增加交往的深度和提高交往的质量。

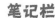

3.启迪的原则　护士为患者做心理护理的过程中,运用相关学科的知识,向患者进行健康教育,给患者以启迪,从而改变患者的认知水平,消除因错误观点和错误认识而盲目产生的情绪反应。启迪的范围:恢复健康的希冀、修身养性的启示、正视伤残的激励作用等,目的在于开发患者的心理能动性,积极配合治疗。

4.针对性原则　虽然患者的心理活动有一定的规律性,但是由于年龄、性别、心理特征、病情、文化素质的不同,每个人的心理反应有明显的个体差异。因此,心理护理无统一的模式和方法,应根据每个患者不同阶段的心理反应及其心理需求,采取有针对性的对策,做到因人而异。

5.自我护理的原则　自我护理是1971年奥瑞姆(Orem)提出的自我照顾模式的护理理论。自我护理对促进健康具有重要的意义,其指导思想:①充分体现患者在康复中的主体作用;②护士不仅对自理缺陷的患者提供帮助,满足其自理需要,而且还必须调动和激发患者的主观能动性,挖掘其潜能,促进患者恢复自理能力。

自我护理是为了自己的生存、舒适和健康所进行的自我实践活动。自我护理有助于患者的自尊、自信及满足患者的心理需求;有助于促进患者的心身健康。

四、心理护理程序

心理护理是整体护理不可分割的有机组成部分。心理护理程序是一种科学的确认患者心理问题和解决问题的护理工作方法,是一个综合的、动态的、具有决策和反馈功能的持续的、循环的过程。具体可分为5个步骤。

(一)心理护理评估

评估是护理程序的第一个步骤,是有目的、有计划、有步骤、有系统地收集健康资料的过程。以识别护理对象的需要和健康问题的反应,从而达到发现和确认护理对象健康问题的目的。

每一个患者都是一个自主的个体,以其独特的方式持续不断地与环境进行相互作用。同一种疾病的不同患者或者是同一个患者在疾病的不同阶段,健康问题都在不断地变化着。所以评估的过程是动态的、持续不断的,使评估始终贯穿在从患者入院到出院的全过程中。

1.收集资料的来源　患者;家庭成员、亲友、朋友、同事、邻居;其他保健人员如医师、理疗师、营养师或其他护士;实验室报告单。

2.收集资料的内容　在全面了解疾病发生发展过程的基础上,除了生理方面的资料,还要收集心理的、社会文化的、精神方面的资料:患病后的心理反应及心理需求;以往心理健康的状况,如个性特征、人际关系、行为方式、适应能力、应对能力等;此次患病心理因素与疾病的关系及其影响;家庭经济状况及其家庭成员之间的关系;家庭史、个人生活史、治疗史。

3.收集资料的方法　观察法、交谈法、心理测验。

(二)心理护理诊断

诊断是在评估的基础上,对收集的健康资料进行分析、综合,从而确定护理诊断。

护理诊断是对个人、家庭、社区现存的或潜在的健康问题以及生命过程反应的一种临床判断。根据北美护士诊断协会的研究和分类,目前有128项护理诊断,有关心理方面的护理诊断约占38%（表11-1）。

表11-1 心理护理诊断

1. 精力不足	17. 调节障碍	33. 长期自我贬低
2. 语言沟通障碍	18. 防卫性应对	34. 条件性自我贬低
3. 社交障碍	19. 防卫性否认	35. 自我认同紊乱
4. 社交孤立	20. 家庭应对无效：失去能力	36. 感知改变
5. 有孤立的危险	21. 家庭应对无效：妥协性	37. 绝望
6. 角色紊乱	22. 家庭应对：潜能性	38. 无能为力
7. 父母不称职	23. 社区应对：潜能性	39. 知识缺乏
8. 有父母不称职的危险	24. 社区应对无效	40. 思维过程改变
9. 家庭作用改变	25. 不合作（特定的）	41. 记忆障碍
10. 照顾者角色障碍	26. 抉择冲突（特定的）	42. 功能障碍性悲哀
11. 有照顾者角色障碍的危险	27. 睡眠形态紊乱	43. 预感性悲哀
12. 家庭作用改变	28. 有婴儿行为紊乱的危险	44. 创伤后反应
13. 父母角色冲突	29. 婴儿行为改变	45. 受强暴后反应：沉默反应
14. 精神困扰	30. 增进婴儿行为：潜能性	46. 受强暴后反应：复合性反应
15. 增进精神健康：潜能性	31. 自我形象紊乱	47. 焦虑
16. 个人应对无效	32. 自尊紊乱	48. 恐惧

1. 资料分析　患者有哪些健康问题；患者对健康问题的心理反应有哪些；患者心理反应或心理需求的原因是什么；心理问题对疾病康复的影响；估计解决心理问题能达到的预期结果及方法。

2. 确定护理诊断　用三段式或二段式的书写格式对健康问题的心理反应进行说明或描述，如恐惧，与濒死感和剧烈的胸痛有关；自我形象紊乱，与化疗脱发有关；焦虑，与知识缺乏和担心手术预后有关。

（三）计划与实施

1. 心理护理计划的制订　心理护理程序的第三步，要求护理人员在对上述个体现存的或潜在的心理行为问题及其相关因素进行评估和判断的基础上，进一步确定护理目标，并选择适用于个体的具体心理护理技术，即制订心理护理计划。制订心理护理计划要以护理诊断为依据，针对患者的个性化心理特点，尽量改善患者的消极情绪和行为问题，达到心理护理的预期目标。在解决多个心理问题时，须按照轻重缓急的顺序，对患者的心理问题逐个解决，制定短期的和长期的目标。

计划是转达护理对象特定的健康问题以及如何解决这些问题的对策与方法。计划阶段的第一步是设定预期目标，又称为预期结果，第二步是制定实现预期结果需要采取的护理措施和方法。

（1）陈述护理诊断　按心理问题的轻、重、缓、急排序。

（2）设定预期结果　预期结果是对护理对象及其家属提出的可测量的、能观察到的、能够达到的行为目标的朝向结果。

（3）制定护理措施　护理措施是预防、减轻或消除护理对象健康问题反应的具体活动内容,也是实现预期结果所采取的护理措施和方法。制定护理措施应掌握的原则:与护理诊断和预期结果相一致;以科学理论为基础;切实可行;确保患者的安全;与其他医务人员合作;为患者提供教与学的过程,激发患者及家属的共同参与。

2.心理护理计划的实施　实施是将计划中各项措施变为实践,解决服务对象的心理问题的过程。它是由护理人员、护理对象及家属共同参与的护理实践活动过程。实施阶段具有动态变化的特征,护理人员需要不断地收集护理对象的健康资料,评估护理对象的病情对措施的反应,并随时进行调整。护士还应及时书写护理记录,记录内容包括护理活动内容、时间、患者的反应等。在实施过程中应注意尊重患者的人格,保守秘密,在建立良好护患关系的基础上,争取家属、亲友的支持与配合,充分发挥服务对象的主观能动性,促进其康复。

（四）心理护理评价

评价是将患者反应与原定的目标相比较,以确定护理目标是否完成的过程。

在评价时,护理人员要根据其记录的护理对象的行为反应与目前情况相对比,衡量预期结果是否实现,一般有以下同种情况:问题已经解决,预期结果实现;问题部分解决,预期结果部分实现;问题未解决,预期结果未实现;问题进一步恶化。如果问题没有解决或部分解决,要分析其原因,重新制订护理计划或修改原有的护理计划,从而保证患者的问题得到满意解决。如果预期结果已达到,关于此项心理问题的护理措施即可终止。

总之,心理护理是系统化整体护理的一个重要组成部分,它兼顾患者身心的各个方面,遵循心理学"问题-解决"的过程,其程序如图11-1。

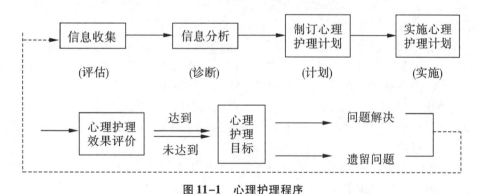

图11-1　心理护理程序

第二节　患者心理

古代名医希波克拉底曾经说过:"了解什么样的人得了病,比了解一个人得了什么病更重要。"现代的生物-心理-社会医学模式也要求医护人员在治疗和预防疾病的过程中,必须充分考虑患者的生物学因素和心理社会因素,它们之间是相互联系、相互

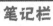

影响的。因此,了解患者的心理对于全面提高医疗护理质量是非常重要的。

一、患者角色的转化

(一)患者与患者角色的概念

患者是指由于疾病或不适而需要帮助的人,包括那些在医院经过医生检查诊断为某种疾病及那些没有检查出疾病却有病感的人。一般表现为客观性的组织器官结构、功能和生化的变化,主观性的病感以及社会功能异常3个方面。随着医学模式的转变,国外文献常用 client(服务对象)代替 patient(患者),意味着医疗服务的对象应该包括享有保健服务的所有人群,即健康人、寻求治疗的人和治疗中的人。

"角色"一词源于戏剧,指演员扮演的剧中人物。在社会的舞台上,每个人都扮演着不同的角色,因此角色又称为社会角色,指个体在特定的社会关系中的身份以及由此而规定的行为规范和行为模式的总和。它规定一个人活动的特定范围和与人的地位相适应的权利义务与行为规范,是社会对一个处于特定地位的人的行为期待。在社会生活中,处于一定社会地位的人扮演着多种角色,集许多角色于一身,就是一个角色丛。比如一个女性,在家庭里的角色有母亲、女儿、妻子、儿媳妇等,在社会上,她又可能扮演顾客、职业女性等角色。

患者角色又称为患者身份,是指社会对患者所期望的行为模式。尽管人的职业、地位、信仰、生活习惯、文化程度不一样,所患疾病和病情也不尽相同,但患者角色相同。当一个人患病后,便会受到不同的对待,人们期待他有与患者身份相应的心理和行为,即担负起"患者角色"。

1951年美国社会学家帕森斯提出了患者角色应该有4种特征。

1.免除或部分免除社会角色的职责,其免除程度可视疾病的严重程度而定。医生的诊断可以证明患者角色的成立,并酌情免除一些原来承担的社会责任。例如,急危重症患者可在较大程度上免除父亲、工人、丈夫等角色职责。

2.患者一般不需为自己患病承担责任。因为患者是不能靠主观努力而康复的,只能处于一种需要得到帮助的状态。所以,不应责怪患者为什么得病,而应尽可能地使他从患病状态中解脱出来,恢复原来的健康状态。但是吸毒、自杀等例外。

3.寻求医疗、护理帮助和情感支持。患者一方面需要医护人员提供医疗和护理的帮助以促进疾病的康复,另一方面也需要亲人、朋友及医护人员的关心、爱护和在精神上的支持与帮助。

4.有恢复健康的义务,即患者自身也需要为健康而努力。例如,配合医疗、护理工作,适宜的锻炼,以加速康复。

5.患者康复后有义务承担病前的社会责任。即患者在疾病康复后不能再以此为借口去逃避自己应当扮演的社会角色和承担的社会义务。

总结起来,按照帕森斯的"患者角色"概念,患者有从常态社会职责中解脱出来的权利,同时也有积极寻求医疗以便早日恢复其社会职责的义务。常被人们忽略的是,在医疗实践中,患者角色本身也是一个角色丛,一个患者在诊断治疗的过程中,可能扮演医疗求助者、医疗自助者、医疗拒助者、医疗失助者或医疗受试者等不同角色。

(二)患者角色的转变

1.角色转变的概念　角色转变是指个体承担并发展一个新角色的过程。当个体被诊断患有某种疾病时,原来已有的心理和行为模式以及社会对他的期望和责任都随之发生了相应的变化。生老病死是自然规律,人的一生都有暂时伴随患者角色的可能,甚至有可能与患者角色终身相伴。这是一个令人不愉快的角色,但由于某种原因有时我们不得不担当这个角色。当个体从其他社会角色转化为患者角色以及在承受患者角色的过程中,由于种种因素会出现一些适应不良从而影响疾病过程向健康转化。

2. 影响患者角色转变的因素

(1)个人情况 主要包括患者的年龄、性别、文化程度、职业、医学常识水平等。青年人因体格健壮对患者角色相对淡漠,老年人则容易产生强化,女患者由于个性原因和在家庭中的身份容易产生角色强化、消退、冲突等改变。经济条件好的患者就能在医院安心治疗,反之即使生病也不愿承认,不愿到医院就诊。有一定文化知识的患者对化验结果和疾病的发展比较关心,也会影响其角色转变。

(2)疾病情况 指所患疾病的性质、严重程度、病程发展、疗效等。如果患者病情较轻,且疾病影响就业、入学或婚姻等,患者处于某种现实矛盾中可能不愿承担患者角色,不能进行角色转变。如果患者病情非常严重,而且来得突然,患者也可能因为不能接受而采取否认心理,不愿进入患者角色。

(3)医疗机构情况 指医护人员的水平、态度、医疗环境等。如果医务人员服务态度好,患者对医院的环境、医务人员满意度高、信任度高,那么患者更容易实现角色转变,进入患者角色。反之,如果患者对医院和医护人员缺乏信任,就会对诊断结果、治疗方案产生怀疑,不利于患者角色的转变。

3. 患者角色转变的类型 通常患者角色转变有以下几种类型。

(1)角色适应 患者基本上已与患者角色的"指定心理活动和行为模式"相符合。表现为比较冷静,客观地面对现实,关注自身的疾病,遵行医嘱,主动采取必要的措施减轻病痛。患者角色适应的结果有利于疾病的康复。

(2)角色缺如 没有患者角色的"指定心理活动和行为模式"。多发生在常态角色向患者角色转化时,或发生在疾病突然加重时。表现为意识不到有病,或否认病情的严重程度,其原因是患者不能接受现实而采用否认心理。有时疾病会影响就业、入学或婚姻等,患者处于某种现实矛盾中也不愿承担患者角色。医护人员对这类患者要多介绍一些有关的医学知识,使其正视疾病,尽快进入角色。

(3)角色冲突 这是指个体在适应患者角色过程中与其病前的各种角色发生心理冲突,使患者焦虑不安,甚至痛苦。人在社会上总是充当多种社会角色的,患病意味着要从正常的社会角色向患者角色转化。当患者的其他社会角色强度超过求医动机时,患者就容易发生心理冲突。其他社会角色的重要性、紧迫性以及个性特征等因素会影响心理冲突的激烈程度,使患者进入患者角色发生困难。

(4)角色恐惧 患者对疾病缺乏正确的认识,表现为过多考虑疾病的后果,对自身健康过度悲观而无法摆脱,产生焦虑和恐惧,导致"病急乱求医,滥用药"或拒绝就医的行为。医护人员要耐心地讲解疾病知识,用各种方法来驱逐焦虑和恐惧,如主动给患者以帮助,细心地倾听他们的不满,满足其需要,尽可能地排除不良刺激等。

(5)角色减退 已进入角色的患者,由于强烈的感情需要,或因环境、家庭、工作等因素,患者不顾病情而从事了不应承担的活动,表现出对疾病的考虑不充分或不重视,从而影响疾病的治疗和康复。例如,一位因患高血压病而住院治疗的老先生,得知患癌症的老伴想吃水果,于是就偷偷跑出医院买苹果送到家中,结果因劳累使病情加重。这就是丈夫角色冲击了患者角色,造成患者角色减退的表现。

(6)角色强化 多发生在由患者角色向常态角色转化时。由于适应了患者的生活,产生了对疾病的习惯心理,即按时打针、吃药,按医嘱办事成了自己的行为模式。虽然躯体疾病已康复,但由于患者的依赖性加强和自信心减弱,心理上对自己的能力表示怀疑,对承担原来的社会角色恐慌不安,安心于已适应的患者生活模式,期望继续享有患者角色所获得的利益。

(7)角色异常 患者受病痛折磨而产生悲观、失望等不良情绪,甚至因此出现异常行为,如对医护人员的攻击性言行,病态固执、抑郁、厌世以至自杀等。

对于以上各种患者角色转变,医护人员要理解这些行为并予以重视,在对患者进行医疗、护理的同时,要注意创造条件促使患者角色正确转变,随着疾病的好转、康复,要使患者从心理上逐步摆脱这种角色,恢复其应当承担的社会角色。

二、患者的心理需要

一个人患病后都希望尽快确诊、有效治疗、亲人关心等,因此,患者的心理需要是复杂多变的。医护人员要认真分析患者的各种心理需要,采取积极的干预措施,促进患者的康复。

(一)安全的需要

许多疾病本身就是对安全需要的威胁。当患病时,日常有规律的生活秩序被打破,患者会产生不安全感,感觉孤独,渴望关怀。安全感的丧失常使患者害怕独处,唯恐发生什么意外,害怕误诊,害怕痛苦的检查和手术,害怕护士用错药、输错液。患者的这些心理反应,应当引起医护人员的重视。在工作中,医护人员必须有严谨的工作态度,高超的医护水平,尽量避免一切可能影响患者安全感的行为,对任何诊断、治疗、护理措施,都要尽量与患者沟通,耐心说明解释,以减少疑虑和恐惧。当患者感到医护人员在用最好的、最正确的方法全力地诊治他时,便会增加他们的安全感。

(二)爱与归属的需要

爱与归属的需要主要包含情感、关怀、仁慈、亲密以及理解等,缺少了这类需要会造成不愉快的情绪。患病时这类需要不仅不消失,甚至更为强化,尤其是安全感得到保证后,这种情感的需要油然而生。病前人们生活在熟悉的群体中,患病住院后进入陌生环境,归属的需要就特别迫切。医护人员应及时予以心理疏导,使其顺利进入患者角色,安心养病;建立探陪制度,允许患者家属探视和陪伴;同时,医护人员也要把新住院的患者介绍给同室的其他患者;让患者充分感受到家庭和医院的温暖,爱与归属的需要得到满足。

(三)尊重的需要

患者在生病期间常常体会不到自己的价值,觉得是别人的负担或累赘,尊重的需要得不到满足。在现今社会中,身体健康被视为是一种财富,患病常使人自尊心降低,因而对尊重的需要会强于健康人。医护人员应从与患者的交往中给予支持、鼓励与赞许,成为患者维持自尊的必要途径。面对一个因疼痛而哭泣的男患者,护理人员的反应如果是:"大男人还哇哇地哭!"只会使患者微弱的自尊受到更多的伤害,相反的,如果反应为"你很坚强"或"你很努力"倒更有利于维持患者濒于崩溃的自尊。

有些患者认为赢得更多尊重,可获取医护人员更多的重视,得到更多的关怀和更好的治疗。此时,患者往往表现出自己的社会身份,与医护人员亲切的交流感情,以期得到良好的或破格的对待。而那些内向又不善于交往的患者,则希望能得到一视同仁的对待。因此,医护人员对待每一个患者都应该亲切而有礼貌,不要直呼床号,而要称呼其姓名;不要被动冷淡,而要主动热情;不要有亲有疏,而要合理公平。

(四)刺激和信息的需要

感觉剥夺实验表明,寻求新鲜感,探索和动手操作等需要也是人类不可缺少的需要之一。患病时满足这些需求的条件受到限制,可导致患者厌烦和抑郁。如果长期卧床,缺少活动,影响会更大。医护人员应该根据医院的主客观条件,安排适当的活动和有一定新鲜感的刺激,以满足患者对刺激的需要。

患者住院后,进入了一个完全陌生的环境,需要了解大量信息。首先,他们需要知道医院的各种规章制度、治疗设备及水平情况,还急于知道有关自己疾病的诊断、治疗、护理、愈后等信息。其次,患者对院外的其他有关信息也想获得,如家庭、工作单位的各种情况、医疗费用的报账问题等。提供适当的信息不仅可以消除患者的疑虑,还可避免产生消极的情绪反应。因此,医护人员有必要与患者进行良好交流,满足患者对相关信息的需求。

(五)自我成就的需要

患病时最难满足的就是自我成就的需要。这种需要包括表达个人的个性和发展个人的能力两个方面。患病使人感到力不从心,因为患者常要依赖他人照顾自己,而自我成就的需要既耗脑力又耗体力。有些意外事故致残者,其自我成就需要受挫更严重。医护人员应该积极帮助患者满足自理需求、恢复和提高其自理能力,从而满足他们自我成就的需要。

(六)家庭支持的需要

家庭的支持对慢性疾病和残疾人的治疗和康复有很大的影响。良好家庭中慢性病患儿比功能不良家庭中的儿童生活得更愉快,有更好的食欲,有利于康复。糖尿病控制不良与低家庭凝聚度和高冲突有关,因为糖尿病患者在饮食控制中,家人的合作与监督是最关键的因素。脑中风瘫痪患者的康复,更与家人的支持有密切关系。

三、不同患者的心理护理

一般而言,人患病后,都有一定的心理反应。这些心理反应,多以情绪反应为主,出现情绪异常或情绪障碍(焦虑、忧郁、恐惧、沮丧等),也伴有其他的感知、运动、思维、智能、人格、睡眠等心理活动障碍。人是各种各样的,由于社会职业、地位、民族、信仰、生活习惯和文化程度不同,所得疾病与病情也不同,不同患者的心理护理即是针对不同患者给予具有针对性的心理护理。

(一)不同疾病状态患者的心理护理

1.急性病患者的心理护理 急性病起病急、发展迅速,大多病势凶猛、病程短,常伴有机体组织结构的损伤或功能改变。如急性外伤、急性中毒、急性肾炎、急性心衰等。患此类疾病的患者由于发病突然,没有足够的心理准备,往往会产生焦虑、恐惧、忧郁,甚至情绪休克等心理反应。

(1)耐心解释病情 急性病患者,大多匆匆入院,没有心理准备。入院后,急切要求确诊,了解病情。护士应向患者耐心解释病情,此类疾病的发展及预后,根据患者的个性差异,尽量说得客观些,以患者能接受为准,并做好家属的说服工作,避免家属在患者面前哭哭啼啼,加重患者的焦虑情绪。

(2)缓解紧张局面 患急性病的患者,大多是一入医院就进抢救室,医护人员进行紧张的救护。患者对各种仪器、医护人员紧张严肃的面孔,产生种种恐惧心理。再加上其他诸如出血、窒息、剧烈疼痛,更使患者惊恐万状。这时,护士应设法消除或缓解这种紧张气氛,如将急救室布置得不要过于肃穆,墙上可挂张油画,插一束鲜花等;另外,护士亦应镇定自若,忙而不乱,使患者有安全感。

(3)关怀安慰患者 护士应尽可能多地接触患者,同患者交谈,了解患者的心理问题及心理需要,采取适宜、恰当的措施予以解决。同时,借看望、观察患者的机会给予患者心理上的安慰,以减少患者的烦恼与孤独。

(4)向患者做解释工作 护士应向患者交代病情及变化情况,应注意的事项及简单的护理知识,使患者处于一种接受治疗的最佳心理状态。

2. 慢性病患者的心理护理 慢性病是病程长达 3~4 个月或更长时间,又无特效治疗的疾病。如心脏病、肝硬化、高血压、糖尿病、溃疡病、乙肝等。此类病易反复,疗效欠佳,甚至终生带病,给患者的心理带来了沉重负担。因此,形成了慢性患者特有忧虑、沮丧及"患者角色"习惯化的心理状态。因此,对慢性病患者的心理护理应当注意。

(1)说服患者,树立治愈的信心 慢性病通常久治不愈。意志薄弱者,常出现不愿坚持治疗的心理,失去自信心。护士应经常同患者交谈,阐明慢性病的特点,并指出在门诊治疗很难坚持完成疗程,若中断治疗,会前功尽弃。帮助患者正确对待疾病,树立治愈的信心。

(2)消除疑虑 慢性病患者长期住院,会对疾病产生许多疑虑。临床上必要的检查结果,可以告诉患者,使患者感觉医生和护士对他的疾病并没有什么隐瞒,这样会减少患者的疑虑。患者易受言语的暗示,护士与患者交谈,说话要谨慎,要想法转移患者的注意,告诉患者不要总谈自己的病,否则在大脑中形成兴奋灶,总认为自己是患者,这种恶性刺激影响患者的情绪。劝解患者亲友在探视患者时,谈论话题不要总集中在病情上,应多同患者谈些其关心的医院外的事情,满足患者了解、关心社会的需要,消除患者的疑虑。

(3)促使患者产生"康复"的动机 由于患慢性病患者易产生"患者角色"习惯化的问题,在其护理过程中,要注意到心理康复的措施,既要让患者好好休养,又要鼓励患者进行适当的活动;既要劝患者安心治病,又要鼓励患者为日后恢复工作或社会生活进行准备;既要患者接受和配合治疗、护理,又要鼓励他们发挥自己的作用,总之使患者产生"康复"的动机,在心理上感到需要康复,并摆脱心理信赖。

(4)创设幽雅的环境和舒适的治疗条件 慢性病患者大都空闲时间多,应根据不同情况,组织必要的活动,如听音乐、看电视、看报等,活跃病房生活,可减轻患者的消极情绪反应。

3.手术患者的心理护理　无论何种手术,对患者都是比较强烈的应激刺激,会产生一定的心理反应,严重的消极心理反应可直接影响手术效果和并发症的发生。因此,护士应及时了解手术患者的心理特点,采取相应的心理护理措施,减轻患者的消极心理反应程度,使患者顺利渡过手术难关,取得最佳手术效果。

(1)手术前患者心理护理　术前患者心理反应因人而异,个体差异很大,因而护士应根据患者的术前心理反应的程度和种类、应对方式和手术性质灵活地采用心理护理措施,使之发挥更大效应。

提供有关手术治疗的必要信息:护士应耐心地与患者进行交谈,听取患者的意见和要求,以估计患者的心理反应、手术动机及应对方式,建立起良好的护理关系。然后,应及时向患者和患者家属提供有关手术信息。首先,应详细介绍患者的病情,阐明手术的重要性和必要性,尤其要对手术的安全性做出恰当的解释;对于手术复杂、危险性大的患者,应介绍医护人员是怎样反复研究其病情并确定最佳手术方案的,强调患者在手术中的有利条件使患者感到医护人员对其病情十分了解,对手术极为负责;对于某些可选择性手术患者,应向患者详细介绍手术和其他治疗方法的利与弊,让患者自己做出是否手术的选择。其次,要提供有关医院规章制度及生活事务准备信息。再次,应用恰当的言语,使患者在轻松自如的气氛中了解有关手术中的真实的痛苦体验、术后各种护理措施及对患者的具体要求。也可采用看手术录像片、请术后恢复良好的患者现身说法等方式来进行。最后,在提供信息的同时,要随时估计患者的理解力和做出决定的能力。焦虑水平高的患者往往理解力降低,因此要及时纠正患者的各种误解,全面、正确理解术前各种信息。

应用行为控制技术,及时减轻患者术前焦虑:常用的焦虑行为控制技术有放松、深呼吸、咳嗽练习能够有效地对抗焦虑,是减轻术前焦虑和术中痛苦感的最常用方法;示范法,即患者通过学习手术效果良好的患者是如何克服术前恐惧,取得最好的手术效果的事例,掌握一些战胜术前焦虑的方法。

增强社会支持:与已手术成功的患者同住一室,安排家属及时探视,领导、同事和朋友的安慰和鼓励,均能增强患者治疗疾病的信心,从而减轻患者的术前焦虑。

手术室环境方面要求:理想的手术室环境应保持整洁安静,床单无血迹,手术器械要掩蔽,医护人员谈话应轻柔和谐,遇到意外时要保持冷静,切忌惊慌失措,大声喊叫,以免产生消极暗示,造成患者紧张。

(2)手术后患者的心理护理　术后患者心理护理应根据患者具体病情和心理反应,着重在以下几个方面进行。

及时反馈手术完成情况:术后患者一回到病房或麻醉苏醒后,护士应立即告知手术已顺利完成,达到了手术的目的,让患者放心。应向患者多传达有利信息,给予鼓励和支持,以免患者术后心理负担过重。

正确处理术后疼痛:患者手术后,护士应及早告诉患者术后几天刀口疼痛较甚,让患者先有心理准备。有些患者会向护士主动用言语表达疼痛,另有些患者则强忍疼痛,不愿用言语表达,此时护士可从表情、姿势等非言语表达方式观察疼痛情况,及时给予处理。应积极给予镇痛剂减轻疼痛,一般术后6 h内给予镇痛剂可大大减轻术后整个过程疼痛。有的患者害怕疼痛和伤口裂开,不敢及早活动,应告诉患者大胆采用

笔记栏

正确的咳嗽吐痰、翻身和四肢活动方法,不仅不会使伤口裂开,而且也可以减轻疼痛。

帮助患者克服消极情绪:术后患者出现焦虑、抑郁等消极情绪原因很多,比如大多数术后患者总是把自己与做过相同手术的患者比较,或者是与自己术前对术后疗效的期望比较,这样难免术后感觉不良。此时护士应将正确的评价疗效的方法告诉患者,即根据各人的病情特点、手术情况及术后检查情况来评价,让患者感到自己正在康复之中。同时护士应在生活上、心理上给予全面支持,帮助其战胜消极情绪。

帮助患者做好出院准备:大多数患者伤口拆线后就可出院回家,但其各方面功能仍未完全恢复,故应向患者详细介绍出院后自我锻炼的知识,比如什么时候才能进行哪些活动、饮食上有何特殊要求等。若患者手术效果不好或预后不佳,不宜太早把真实情况告诉患者,以免对患者心理打击过大。有的患者手术后带来部分生理功能丧失(如子宫、卵巢切除)或残缺(如截肢),引起患者心理上重大创伤。对这样的患者,术后更要进行心理支持,尽最大努力为患者提供克服困难和适应新生活的手段,使患者勇敢地走向新的人生道路。

4. 重症监护患者的心理护理

(1)给患者以同情心　护士应理解、同情患者,细致地观察患者的心理反应,针对性地采取心理护理措施,通过开导、解释、安慰等方法,消除患者的心理障碍,如果患者情绪上有积极反应,说明心理护理见效。

(2)给患者以安全感　护士应通过熟练的操作、有秩序的安排、和谐的病房气氛,给患者以安全感。使患者避免不良刺激,不断获得积极的信息,确信自己处于安全的环境之中。

(3)取得家属支持　患者监护期间,患者家属的情绪对患者影响很大,护士应注意把患者和家属看作一个整体,对于监护和抢救工作的成功具有积极的催化作用。

5. 临终患者的心理护理　临终是生命过程即将终结的阶段。对大部分人而言,临终是渐进的,这段时间可长可短,由于疾病的折磨,临终患者逐渐表现出丧失身体各系统功能和社会功能,生活完全不能自理,最后全身器官功能衰竭,直到死亡。濒死患者具有特殊的生理和心理反应,护士是临终患者的主要照顾者之一,只有对其生理和心理特点有所了解,才能采取相应的护理措施,使患者顺利走完人生的最后旅程。

(1)提供恰当的信息　大多数临终患者都希望自己早知道真实情况,但告诉患者前一般应征得其家属同意。同时,与患者交谈时态度要诚恳,语气要平和,要让患者知道的事情一定要说得清楚,切忌行为轻率、三言两语了事。

(2)全面的心理支持　一旦让患者知道离开人世已是无法挽回的事实后,医护人员就应千方百计创造条件给患者最大的心理支持和安慰,护士在这方面更能发挥重要作用。护士必须耐心细致观察,鼓励患者表达自己的意见和感情,要善于从患者的言语和非言语的表达中了解他们的真正需要,尽可能地满足他们的需要,如果遇到患者、家属和护士意见不一致时,应多从患者角度满足其合理要求。只要患者意识清醒,就应尊重他们的意见和日常生活习惯,让患者有更多的自由,尽量不要限制患者的活动。同时,应想尽办法减轻疾病给患者带来的躯体痛苦。这样,才能使患者平静地度过生命的最后时刻。

(3)妥善做好临终患者家属工作　临终患者家属也是其主要照顾者之一。在患者即将离开亲人之时,家属情绪上的纷乱和悲痛是巨大的,尤其是突发性疾病的患者临终前,因家属缺乏心理准备,其心理创伤更为严重。因此,护士一定要注意做好对家属的心理支持,安排专人陪伴家属,进行安慰和劝说,要劝告家属不要在病房大声哭泣,以免惊扰其他患者。

(二)不同疾病症状患者的心理护理

1.恶性肿瘤患者的心理护理 恶性肿瘤是威胁人类生命安全的主要疾病之一。据统计,全世界每年有700万人被恶性肿瘤夺去生命,我国每年有100万人死于恶性肿瘤。近年来的研究表明:癌症的发生、发展和转归与心理社会因素有着密切的关系,国外学者报道,405个癌症患者之中有292人存在情感危机,占72%。英国有一位医生调查了250名癌症患者,发现其中有60%的人生病前受过强烈的心理刺激。癌症患者的心理反应非常复杂,对恶性肿瘤患者的心理护理,护士应做好以下几项工作。

(1)给予心理支持 当患者知道自己的诊断后,护士应沉着、语言温和,用带有权威性的语气告诉患者,只要医患密切配合,会有治愈的希望。另外,护士还应密切观察病情,了解患者的心理状态,及时给予心理支持和疏导,鼓励患者树立战胜病魔的信心。

(2)鼓励患者表达自己的情绪和情感,及时地予以疏泄 由于癌症患者的忧郁情绪较重,因此,护士应设法鼓励患者表达自己的情绪和情感,并及时予以疏泄,避免不幸的事件发生。

(3)创造良好的治病和休养环境 对于恶性肿瘤患者,护士应以美好的语言和精细的护理为患者创造良好的治疗环境。护士应多与患者交谈,并与其家属保持密切联系,做好患者家属的工作,组织同室友一起交流体会、娱乐,使患者体验到人间的真情,坚强地活下去。

2.传染病患者的心理护理 传染病患者作为传染源可通过直接或间接的传播途径传播病原体给他人。患传染病后,不仅要忍受疾病的痛苦,更难以忍受的是自己成了威胁他人的传染源。

(1)科学认识传染病 护士应理解传染病患者的心理活动特点及其情绪变化规律,向患者及其亲朋好友解释所患传染病致病源的性质、传播途径和预防措施。讲清传染病并不可怕,隔离措施是避免疾病传播给他人的暂时措施。以科学的态度认识传染病的危害性及隔离的意义,自觉遵守隔离制度,指导患者逐渐适应暂时被隔离的生活,使他们认识只要严格地遵守隔离消毒制度,传染病是可以控制的,积极配合治疗,疾病会很快痊愈,隔离也会解除。

(2)创造良好探视条件 因为传染病患者只能在规定探视时间和亲友会面,护士应尽可能地创造良好的探视条件,如电视探视,适当地增加探视次数,不要随意中断患者与探视者的交谈等,尽可能满足患者的需要,消除有碍于疾病好转和康复的消极情绪和不必要的顾虑。

(3)树立信心、战胜疾病 某些传染病根治较困难,病程较长,并有难以治愈的后遗症。这类患者悲观、失望、敏感、多疑等,变得格外关注自己,往往主观地揣度别人对自己和疾病的看法。十分焦急地收集与自己有关的信息,护士应根据这些特征劝慰患者"既来之,则安之",积极配合治疗,密切医患关系,使传染病患者感到医务工作者是精神上可靠的支持,增强战胜疾病的信心。

(4)预防心理创伤 护理工作者还必须注意在患者面前不能有丝毫怕被传染的

笔记栏

言语、表情和行为,防止患者因被隔离而产生的心理紧张,造成不良的心理创伤。

3.疼痛患者的心理护理　对疼痛患者的心理护理具体措施包括以下几个方面。

(1)掌握患者疼痛的情况　医护人员要善于敏锐地观察患者的疼痛反应,耐心听取患者的诉说。要了解疼痛发作是首次还是持续性的,疼痛的性质、程度、部位等。表情痛苦、紧皱眉头、咬紧牙关、握紧拳头及深沉的呻吟,都表明痛得很厉害。有些意志坚强或受过某种训练的人,可以疼得咬破嘴唇、大汗淋漓,却不吭一声。医护人员要特别关心他们,从他们的外部反应判断他们疼痛的程度。

(2)减轻患者的心理压力　患者的疼痛反应是很不愉快的感觉。如医护人员对这些反应置之不理、缺乏同情心,特别是对一些不加克制或行为反应过激的患者表示反感,对神经症所致的功能性疼痛主观地认为是无病呻吟等,都会使患者痛感增加。只有设法减轻患者的心理压力,才能提高患者的耐痛阈。患者稳定的情绪、良好的心境、精神放松,都可以增强对疼痛的耐受性。医护人员要理解患者的痛苦,恰当地向患者解释疼痛的机制,安慰患者。对行为反应过激的患者要进行耐心劝解,以防止影响其他患者。对强烈克制的患者,给以鼓励,并允许他们呻吟。对疼痛强度突然改变,变得尖锐而严重的持续疼痛的患者应慎重对待,要注意是否有其他器质性改变。

(3)通过心理手段缓解患者的疼痛　首先,分散注意力可以有效地减轻患者的疼痛知觉。可把注意力集中于阅读、看有趣的电视节目或与来访者谈话等活动上;其次,事先进行疼痛知识的教育,可以改变患者的疼痛反应。对有些可能造成痛苦的诊断和治疗手段,要主动告诉患者过程如何,目的何在,造成痛苦的性质及患者应如何配合等。可向患者解释疼痛不会超过他们能忍受的程度。另外催眠疗法可以减轻疼痛,因为处于催眠状态的患者对施术者的言语暗示很敏感。所以对疼痛的感受性降低。另外通过减轻不良的情绪反应,争取家属配合等措施,也可减轻疼痛。

(三)不同年龄阶段患者的心理护理

1.儿童患者的心理护理　儿童年龄阶段一般为从出生到14岁,在此年龄段,几乎所有儿童均有过生病的经历,其中大约30%的儿童至少住院治疗一次,5%左右的儿童则多次住院。患病对儿童的心身发展是一种威胁,轻者产生一定的心理反应,重者可阻碍儿童正常的心身发展,出现发展危机,反过来又影响诊疗和护理过程。因此,只有对儿童病后的心理反应有充分的认识,采取相应的心理护理措施,减轻或消除儿童患者的心理反应,才有可能使患儿迅速康复。

(1)乳婴期患儿的心理护理　乳婴患儿没有良好的语言表达能力,哭是表达要求和痛苦的主要方式。此期儿童意识逐渐形成,对环境变化有反应,尤其是住院后,大都恐惧、焦虑、不安、经常哭闹、拒食、不服药。心理学家认为,人体间的接触和抚摸是婴儿天生的需求,有人把这种需求称为"皮肤饥饿"。因此,护士在对患儿护理的过程中,要经常对他们轻拍、抚摸、搂抱及逗笑,使他们产生安全感。有的国家提倡儿科护士不穿白大衣,穿一些带小花的衣服,以消除患儿的恐惧。

(2)幼儿期患儿的心理护理　幼儿期儿童的神经系统进一步发育,心理活动也开始复杂化,护士可以通过患儿的外显行为和语言了解其心理反应,并进行有针对性的护理。

对患儿常见的恐惧心理,护士应用亲切的语言、和蔼的态度与患儿进行情感交流。如介绍病房的环境及同病房的小病友,在生活上给予照顾。在每次护理、治疗性操作前,要说明对治疗的好处。操作时一定要敏捷、准确和轻巧,切忌使用强迫恐吓的方法使患儿顺从。对患儿在配合治疗时的积极表现,应及时给予表扬和鼓励,使患者增强勇气,消除恐惧感,保持愉快的情绪。

患儿表现为退化,能自己做的事也不去做,完全依赖于父母或护士。由于是有求必应,这种保护行为更强化了其依赖心理。满足患儿的心理需要,是对患儿最好的心理安慰。但是,随着病情的好转,应逐步设法消除患儿的依赖心理,使患儿逐渐适应病房的正常生活。另外,要注意对患儿多加鼓励,不要训斥,保护其自尊心,成为患儿的贴心人。

(3)学龄期患儿的心理反应和心理护理 学龄期在儿童心理发展上是一个重要的转折时期,此期儿童已有较好的理解力、思维和分析能力,他们可以从大人的交谈、表情、姿势中得知自己疾病的轻重。情绪很不稳定,自制力差,加之疾病本身的痛苦、使患儿产生恐惧不安、悲伤、胆怯等心理反应。

对于这类患儿,护士要热情安慰、鼓励患儿树立信心,发扬勇敢精神。为了使患儿尽快熟悉、适应环境,护士要为患儿创造舒适、愉快、生动、活泼的生活气氛,使患儿不感到孤独,缓解紧张、恐惧心理。

(4)青春期患儿的心理反应和心理护理 该年龄段儿童的心理特点是幼稚与成熟、独立与依赖、主动与被动的矛盾交错,既表现有成人的心理,又有孩童的幼稚盲目,感情不易控制。一旦遭受疾病的痛苦,诊疗操作的刺激,会产生焦虑、忧郁、睡眠不良、情绪易激惹的心理反应。

因此,护士除精心治疗和给予患儿细心照顾外,还要注意调整患儿的情绪状态,尤其对慢性和重病患儿应予以心理支持,鼓励其树立信心,保持乐观情绪,应注意充实丰富患儿的生活内容,如看画报、看电视等,使患儿不感到生活单调、枯燥。

2.青年患者的心理护理 针对青年人的向群性特点,最好把青年病号安排在同一病房,借以激发其生活乐趣,消除孤独感。另外,青年患者一般较重视自我评价,自尊心强,应充分调动他们的积极性,及时给予恰当的鼓励,增强他们战胜疾病的信心。总之,护士对青年患者要注意多给予心理支持,要多关怀、同情,要循循善诱、耐心疏导。

3.中年患者的心理护理 一般认为,中年是人生的一个重要时期,是体力精力达到顶点、开始向老年过渡的时期。中年人不仅是家庭的支柱,而且也是工作中的骨干,患病后的心理反应复杂,常表现为忘我和回避心理,忧郁和多疑心理。

对中年患者的心理护理,一是要劝导他们真正接纳疾病并认真对待疾病,使他们认识到,治疗疾病是当务之急,躯体恢复健康是家庭和事业的根本。在日常交谈中,也可有意识地给他们介绍一些不耐心治病而使疾病长期迁延的实例。对中年患者的心理护理还要动员其家庭和工作单位妥善安排其所牵挂的人和事,尽量减少他在养病治病时的后顾之忧。再是利用中年人世界观已经成熟稳定,对现实具有评价和判断的能力、对挫折的承受力比较强等特点,鼓励他们充分发挥主观能动性,争取早日康复。

4.老年患者的心理护理 一般把年龄大于65岁者称为老年人。老年是毕生发展过程中一个特殊阶段,具有独特的心理和生理特点。随着医疗条件的改善,人均预期寿命的处长,老年人口迅速地增加。而老年人一般都有慢性和老化性疾病,其中25%的老年人患有多种较为严重的疾病,因此老年患者总数日益增加,使老年患者心理护理工作面临新的挑战。

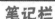

尽管衰老是一种自然规律,但老年人一般都希望自己健康长寿,也不愿别人说自己衰老。因此,一旦生病,意味着对健康产生了重大威胁,故而易产生比较强烈的心理反应,而老年人对疾病的态度通常是宁愿被动地接受,而不愿主动寻求有效的治疗,这样更会加重疾病的进展。

(1)尊敬老年患者　老年患者突出的心理要求是受到重视和尊敬,因此对老年患者的尊敬是护士的重要品质。对老年患者称呼要有尊敬之意,言行要有礼貌,举止要庄重,谈话要有耐心,老年患者喜欢谈往事,切忌生硬地打断,而且和他们讲话时要专心,回答询问要慢,声音要大些。对老年患者绝不能奚落、挖苦,损伤他们的自尊心。

(2)关心老年患者　对老年患者的关心应做到精神支持和生活上无微不至的照顾。精神支持是指密切地关注老年患者的心理变化,准确地估计他们的心理需求,护士再针对其问题进行耐心的解释,以打消他们的顾虑,启发他们解决问题的信心。护理老年患者时要勤快、细心、耐心、周到、不怕麻烦,要充分考虑老年患者的特点和习惯。

(3)恰当的心理护理干预　根据老人的心理特点,采取一些心理护理干预措施。首先,老年患者大多为慢性疾病,积累了丰富的自我保健经验和应对疾病的较独特的方式。护士要善于发现总结这些经验,不要轻易否定患者已经行之有效的应对方式,应肯定其积极的一面,对不良方式尽量采取协商、提醒的方式指出。其次,组织患者参加集体活动,如室外散步、打太极拳、练气功等,同样可起到调节老人情绪、克服孤独感之功效。最后,对老年患者的一些独特的不良行为,只要不影响其他病友和正常的治疗进行,应尽量避免过于关注,可通过赞扬、肯定等方式强化积极的行为,忽视消极的行为,切忌生硬强迫老人改变久已形成的怪癖。

(4)尽可能多的社会支持　调动老人各种社会关系,在精神上和物质上给予关怀。要有意识地告诉患者家人多来探视,带些老人喜欢吃的东西。要鼓励患者亲友、老同事及单位组织派人看望,也可安排一些老人与患者交谈。

问题分析与能力提升

某患者,女,37岁,医疗接待员,离异,计划3个月后再婚,当医生告诉她,她可能患有乳腺癌时,她非常沮丧。医生的话在临床检查中得到证实,她需要接受乳房切除手术。参与手术的外科医生很和蔼,并向她保证:会尽量根据实际需要缩小其手术范围。手术被安排在2周之后,在这2周期间,患者处于极度焦虑之中。她躺在那里好几个小时睡不着觉,心怦怦地跳,警惕性紧张使她无法入睡。她花了大量时间,通过网络接触那些接受过乳腺癌切除术的妇女,还拜访了一位乳腺癌护理咨询师。她主要担心癌症继续扩散的危险及部分失去乳房对个人的影响,这一直困扰着她,因为她感觉到手术会破坏她的自我形象。她担心手术所产生的破坏性影响会给自己造成紧张而使计划的婚姻尚未开始就宣告结束。她害怕术后第一次看到自己的胸部,且害怕被未婚夫看到。她所想到的最糟糕的事就是:孤苦伶仃、没人陪伴地度过余生。

针对患者的情况,如何实施护理,使患者能够顺利接受手术,并解除患者困扰?

同步练习

（一）选择题

1. 不属于心理护理收集资料的内容是 （　　）

    A. 此次患病过程中是否有心理因素的影响

    B. 患病后的心理反应及心理需求

    C. 以往心理健康状况

    D. 父母的健康史

    E. 配偶的健康史

2. 以下哪项不是心理护理的目标 （　　）

    A. 改善患者的病情　　　　　　　B. 满足患者的合理需要

    C. 提供良好的心理环境　　　　　D. 消除不良情绪反应

    E. 提高患者的适应能力

3. 临终患者心理活动分为5个连续的阶段,即 （　　）

    A. 愤怒期、否认期、协议期、抑郁期和接受期

    B. 否认期、协议期、抑郁期、愤怒期和接受期

    C. 协议期、否认期、愤怒期、接受期和抑郁期

    D. 否认期、愤怒期、协议期、抑郁期和接受期

    E. 抑郁期、协议期、否认期、愤怒期和接受期

4. 某患者被确诊为乳腺癌,以下哪一项是其最易出现的情绪反应 （　　）

    A. 否认　　　　　　　　　　　　B. 精神失常

    C. 休克　　　　　　　　　　　　D. 抑郁

    E. 接受

5. 急危重症患者心理活动十分复杂,表现多种多样,但主要表现为 （　　）

    A. 严重的负性情绪反应　　　　　B. 积极参与,密切与医生配合

    C. 人际关系紧张　　　　　　　　D. 寻求同情与支持

    E. 情绪稳定而持久

6. 手术患者术前最常见的心理反应是 （　　）

    A. 担忧、焦虑　　　　　　　　　B. 抑郁、无望

    C. 敌对　　　　　　　　　　　　D. 愤怒

    E. 过度依赖

7. 手术时突然停电,这时患者最强烈的需要是 （　　）

    A. 安全的需要　　　　　　　　　B. 交往的需要

    C. 尊重的需要　　　　　　　　　D. 感情的需要

    E. 自我实现的需要

8. 一位溃疡患者住院痊愈后仍想待在医院称为 （　　）

    A. 角色行为强化　　　　　　　　B. 角色行为减退

    C. 角色行为异常　　　　　　　　D. 角色行为缺如

    E. 角色行为冲突

9. 老年患者心理护理要点 （　　）

    A. 尊重老年患者的人格　　　　　B. 提供舒适、安全的疗养环境

    C. 调节好患者的疗养生活　　　　D. 指导老年人克服不良心理

E. 以上都是

（二）名词解释

1. 心理护理　2. 心理护理目标　3. 心理护理诊断　4. 自我护理

（三）简答题

1. 心理护理的目标是什么？

2. 常见的患者心理需要有哪些？

（顾红霞）

参考文献

[1]马辛,赵旭东.医学心理学[M].3版.北京:人民卫生出版社,2015.

[2]胡佩诚,蒋继国.医护心理学[M].北京:北京大学医学出版社,2014.

[3]何俊康,陈聪杰,唐凯.医护心理学[M].2版.成都:西南交通大学出版社,2014.

[4]郑小军.医护心理学新编[M].成都:西南交通大学出版社,2014.

[5]蓝琼丽.医学心理学[M].西安:第四军医大学出版社,2013.

[6]姚树桥,杨彦春.医学心理学[M].6版.北京:人民卫生出版社,2013.

[7]张海音.医学心理学[M].上海:上海交通大学出版社,2015.

[8]孙学礼.医学心理学[M].北京:高等教育出版社,2013.

[9]迟晓华.护理心理学[M].北京:军事医学科学出版社,2013.

[10]孙萍,张茗.医学心理学[M].北京:人民卫生出版社,2016.

[11]杨凤池,崔光成.医学心理学[M].3版.北京:北京大学医学出版社,2013.

[12]刘世宏,高湘萍,徐欣颖.心理评估与诊断[M].上海:上海教育出版社,2017.

[13]姚树桥.心理评估[M].2版.北京:人民卫生出版社,2013.

[14]钱铭怡.心理咨询与心理治疗(重排本)[M].北京:北京大学出版社,2016.

[15]雷秀雅,丁新华,田浩.心理咨询与治疗[M].2版.北京:清华大学出版社,2017.

[16]顾亚亮.心理咨询与心理治疗[M].北京:清华大学出版社,2016.